新一代人工智能 2030 全景科普丛书

智能医疗

徐曼 著

科学技术文献出版社
SCIENTIFIC AND TECHNICAL DOCUMENTATION PRESS

·北京·

图书在版编目（CIP）数据

智能医疗 / 徐曼著. —北京：科学技术文献出版社，2019. 12
（新一代人工智能2030全景科普丛书 / 赵志耘总主编）
ISBN 978-7-5189-6391-1

Ⅰ.①智…　Ⅱ.①徐…　Ⅲ.①人工智能—应用—医疗卫生服务—中国　Ⅳ.
① R199.2-39

中国版本图书馆 CIP 数据核字（2019）第 295736 号

智能医疗

策划编辑：李　蕊　责任编辑：张　红　责任校对：张永霞　责任出版：张志平

出　版　者	科学技术文献出版社	
地　　　址	北京市复兴路15号　邮编　100038	
编　务　部	（010）58882938，58882087（传真）	
发　行　部	（010）58882868，58882870（传真）	
邮　购　部	（010）58882873	
官 方 网 址	www.stdp.com.cn	
发　行　者	科学技术文献出版社发行　全国各地新华书店经销	
印　刷　者	北京时尚印佳彩色印刷有限公司	
版　　　次	2019 年 12 月第 1 版　2019 年 12 月第 1 次印刷	
开　　　本	710×1000　1/16	
字　　　数	254千	
印　　　张	19	
书　　　号	ISBN 978-7-5189-6391-1	
定　　　价	68.00元	

总　序

　　人工智能是指利用计算机模拟、延伸和扩展人的智能的理论、方法、技术及应用系统。人工智能虽然是计算机科学的一个分支，但它的研究跨越计算机学、脑科学、神经生理学、认知科学、行为科学和数学，以及信息论、控制论和系统论等许多学科领域，具有高度交叉性。此外，人工智能又是一种基础性的技术，具有广泛渗透性。当前，以计算机视觉、机器学习、知识图谱、自然语言处理等为代表的人工智能技术已逐步应用到制造、金融、医疗、交通、安全、智慧城市等领域。未来随着技术不断迭代更新，人工智能应用场景将更为广泛，渗透到经济社会发展的方方面面。

　　人工智能的发展并非一帆风顺。自 1956 年在达特茅斯夏季人工智能研究会议上人工智能概念被首次提出以来，人工智能经历了 20 世纪 50—60 年代和 80 年代两次浪潮期，也经历过 70 年代和 90 年代两次沉寂期。近年来，随着数据爆发式的增长、计算能力的大幅提升及深度学习算法的发展和成熟，当前已经迎来了人工智能概念出现以来的第三个浪潮期。

　　人工智能是新一轮科技革命和产业变革的核心驱动力，将进一步释放历次科技革命和产业变革积蓄的巨大能量，并创造新的强大引擎，重构生产、分配、交换、消费等经济活动各环节，形成从宏观到微观各领域的智能化新需求，催生新技术、新产品、新产业、新业态、新模式。2018 年麦肯锡发布的研究报告显示，到 2030 年，人工智能新增经济规模将达 13 万亿美元，其对全球经济增长的贡献可与其他变革性技术如蒸汽机相媲美。近年来，世界主要发达国家已经把发展人工智能作为提升其国家竞争力、维护国家安全的重要战略，并进行针对性布局，力图在新一轮国际科技竞争中掌握主导权。

德国 2012 年发布十项未来高科技战略计划，以"智能工厂"为重心的工业 4.0 是其中的重要计划之一，包括人工智能、工业机器人、物联网、云计算、大数据、3D 打印等在内的技术得到大力支持。英国 2013 年将"机器人技术及自治化系统"列入了"八项伟大的科技"计划，宣布要力争成为第四次工业革命的全球领导者。美国 2016 年 10 月发布《为人工智能的未来做好准备》《国家人工智能研究与发展战略规划》两份报告，将人工智能上升到国家战略高度，为国家资助的人工智能研究和发展划定策略，确定了美国在人工智能领域的七项长期战略。日本 2017 年制定了人工智能产业化路线图，计划分 3 个阶段推进利用人工智能技术，大幅提高制造业、物流、医疗和护理行业效率。法国 2018 年 3 月公布人工智能发展战略，拟从人才培养、数据开放、资金扶持及伦理建设等方面入手，将法国打造成在人工智能研发方面的世界一流强国。欧盟委员会 2018 年 4 月发布《欧盟人工智能》报告，制订了欧盟人工智能行动计划，提出增强技术与产业能力，为迎接社会经济变革做好准备，确立合适的伦理和法律框架三大目标。

党的十八大以来，习近平总书记把创新摆在国家发展全局的核心位置，高度重视人工智能发展，多次谈及人工智能重要性，为人工智能如何赋能新时代指明方向。2016 年 8 月，国务院印发《"十三五"国家科技创新规划》，明确人工智能作为发展新一代信息技术的主要方向。2017 年 7 月，国务院发布《新一代人工智能发展规划》，从基础研究、技术研发、应用推广、产业发展、基础设施体系建设等方面提出了六大重点任务，目标是到 2030 年使中国成为世界主要人工智能创新中心。截至 2018 年年底，全国超过 20 个省市发布了 30 余项人工智能的专项指导意见和扶持政策。

当前，我国人工智能正迎来史上最好的发展时期，技术创新日益活跃、产业规模逐步壮大、应用领域不断拓展。在技术研发方面，深度学习算法日益精进，智能芯片、语音识别、计算机视觉等部分领域走在世界前列。2017—2018 年，中国在人工智能领域的专利总数连续两年超过了美国和日本。在产业发展方面，截至 2018 年上半年，国内人工智能企业总数达 1040 家，位居世界第二，在智能芯片、计算机视觉、自动驾驶等领域，涌现了寒武纪、旷视等一批独角兽企业。在应用领域方面，伴随着算法、算力的不断演进和提升，越来越多的产品和应用落地，比较典型的产品有语音交互类产品（如智能音箱、智能语音助理、智能车载系统等）、智能机器人、无人机、无人驾驶汽车等。人工智能的应用范围则更加广泛，目前已经在制造、医疗、金融、教育、安防、商业、智能家居等多个垂直领域得到应用。总体来说，目前我国在开发各种人工智能应用方面发展非常迅速，但在基础研究、原创成果、顶尖人才、技术生态、基础平台、标准规范等方面，距离世界领先水平还存在明显差距。

1956 年，在美国达特茅斯会议上首次提出人工智能的概念时，互联网还没有诞生；今天，新一轮科技革命和产业变革方兴未艾，大数据、物联网、深度学习等词汇已为公众所熟知。未来，人工智能将对世界带来颠覆性的变化，它不再是科幻小说里令人惊叹的场景，也不再是新闻媒体上"耸人听闻"的头条，而是实实在在地来到我们身边：它为我们处理高危险、高重复性和高精度的工作，为我们做饭、驾驶、看病，陪我们聊天，甚至帮助我们突破空间、表象、时间的局限，见所未见，赋予我们新的能力……

这一切，既让我们兴奋和充满期待，同时又有些担忧、不安乃至惶恐。就业替代、安全威胁、数据隐私、算法歧视……人工智能的发展和大规模应用也会带来一系列已知和未知的挑战。但不管怎样，人工智能的开始按钮已经按下，而且将永不停止。管理学大师彼得·德鲁克说："预测未来最好的方式就是创造未来。"别人等风来，我们造风起。只要我们不忘初心，为了人工智能终将创造的所有美好全力奔跑，相信在不远的未来，人工智能将不再是以太网中跃动的字节和 CPU 中孱弱的灵魂，它就在我们身边，就在我们眼前。"遇见你，便是遇见了美好。"

新一代人工智能 2030 全景科普丛书力图向我们展现 30 年后智能时代人类生产生活的广阔画卷，它描绘了来自未来的智能农业、制造、能源、汽车、物流、交通、家居、教育、商务、金融、健康、安防、政务、法庭、环保等令人叹为观止的经济、社会场景，以及无所不在的智能机器人和伸手可及的智能基础设施。同时，我们还能通过这套丛书了解人工智能发展所带来的法律法规、伦理规范的挑战及应对举措。

　　本丛书能及时和广大读者、同仁见面，应该说是集众人智慧。他们主要是本丛书作者、为本丛书提供研究成果资料的专家，以及许多业内人士。在此对他们的辛苦和付出一并表示衷心的感谢！最后，由于时间、精力有限，丛书中定有一些不当之处，敬请读者批评指正！

赵志耘

2019 年 8 月 29 日

前　言

　　由"大、智、移、云"及社交媒体引发的科技革命带来了全新的产业生态，新一代信息技术及其带来的全新交互模式，正在颠覆传统的组织运营与决策方式。2017 年，我国发布了《新一代人工智能发展规划》，提出了面向 2030 年中国新一代人工智能发展的指导思想、战略目标、重点任务和保障措施。与新一代人工智能相关的学科体系的构建、通信基础设施的完善与升级、信息技术的突破与人工智能应用场景的搭建在学术界和产业界引起了强烈的反响与跟进，推动经济社会在全领域范围内从数字化、网络化向智能化加速跃升，突破了产业发展的天花板，带来了全新的价值空间。在此过程中，智能医疗产业开始整合证据与价值，为医生、患者和社会提供全面服务。

　　人工智能基础技术的突破与广泛应用提供了持续的技术红利，不断推动着医疗技术的创新，"AI+ 医疗"开始突破早期的技术瓶颈，获得新的发展契机。在此过程中，基于数据库的医疗专家系统开始发展为面向互联网的智能医疗系统。从患者的角度看，当身体不适时，患者并不会第一时间到医院就诊寻求医生的意见，而是会将与症状相关的关键词在网络上搜索。大规模的医学知识共享使得患者拥有了选择的权利和智慧，会带着问题及答案去寻求医生的帮助。每天有上千万用户在互联网上搜索他们的症状，搜索量占到所有搜索条目的 1%。2016 年 6 月，Google 和哈佛医学院及马约诊所的科研专家进行了深入的合作，以实现精准医疗知识推荐。未来的医生不再只是医学知识仓库，而成为医学知识管理者，成为患者的伙伴。从医生的角度看，融入智能检索的新一代互联网技术拓宽了知识服务界面，为医生提供了一个智能的知识服务环境，并以图形的形式向其返回经过加工和推理的医学知识，使得海量医疗健康数据能够更有效地为医生服务，成为医生的医疗助手。

移动互联网、5G 技术、大数据、超级计算、传感网、脑科学的深度融合，正在架构全新的医疗服务模式。截至目前，人工智能在医疗领域展开了广阔的应用尝试，并取得了很好的效果，包括智能医学影像识别、AI 病理诊断、AI 健康筛查、康复机器人及在线问诊、临床决策支持、远程患者监控及患者档案的先进分析。而依托新一代人工智能技术的非接触式医疗服务平台，链接了以往医疗专家间、医院间的信息孤岛，使得处于不同时空的医生得以在同一平台上开展科研协作，寻找治疗突破，互利共赢，医疗服务也将走向真正意义上的智能化。

互联网的全面使用，以及未来物联网的全面覆盖，将使得数据全部以在线状态存在。医疗数据的在线将有助于医学知识图谱的快速形成，将实现医疗知识的跨平台共享、协同与动态更新，突破碎片化知识对精准医疗诊断的限制，形成隐性且虚拟的全球医疗协作新模式。

《智能医疗》一书从新一代人工智能环境下的智能医疗技术、模式及医疗知识服务角度出发，揭示大数据、深度学习、模式识别、知识图谱、社交媒体等新技术新模式驱动下新型医疗与健康服务的趋势与应用模式。本书将智能医疗的发展路径分为 1.0 时代的医疗专家系统、2.0 时代的大数据医疗，以及将在未来的 3.0 时代实现的全面健康管理三个演进阶段，并以这三个阶段为基础，分别介绍各阶段智能医疗所覆盖的范围及主要关注点。本书对智能医疗的相关概念、特征、关键技术及其演进过程进行了阐述，期间穿插了对所涉及的新一代人工智能关键技术的概念及发展历程的解释，同时对智能医疗全领域的应用与发展趋势进行了展望。

　　本书专业地解读了人工智能与医疗及健康管理的深入融合为科学和产业领域带来的全新想象空间，有效地帮助读者迅速、准确且全面地了解智能医疗的核心问题。书中所涉及的内容得到了国家自然科学基金项目[《基于多模态机器学习的智能医疗决策知识推理研究》（NO.71971123）与《基于异构数据融合的智能医疗临床决策证据推理研究》(NO.71571105)]的资助，感谢南开大学孙晓晗、吴肖、卢奕杉、王欣怡、王鹏静、吕文利、智文渊、郭贝利对本书的编写、出版付出的辛勤工作。在本书的编写过程中，得到了很多行业同人的鼎力相助，本书的责任编辑对书稿提出了许多中肯且可行的审读意见和修改建议，在此一并表示衷心的感谢！

徐曼

2019 年 12 月于南开园

目　录

◎···· 第一章

人工智能与医疗

如果机器在某些通信技术支持下，能够非常好地模仿人回答问题，以至于提问者在相当长的时间里误认为它不是机器，那么机器就可以被认为具有了人类的智能。

——图灵

1.1 循古开元——AI 的诞生

1950 年，一位名叫马文·明斯基（Marvin Minsky），后被人称为"人工智能之父"的大四学生与他的同学邓恩·埃德蒙一起，建造了世界上第一台神经网络计算机，这被看作是人工智能的起点。1956 年，在由达特茅斯学院举办的一次会议上提出了"人工智能"（Artificial Intelligence，AI）一词，标志着人工智能正式诞生。达特茅斯会议不仅正式确立了 AI 这一术语，并且从此学术界开始了对 AI 领域严肃而精专的研究，AI 也走上了快速发展的道路。达特茅斯会议之后，麦卡锡和明斯基同年搬到了麻省理工学院（MIT），之后两人在MIT共同创建了世界上第一座人工智能实验室——MIT AI LAB实验室（图1-1）。此后，最早的一批人工智能学者和技术开始涌现。

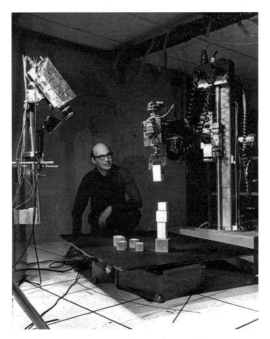

图1-1 马文·明斯基在麻省理工学院实验室

（图片来源：http://80hou.stutimes.com/163/BEBE0TTR051280SH）

约翰·麦卡锡最早为AI做了定义，即人工智能就是要让机器的行为看起来像是人所表现出的智能行为一样。此后，很多学者从不同角度对AI进行了定义。

1980年，美国斯坦福大学人工智能研究中心的Nilson将AI定义为：通过模拟人类的方式，记录、积累、再现和运用知识的学科。

日本公立函馆未来大学校长中岛秀之对AI的定义为：采用人工方法制作并拥有智能的机器或程序，或以创造智能为目的对智能本身开展评估、研究的学科。

世界顶级人工智能专家、日本人工智能学会伦理委员长松尾丰教授在2015年12月出版的《人工智能狂潮》一书中认为，AI是"用人工方法制作的类人智能"，类人智能则是具有"发现和觉察功能"的计算机，即能够从数据中生成特征量，对相关现象进行模拟化处理的计算机。

半个多世纪以来，人工智能的发展突飞猛进、成绩斐然，受到了很高的评价，其与原子能科技、空间科技一并被誉为 20 世纪三大科学技术成就，甚至还有人称它为"智慧革命"，即智能社会的出现。

会思考的机器

1950 年，图灵发表了一篇划时代的论文——《机器能思考吗？》，预言了创造出具有真正智能的机器的可能性，提出了著名的"图灵测试"：如果一台机器能够与人类展开对话（通过电传设备）而不能被辨别出其机器身份，那么称这台机器具有智能。

1952 年，图灵提出一个新的具体想法：让计算机来冒充人，如果不足 70% 的裁判判对，也就是超过 30% 的裁判误以为在和自己说话的是人而非计算机，那就算作成功了。2014 年 6 月 8 日，一台计算机（计算机尤金·古斯特曼，一个聊天机器人，一个电脑程序）成功让人类相信它是一个 13 岁的男孩，成为有史以来首台通过"图灵测试"的计算机。这被认为是人工智能发展过程中的一个里程碑事件。

在应用领域，IBM 推动了人工智能与应用领域紧密结合，并将 AI 技术不断商业化。作为 IBM 的创始人，老沃森是 20 世纪前半叶伟大的企业家之一，他使 IBM 闻名遐迩，并留给世界一句箴言——"思考"。从此，IBM 一直致力于制造"会思考的机器"。1956 年，小沃森接替了父亲的职务，启动闻名世界的"IBM360 系统"（图 1-2）。"360 型系统电脑"不仅是商业上的巨大成功，更在整个电脑的体系结构设计中取得了突破性进展，使"兼容"成为深入人心的概念和推动电脑产业革命最响亮的口号，成为电脑文明最基本的信念。

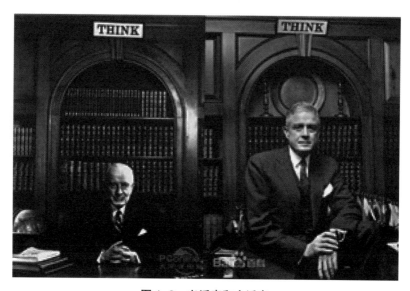

图 1-2　老沃森和小沃森

（图片来源：https://baike.baidu.com/item/ 托马斯·约翰·沃森）

第一次人机大战

为挑战机器智能，IBM 开发了国际象棋计算机系统，取名为深蓝。深蓝计算机 1996 年 2 月进行了对世界冠军的第一场比赛，卡斯帕罗夫击败了深蓝，得分为 4 : 2。之后，技术人员对深蓝进行了升级，改善了象棋芯片，丰富了系统的象棋知识，使它能够识别不同的棋局，同时对象棋概念有更好的理解。新的芯片能够从众多可能性中为不同局势找出最佳棋步，在一个棋局中发现更多模式，对深蓝赋值，从而对局势进行更准确的评估。1997 年，深蓝计算机可以每秒检索 1 亿 ~ 2 亿个棋局。1997 年 5 月，深蓝再次对抗卡斯帕罗夫，以 3.5 : 2.5 赢得了比赛，成为历史上第一个在标准国际象棋比赛中打败卫冕世界冠军的计算机系统（图 1-3）。深蓝的胜利标志着机器智能历史的新时代。

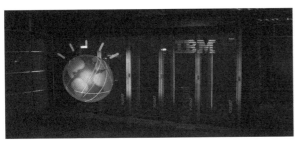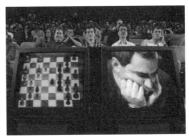

图 1-3　人机博弈

（图片来源：http：//www.0763f.com/news/folder150/2016-03-09/150871.html）

挑战顶级智慧

2016 年，轰动全球的又一次人机大战开始，DeepMind 公司的计算机系统 AlphaGo 战胜了围棋世界冠军、职业九段选手李世石，至此人工智能声名大振（图 1-4）。与 AlphaGo 对弈后，李世石拖着疲惫的身体回到酒店睡了 8 个小时，而在这 8 个小时中，AlphaGo 完成了 100 万盘棋的学习。对弈李世石后，谷歌 DeepMind 团队对 AlphaGo 进行了全面的升级。2017 年年初，一名号称"Master"的神秘棋手在围棋界扔下了重磅炸弹，用短短 7 天的时间横扫全球顶尖围棋高手，

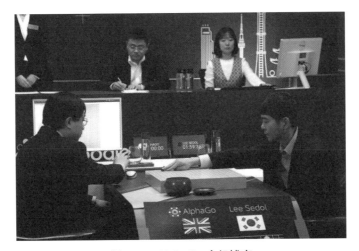

图 1-4　AlphaGo 人机博弈

（图片来源：http：//www.sfw.cn/xinwen/483551.html）

最终完成了 60 胜 0 负 1 和的战绩，而唯一的和棋是因为对方掉线无法重连造成的。"Master"被怀疑并非人身，果然在 2017 年 1 月 4 日，在 Master 豪取连胜之后，DeepMind 发布公告，正式承认"Master"是升级之后的 AI 系统 AlphaGo。

虽然刚出现时 AlphaGo 没有体现出对于人类社会进步的实质性贡献，但却使 AI 引起了公众的强烈关注，从此，人工智能挑战人类顶级智慧成为趋势，并为实践领域带来了前所未有的想象空间。

近年来，AlphaGo 一直在医疗领域默默耕耘，包括医生工具、医学影像、院外康复、健康管理、患者行为监控等领域。AlphaGo 的团队收购了一款名为 Hark 的 APP，用来管理医疗活动。研发团队花了 5 年的时间将医院中的核心任务进行梳理、定义、优化和分配，将复杂且高度管制的医疗活动分解成了计算机能够理解处理的代码，以便使用智能算法指挥医生和护士的行动。在伦敦圣玛丽医院的探索性研究中，Hark 将医生的反应速度提高了 37%，极大地减轻了医生和护士的认知负担和工作负担。AlphaGo 更多的"兄弟姐妹"正在努力奔赴医疗领域，在医疗领域的各个环节全面布局。2017 年被业内普遍认为是我国人工智能元年，从此围绕人工智能，产业界开始了全方位的创新探索。

1.2　智能医疗的起源——医学人工智能

1971 年，医学人工智能（Artificial Intelligence in Medicine，AIM）领域的早期研究工作就已开始。研究人员首先发现了人工智能方法在生命科学中的适用性，最著名的是 20 世纪 60 年代末和 70 年代初的 Dendral 实验，其联合了计算机科学家（Edward Feigenbaum）、化学家（Carl Djerassi）、遗传学家（Joshua Lederberg）和科学哲学家（Bruce Buchanan）一起协同工作，以验证在计算机系统框架内表示和利用专家知识的能力。20 世纪 70 年代，斯坦福大学的 SUMEX-AIM，以及 Rutgers 大学基于 ARPANET 的计算循环的出现，为研究人员提供了在生物学和医学方面运用人工智能的条件，从此，人工智能在生物医学领域的应用引发了极大关注，且取得了显著进展，而医学人工智能技术落地的代表就是医疗专家系统。

1.2.1 医学人工智能的开创性成果：MYCIN 系统

MYCIN 于 1972 年由美国斯坦福大学开始研制，是 DENDRAL 系统的升级，由 Edward Shortliife 在其博士论文中用 Lisp 语言编写，是早期的经典医学专家系统，用以帮助医生诊断血液感染患者，并帮助医生选择抗生素类的治疗药物，以 MYCIN 命名是因为它是许多抗生素药名的后缀。医生只要按系统提示的问题顺序依次回复，系统就能按照判定规则自动判断出患者所感染的细菌类别，并开出对应处方。主要适用于患者严重感染，如败血症、脑膜炎和血液凝集型疾病，所给出的抗生素剂量也会根据患者的体重进行调整（图 1-5）。经多次鉴定，MYCIN 能够达到或接近有经验的内科医生的水平。作为医疗专家系统，MYCIN 解决了一系列的专家系统应用技术问题，对医疗专家系统的发展有着重要的影响，现在的许多医疗专家系统都仍在采用以 MYCIN 为代表的基于规则的推理模式。

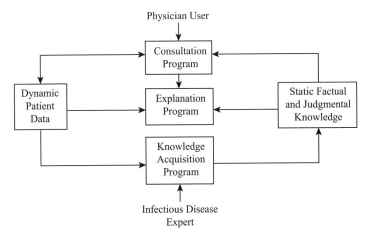

图 1-5　MYCIN 系统结构

（图片来源：http://people.dbmi.columbia.edu/ ~ ehs7001/Buchanan-Shortliffe-1984/
MYCIN%20Book.htm）

MYCIN 的知识表示

在 MYCIN 中，所有关于感染性疾病的知识都被表示成规则的形式。系统中包括大约 500 条规则，能够用来进行菌血症和脑膜炎的治疗。在程序中，这些知识用规则表示，更加便于计算机理解（图 1-6）。

```
RULE035
PREMISE: ($AND (SAME CNTXT GRAM GRAMNEG)
              (SAME CNTXT MORPH ROD)
              (SAME CNTXT AIR ANAEROBIC))
ACTION:  (CONCLUDE CNTXT IDENTITY BACTEROIDES TALLY .6)

IF:   1) The gram stain of the organism is gramneg, and
      2) The morphology of the organism is rod, and
      3) The aerobicity of the organism is anaerobic
THEN: There is suggestive evidence (.6) that the identity
      of the organism is bacteroides
```

图 1-6 MYCIN 知识规则表示

（图片来源：http://people.dbmi.columbia.edu/~ehs7001/Buchanan-Shortliffe-1984/MYCIN%20Book.htm）

为了使用这种关于感染性疾病的一般知识，MYCIN 必须获得某个特定患者的具体知识。因此，MYCIN 中的患者数据以"属性—对象—值"三元组的形式存贮在动态数据库中。

MYCIN 的推理机制

在诊断阶段，程序目标为依照规则判断所有可疑的有机体的本性。以患者的病史、病症和生理化验结果为原始数据，运用医疗专家的知识进行反向推理，找出导致感染的细菌。若存在多种可能的感染细菌，则用从 0 到 1 的数字细化给出每种细菌的可能性（图 1-7）。

当系统试图启动一条规则时，MYCIN 会访问数据库了解医生对患者的感染知道了些什么，查询是否存在可用的事实。以脑膜炎感染为例，如果没有符合感染脑膜炎的事实，则这条规则就立即被废弃。如果确认感染脑膜炎，则程序将检验其他前置条件，如果满足所有条件，则 MYCIN 将应用这条规则，将数据库中的患者感染信息标注为脑膜炎。

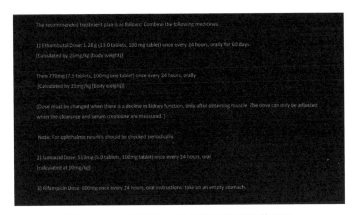

图1-7　MYCIN系统提问

MYCIN 的治疗方案

基于推理得到的判断，即可能感染的细菌，MYCIN会自动推送出针对这些细菌的药方。MYCIN系统中，推理所用的知识采用相互独立的产生式方法表示，应用了独特的非精确推理技术，具有向用户解释推理过程的能力（图1-8）。

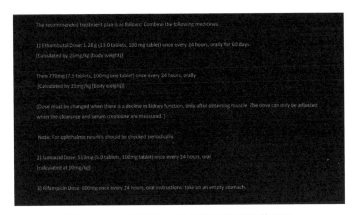

图1-8　MYCIN针对患者状况给出用药建议

1.2.2　续写新篇

随着"大、智、移、云"及5G技术等基础设施建设的完善，智能穿戴设备的成熟，以及大数据获取与分析手段的提升，新一代人工智能技术开始全面突破，为智能医疗提供了持续的技术红利，人工智能在医疗领域走向了开疆拓土之路。AI 开始不断深入医疗健康领域的各个环节，如虚拟助理、医学影像、药物挖掘、营养学、医院管理、健康管理、精神疾病、可穿戴设备、风险管理、病理学和临床诊疗活动。目前，AI 在医疗领域应用比较成功的包括影像 AI、药物研发 AI、医疗机器人和 IBM Waston 智能诊断系统。

AI 在医学影像识别领域取得了较好的成果，受试者工作特征 (Receiver Operating Characteristic, ROC) 曲线下面积 (Area Under Curve, AUC) 达 0.9 以上。AI 影像识别已经在基于钼靶影像的乳腺病变检测、基于皮肤照片的皮肤癌分类诊断、基于数字病理切片的乳腺癌淋巴结转移检测、基于眼底照片的糖尿病性视网膜病变检测，以及基于胸部 X 射线片的肺部炎性疾病判断中体现了极高的精度。

借助深度学习，药物研发 AI 在心血管药、抗肿瘤药和常见传染病治疗药等领域取得了新突破，缩短了药物研发时间，提高了研发效率，控制了成本。

医疗机器人被广泛地用于精准外科手术及病后康复训练等领域。作为成熟的产品，用于外科手术的达芬奇机器人已在各大医院推广，通过微创的方法，实施复杂的外科手术。其他类型的机器人，如送药机器人、护理机器人，也随着 AI 的发展逐步进入医疗领域，逐渐成为日常医疗工作的组成部分，提升了医护人员的工作效率。

在智能诊断领域，IBM Waston 展示了 AI 诊断和治疗人类疾病的可行性。目前，我国科学工作者积极参与到医疗 AI 的研发中，包括病理辅助诊断、眼部疾病、皮肤疾病、医学影像、中医药、心电监测、手术机器人、肿瘤治疗和医学科学研究等领域。我国企业也积极布局医疗 AI 领域，阿里健康于 2018 年宣布启动面向医疗 AI 的第三方人工智能开放平台，该平台面向医生和科研人员、开发者提供各种基于人工智能的应用和服务。面向医生，平台提供能够如 AI 辅助筛查肺结节、AI 辅助筛查乳腺钼靶并预测早期乳腺癌、肿瘤靶区自动勾画等医学人工智能服务应用。同时，平台还面向科研人员、开发者提供医疗人工智能模型建模、训练及开放应用等基础服务。平台旨在为合作方带来更专业的技术支持，为用户带来全周期健康服务，使用户能够以更低的成本享受更专业的诊疗服务。

1.3　智能医疗——从1.0到3.0的演进

智能医疗指将互联网技术、人工智能技术应用在医疗服务的各个领域，利用技术手段为医疗过程赋能。

自20世纪80年代开始，随着计算机、互联网、物联网、云计算、智能传感技术的融通发展，信息技术与医疗领域不断地在深度和广度上融合，使得智能医疗紧跟信息技术的不断迭代，从1.0初创时期的医疗专家系统，到2.0时期的医疗大数据分析，正迈向3.0时期的全面医疗与健康管理（图1-9）。

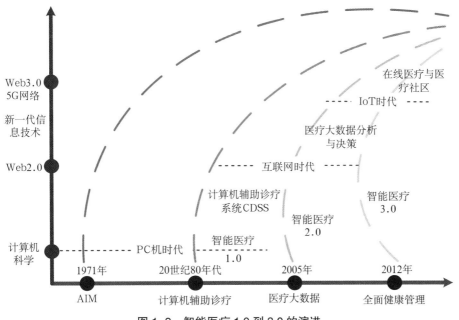

图1-9　智能医疗1.0到3.0的演进

智能医疗 1.0

随着知识库、医学知识表示技术的发展，人工智能在医疗领域开始初步应用于辅助诊断和治疗，其重要的代表性成果是医疗专家系统。医疗专家系统融合了计算机技术与决策科学领域的成果，集成患者各种数据，将医学诊断知识与规则大批量固化计算机系统及数据库，通过模拟医学专家的临床诊疗流程及标准化诊疗规则，根据患者的症状，通过数据匹配并从知识库中抽取有价值的诊断线索，进而推送出治疗方案，实现辅助医生诊疗的目标，同时也具有纠错的能力，避免医生在诊疗过程中发生人为失误。

智能医疗 2.0

智能医疗 2.0 时期的主角无疑是医疗大数据及机器学习算法。基于大数据及机器学习，构筑医疗诊断决策模型，通过对跨平台、多源异构医疗大数据的实时分析，提供医疗的智能决策与服务。最经典的是人工神经网络在医疗领域的使用。从智能医疗 2.0 开始，智能医疗逐渐形成了适合的商业模式，并在商业领域和实践领域全面布局。

智能医疗 3.0

Web3.0 及 IoT（Internet of Things）的普及推动着 1.0 时代的计算机辅助诊疗、2.0 时代的医疗大数据分析的融合发展。在大数据时代的数据红利和机器学习的模型开发达到顶峰后，依托物联网、知识图谱为智能医疗带来的全面升级，在智能医疗 3.0 时代将实现全社会范围内的全面医疗与健康管理。

1.4 智能医疗 1.0——医疗专家系统

智能医疗 1.0 阶段，提升医疗专家系统性能最终是要提升知识库的知识量及推理规则与算法的设计。智能医疗 1.0 阶段开始于 20 世纪 80 年代，逐步形成了以单机专家系统为主流的医疗决策支持系统（Medical Decision-Making System）。INTERNST-1 是当时最著名的医学专家系统，为完善、优化、升级知识库，其不断从医学期刊中获取疑难病例的诊疗。为验证 INTERNIST-1 的准确性，在《新英格兰医学学报》中选择了 43 种代表病例，INTERNIST-1 做出了 25 次正确诊断，普通内科医生做出了 28 次正确诊断，临床专家做出了 35 次正确诊断。虽然 INTERNIST-1 系统诊断准确性低于医生，但在智能医疗起步初期，医疗专家系统能够处理内科领域大量且复杂的病例，已经显示出了很好的能力。

　　GWU（George Washington University）开发了第一个商业化医用决策支持系统 APACHE，通过急性生理学评分和慢性健康状况评分两个部分来评估危重症病情，进而预测患者死亡率，以便在挽救患者生命的同时，确保有限的医疗资源得到最大化利用。从此，商业化智能医疗决策应用系统出现。哈佛医学院研发的临床决策支持系统 DXplain，能根据临床表现提供诊疗方案，减少诊断错误（图 1-10）；同样是在 20 世纪 80 年代，美国麻省总医院开始开发和完善 DXplain 项目，其涵盖的知识领域包括内科各专科多数疾病及临床表征。

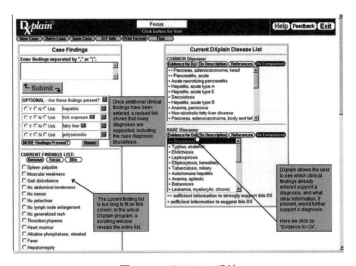

图 1-10　DXplain 系统

（图片来源：http://cache1.medsci.cn/article/show_article.do？id=fc846e6129f）

　　同时期，我国的医学专家系统也开始进入研究阶段，特别是在中医专家系统的开发方面取得了显著进展，最具有代表性的研究是 1978 年关幼波及北京中医医院肝病科与电子计算机室的科研人员合作编制的"关幼波肝病诊疗程序"，在国内率先把中医学与计算机技术结合起来，至1984年3月已接诊1.5万余名患者，对其中120例慢性迁延性肝炎和慢性活动性肝炎进行分析，有效治疗率达80%。中医学与计算机的结合会使更多的专家治病经验得以系统地保留下来，为使中医学服务于全人类提供了广阔前景。

医学专家系统

医学专家系统是指运用专家系统的设计原理与方法，模拟医学专家诊断、治疗疾病的思维过程编制的计算机程序系统。应用人工智能技术，根据医学专家提供的知识、经验或者病例进行推理和判断，模拟人类专家的决策和诊疗过程，以帮助医生解决复杂的医学问题。同时，医学专家系统作为医生诊断、治疗的辅助工具，也有助于医学专家宝贵理论和丰富临床经验的保存、整理和传播（图1-11）。

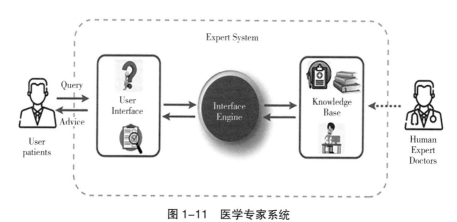

图 1-11　医学专家系统

（图片来源：https://innovecs.com/blog/ai-healthcare/）

诊疗决策支持系统

医疗决策支持系统可以根据相关的、系统的临床知识和患者的基本信息及病情信息，给出智能诊断、治疗方案推荐及转诊指南，还可以针对医生的诊疗方案进行分析、查漏补缺，减少甚至避免误诊。该理念20世纪70年代起源于美国，2014年后开始在国内有较多的尝试。卫生健康委发布的《关于印发进一步改善医疗服务行动计划（2018—2020 年）考核指标的通知》及《关于进一步推进以电子病历为核心的医疗机构信息化建设工作的通知》中要求，在电子病历信息化建设工作中，将临床路径、临床诊疗指南、技术规范和用药指南等权威临床诊疗知识嵌入信息系统，提高临床诊疗规范化水平，为我国诊疗决策支持系统的发展提供了政策支持。

治疗决策支持

治疗决策支持（Treatment Decision Support，TDS）用于弥补患者在医疗专业知识上的缺失，旨在帮助患者选择合适的治疗方案。其包括加强患者医疗决策的工具和流程，在实际的医疗过程中，根据患者所处情况的不同，所产生的医疗信息也并非完全一致，治疗决策支持允许患者通过获取和权衡这些独特的信息来积极地参与到医疗保健决策的过程中。不同于临床决策支持，治疗决策支持针对接受治疗的病患人员。

由 Archimedes Model 推出的商业产品 Archimedes IndiGO 以"个体化指导和决策"为目标，通过数学方程式对临床、诊治和生理学资料进行分析，根据分析结果设计出一个计算机模型，生成诊治方案和人体生理标准。个体化指南也会自动分析其推荐的治疗是否超出医保报销范围，达到帮助患者控制医疗费用的目的。

Grand Rounds 是美国一家医生推荐服务提供商，旨在通过优化医患匹配降低患者的经济负担并改善治疗效果，为患者提供信息和技术，帮助他们决策，增强患者的信心，消除医疗上的障碍。

1.5　智能医疗 2.0——大数据医疗

智能医疗 2.0 是由新一代人工智能引发的，在信息技术与医疗领域深度融合的阶段，实现患者与医生、医疗机构及医疗设备间在数据层面的全面互联互通，是互联网与物联网带来的大数据红利为医疗赋能的阶段，也启动了医疗领域的全新服务模式，"医疗 +AI"开始突破早期的技术瓶颈，获得新的发展契机，从这一时期开始，智能医疗也真正开启了商业化之路。

WellPoint 公司及 IBM 合作开发了交互式肿瘤诊治技术，并用于沃森系统。通过持续人工神经网络的深度学习，帮助肿瘤医生获得患者的最新治疗数据，而数据来源包括病历、医学文献、临床指南、顶级医生行医札记和药物试用报告等。目前，已获取 60 万页医学报道、42 种医学期刊、近 200 万页医学论文和临床试验报告，以及上万份病历，通过海量数据训练人工神经网络模型，使沃森能够给出最佳诊治建议。

1990 年，加州大学圣迭戈分校的急诊科医生威廉·巴克斯特在公开发布的学术文章中第一次提出，计算机可能表现得比医生更好。这种计算机系统像人类一样根据经验不断学习，从每个成功案例中总结经验，从每个失败案例中吸取教训，迭代完善自己的内容程序。瑞典的伊登布兰特教授发起了一个实验，将 1 万份心电图输入电脑，培养电脑成为心电图专家。该实验邀请瑞典顶尖心脏外科专家沃林参加，从医院病案中挑选 2240 份心电图，其中一半是心脏病发作的心电图。根据 1997 年发布的结果，沃林挑出了 620 份，电脑挑出了 738 份，电脑以 20% 的优势击败了专家。

从 2013 年开始，已经有多个医疗影像人工智能的学术研究及商业化的案例，通过引入深度学习算法，在某些病种的识别和诊断上，达到"超越人类水平"的技术临界点。医学人工智能开始走向商业化，为其发展带来源源不竭的技术、人才和资本支持，迎来了商业时代崭新的智能医疗服务模式。进入 21 世纪后，人工智能则在医疗的更多领域广泛应用，包括影像识别、病理诊断、药物研发、心电监测、医学科研、中医药、营养学等。国内外各大科技巨头也陆续开始了人工智能技术在医疗领域的布局。

Google 旗下的 DeepMind Health 和英国国家医疗服务体系 NHS（National Health Service）展开合作，DeepMind Health 可以访问 NHS 的患者数据进行深度学习，训练有关脑部癌症的识别模型，通过机器学习和警告医疗服务帮助医疗机构处理各种医疗状况。

微软将人工智能技术用于医疗健康计划"Hanover"，旨在帮助医生处理所有文件并预测最有效的药物及药物组合。

2016 年 10 月，百度正式对外发布百度医疗大脑，通过对海量医疗数据、专业文献的采集与分析进行人工智能化，模拟医生问诊流程，与用户多轮交流，依据用户的症状给出最终建议。阿里健康与浙江大学医学院附属第一医院、浙江大学医学院附属第二医院、上海交通大学医学院附属新华医院及第三方医学影像中心建立了合作伙伴关系，重点打造医学影像智能诊断平台，提供三维影像重建、远程智能诊断等服务，同时布局投资医药健康生态公司。

2017 年，美国 FDA 批准了第一批心脏磁共振成像 AI 分析软件 Cardio DL。

2017 年 8 月，腾讯推出了首个应用在医学领域的 AI 产品"腾讯觅影"，"腾讯觅影"把图像识别、深度学习等领先的技术与医学跨界融合，可以辅助医生对食管癌进行筛查，有效提高筛查准确度，促进准确治疗。目前，腾讯觅影从影像筛查向病理分析等方向布局，致力于构建在临床诊断上的多模态能力（图 1-12）。

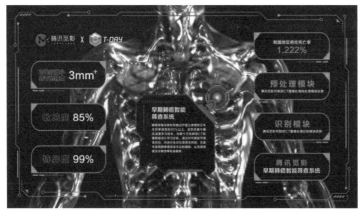

图 1-12　腾讯觅影肺癌智能筛查

（图片来源：http://www.ce.cn/cysc/tech/gd2012/201808/22/t20180822_30096937.shtml）

2018 年，美国 FDA 批准了全球第一款人工智能医疗设备 IDx-DR。

1.6　智能医疗 3.0——全面健康管理

Web1.0 被称为机器互联，Web2.0 被称为人人互联，Web3.0 则为万物互联。Web1.0 时代的用户行为以浏览为主，用户只是单纯地通过浏览器获取信息，只有网站管理员才能更新信息，因此 Web1.0 的特点呈现机械化特征，无法满足用户个性化的需求。Web2.0 以 Blog、SNS、RSS 等社交软件的应用为核心，依据六度分隔、XML、AJAX 等新理论和技术实现互联网新一代模式。基于社交的 Web2.0 模式以广大的互联网用户为主体，是目前互联网界最广泛的互动应用模式，允许用户不受限制地创造和传播信息，使得用户既是内容的浏览者，也是内容的制造者。Web1.0 解决了人对于信息的需求，Web2.0 解决了人与人之间沟通、交往、参与、互动的需求。Web3.0 时代，用户的参与度得到极大的提高，将实现"无处不联网"的伟大构想，所有物品均联入网络，用户可以通过网络实时管理控制自己的物品，每时每刻都将参与到网络之中。Web3.0 同样以人为本，将用户的偏好作为设计的主要考虑因素，提升用户体验，物联网和知识图谱是 Web3.0 的两个重要代表性新技术（图 1–13）。

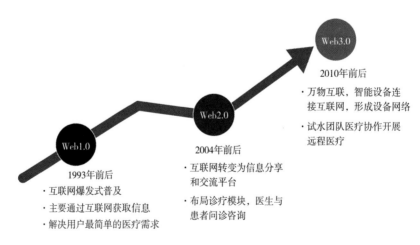

图 1–13　Web1.0、Web2.0、Web3.0 的发展及特征

"互联网 +"带来的新医疗模式

"互联网 +"以互联网为主，将以云计算、大数据、物联网、移动互联网、人工智能为代表的新一代信息技术与传统经济社会的各行业融合渗透，增强实体经济的创新力和发展力，形成一种基于互联网技术的经济发展新形态（图 1-14）。

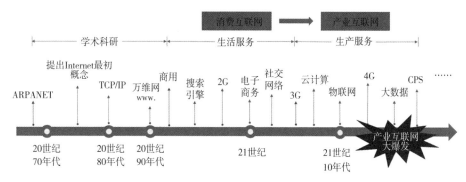

图 1-14　"互联网 +"的发展

"互联网 + 医疗"是利用以互联网为代表的新一代信息技术，使之与传统医疗行业进行深度融合形成的一种新型服务业态，以提升医疗行业的创新力和效率，创造新的医疗健康服务模式。

2017 年 12 月，当时的卫生计生委和国家中医药局发布了《进一步改善医疗服务行动计划（2018—2020 年）》，要求进一步推动医疗服务的高质量发展，不断增强群众获得感、幸福感。明确了以"互联网 +"为手段，建设智慧医院，要求医疗机构围绕患者医疗服务需求，利用互联网信息技术扩展医疗服务空间和内容，切实改善医疗服务。

全面健康管理实质上是患者自我健康管理、医疗机构服务、政府公共卫生管理的三方联动。患者以在线医疗社区、社交网络为基础；医疗机构通过智能诊疗系统实现诊疗互通；而在政府层面，全面健康管理的实现不仅需要相关产业政策的扶持，而且需要与健康管理相配套的措施，涉及国家医疗预防投入、医疗保险体制改革等方面。个人健康数据结合医疗大数据与政府管理，实现全面互联互通。

全价值链医疗服务——医疗机构角度

由医疗机构提供的医疗服务有着其典型的价值链。医疗服务的价值创造也是通过一系列活动完成的，涉及上游处方类、非处方类医疗产品供应商和下游社区医院、门诊等医疗机构的诊疗救治服务等，这些互不相同但又相互关联的生产经营活动，构成了一个创造价值的动态过程，即医疗价值链。在互联网医疗环境下，围绕实现"患者"价值，即"客户价值"而进行"生产"活动。新一代人工智能赋能的医疗产业优化了整个医疗服务价值链条，整合了医疗资源并将资源赋予了医疗服务的全生命周期，使医疗服务每个环节的各个阶段都能为患者提供高价值服务。

2019年3月，全球专业膀胱癌互联网医疗社区——谷雨社在北京正式上线。依托中国科学院生物物理研究所医学免疫诊断研究中心的创新科技成果——无创膀胱癌尿液检测，谷雨社立足膀胱癌筛查，整合了国内外丰富的膀胱癌医疗资源，打造覆盖早期筛查、术后监测、健康咨询、疾病管理、康复指导等全生命周期的医疗健康管理服务，系列组合布局有利于普及推广癌症早筛查、早预防、早治疗的理念和行动，覆盖基础研究、产品开发、临床应用、康复管理等膀胱癌全领域。

随着人工智能领域语音交互、计算机视觉和认知计算等技术的逐渐成熟，人工智能的应用场景越发丰富，人工智能技术也逐渐成为影响医疗行业发展、提升医疗服务水平的重要因素，并在医疗服务价值链中起到关键作用。

智能健康管理——个人角度

在物联网环境下，全民自我健康管理能力得到了大幅提升。以运动、心律、睡眠等检测为代表的移动传感器的快速普及，使得日常实时身体检测成为可能。血压、心电、脂肪率等多项健康指标数据能被快速检测并上传到云数据库形成个人健康档案，通过数据分析形成个性化健康管理方案。同时，通过了解用户个人生活习惯，经过 AI 技术进行数据处理，对用户整体状态给予评估，并建议个性化健康管理方案，辅助健康管理人员帮助用户规划日常健康安排，进行健康干预等。依托可穿戴设备和智能健康终端，持续监测用户生命体征，提前预测险情并处理。"共建共享、全民健康"是健康中国的战略主题。在国家政策与趋势的推动下，大健康产业炙手可热，直销行业内的企业纷纷投入大健康产业中来。智能健康管理将成为直销行业 21 世纪发展的闪亮点（图 1-15）。

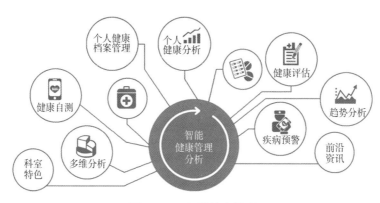

图 1-15　智能健康管理

1.7　智能医疗新赛道

目前，医疗人工智能正处于资本的追逐与政策的扶持之下，蕴含着巨大的机遇，其发展与应用正在对医疗服务形式带来革命性的改变。进入 21 世纪的第 2 个十年，智能医疗的商业化实践也正在渗透到全价值链之中。我国医疗领域近几年的活动呈现四个"新变化"。

政策新变化

从政策审批、国家规划、人才、药物研发 4 个方面助力医疗人工智能企业发展。从政策审批上，CNDA 认证的新版《医疗器械分类目录》于 2018 年 8 月 1 日起实行。目录提到，若诊断软件通过算法提供诊断建议，仅有辅助诊断功能，不直接给出诊断结论，则可申报第二类医疗器械；若对病变部位进行自动识别，并提供明确诊断提示,则按照第三类医疗器械管理。

从国家规划上,《促进新一代人工智能产业发展三年行动计划(2018—2020年)》具体明确发展医疗影像辅助诊断系统:推动医学影像数据采集标准化与规范化,支持脑、肺、眼、骨、心脑血管、乳腺等典型疾病领域的医学影像辅助诊断技术研发,加快医疗影像辅助诊断系统的产品化及临床辅助应用。2020年,国内先进的多模态医学影像辅助诊断系统对以上典型疾病的检出率超过95%。面向医疗等行业领域,支持建设高质量AI训练资源库、标准测试数据集并推动共享。

产业发展新变化

卫生健康委牵头成立健康医疗大数据建设"国家队",大型企业入股,创建产业联盟。2017年以来,卫生健康委牵头组建三大健康医疗大数据集团,主要承担国家大数据建设总体规划"1+7+X"在健康医疗领域的工作,即建设1个国家健康医疗大数据中心、7个区域中心和应用发展中心、多个健康医疗科技产业园等。健康医疗大数据领域已经初步形成了三大集团公司"国家队"主导、企业参与的格局。

资本新变化

根据前瞻产业研究院发布的《中国医疗人工智能行业市场前景预测与投资战略规划分析报告》数据统计,2013—2018年我国人工智能医疗行业融资额整体走高,截至2018年前三季度,国内共有39家企业完成融资,其中18家企业融资金额合计约26.2亿元;相比2017年同期,完成融资企业数量增长21.88%,融资总规模增长128.42%。融资额度和融资数量均表现出明显的增长趋势。千万级和亿级的融资事件更是占到65%左右。获投医疗人工智能企业中,智能影像领域投融资占比最高,医学数据挖掘领域及健康管理领域分列第2位、第3位。

目前全国57家AI医学影像公司中,以影像辅助诊断为主要业务的公司占77.1%,其后是智能影像云平台(7.0%)、病理诊断(5.3%)、智能放疗(5.3%)

和影像辅助手术（5.3%）。涉及肺结节诊断的 AI 医疗影像企业最多，包括腾讯觅影、依图医疗、体素科技等超过 20 家企业。眼底及妇科疾病紧随其后，除发病率高、专业医生短缺等因素外，上述病种的公开数据较多、研究门槛相对较低，也是投资热度较高的原因。

AI 药物研发正成为下一个投资热点。药物研发领域有 3 个公认的痛点：研发时间长、研发费用高、成功率低。中国企业在 AI 药物研发领域的服务体现在提供"药物研发领域人工智能解决方案"和"药物研发智慧大数据平台"服务（利用数据挖掘技术减少药企早期研究时间及成本）。AI 药物研发公司拥有技术优势，但缺乏生物医药大数据，而大型药企在数据方面有深厚积累和体量优势，迫切需要新技术以实现节本增效。过去 10 年间，全球药企巨头均有与 AI 药物研发初创公司合作的案例（图 1-16）。我国 AI 药物研发企业也已经为跨国药企、国内一线药企、国内中小药企提供服务，服务形式包括 SaaS、本地部署、战略咨询等。

药企	AI企业	合作场景	建立合作时间
辉瑞	晶泰科技*	药物晶型预测与筛选	2018.5
诺华	IBM Watson	患者招募	2018.3
罗氏	Owkin	靶点发现	2018.5
强生	BenevolentAI	药物重定向	2016.11
赛诺菲	Exscientia	靶点发现	2017.5
	Berg Health	靶点发现	2017.10
默克	Numerate	化合物合成	2012.3
	Atomwise	靶点发现	2012.5
艾伯维	AiCure	临床试验设计	2016.9
GSK	Exscientia	靶点发现	2017.7
	Insilico Medicine	靶点发现	2017.8
	Cloud Pharmaceuticals	化合物筛选	2018.5
礼来	Transcriptic	靶点发现	2018.7
安进	Owkin	靶点发现	2018.5

图 1-16 药企与 AI 企业合作场景

（图片来源：https://www.sohu.com/a/331410451_468636）

巨头企业布局新变化

BAT+K 在医疗领域的 AI 布局方式各有不同。百度 2018 年投资了 2 家海外 AI 药物研发企业；阿里巴巴，阿里云 ET 医疗大脑继续为创企提供技术平台；腾讯 2018 年投资了晶泰、体素，继续发展觅影产品；科大讯飞在智能语音产品成熟后，布局智能图像、辅诊系统、云平台、随访、慢病管理，打造智医助理。

在新一代人工智能技术引领的智能环境下，医学人工智能正在深刻而持续地改变着我们的生活方式和医疗模式。

从微观角度，患者、医生及医疗机构均能从智能医疗获得商业红利，医疗系统能帮助患者进行就诊前自我健康状况初步分析评估；通过辅助医疗决策，帮助医师管理患者信息和提升诊疗服务水平；通过精准计算，优化医院的医疗服务结构和流程，引导和管理患者就医，不断提高医疗服务效率和质量。

从宏观角度，医学人工智能可以提高现有医疗人力资源的使用效率，有效缓解我国目前面临的医疗人力资源紧张的局面。更为重要的是，它打破了传统医患交流的时空限制，改变了医疗机构的被动等待状态。同时，医疗人工智能系统的参与使得医疗服务主体多元化，医学人工智能正在重构传统的医疗服务模式。

第二章

AI 与医疗的"初遇"：
计算机辅助诊疗

一家大型企业就是一个复杂的社会系统，它过于抽象，不借助计算机辅助无法进行有效管理。1961 年，莱斯特出版了对系统动力学有巨大影响的《工业动力学》一书，提出了一种基于计算机模拟的分析、解决问题的方法，帮助管理者将原本无形和难以衡量的决策与业务流程因果关系变得可视化与量化。

——麻省理工学院斯隆管理学院计算机学家杰伊·福莱斯特

人类的记忆力是有限的，人类的判断会受主观的影响，而对疾病的分析判断需要客观，需要庞大的医学数据库，也需要计算机的辅助。AI 在医疗领域最早的应用就是计算辅助诊断系统，遵循循证医学的证据推理，分析临床路径（Clinical Path，CP）中的固有限制因素，使用计算机辅助临床工具消除医疗过程中可避免的失误。专家系统采用基于规则的推理模式，这一点与临床医学中将临床指南作为规则极为相像。但不同在于，临床指南是对 20 世纪 60 年代末和 70 年代初提出的"临床算法"的拓展，而医疗辅助决策系统则是诊断和治疗规划。CP 向医疗辅助决策支持系统的转变需要智能算法、医学数据处理、信息技术等领域的协同发展，以支持复杂的适用于临床领域不确定性条件下的推理过程。

2.1　智能医疗盒子——分钟诊所

　　1999 年冬天，美国人瑞克·克里格带喉咙痛的儿子到明尼阿波利斯的紧急护理中心看病，一等就是 2 个小时。克里格感觉到，需要有一种更便捷的医疗服务来解决家庭常见病。一年后，克里格与合伙人在当地一家食品店里创立了第一家快捷医疗 Quick Medx，并于 2002 年改名为"分钟诊所"（Minute Clinic）（图 2-1）。这家医疗连锁机构设计了一种标准化的计算机辅助诊疗程序，帮助医生和护士快速看病，平均每位患者只需要 15 分钟。

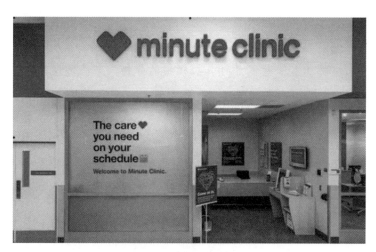

图 2-1　美国分钟诊所

　　"分钟诊所"主要解决普通疾病、轻微外伤和皮肤病这 3 类常见病，包括感冒、过敏等 40 多种，也可以对糖尿病等慢性病患者进行健康监测。患者每次在分钟诊所的就医记录会被保留，其存储的电子病历也可以共享到其他医疗机构。

在我国，也出现了智能＋问诊模式的"分钟诊所"——平安好医生。这个诊所虽然表面上看起来像全身玻璃的集装箱，但事实上这个"集装箱"不仅能够看病，患者还能在里边直接买到所需要的药品（图2-2）。通过对最初分钟诊所的升级，实现了线上与线下的融合。在"集装箱"里，患者可以线上和医生交流病情，这个模式不仅提高了医生的诊疗效率，也节约了患者的时间。

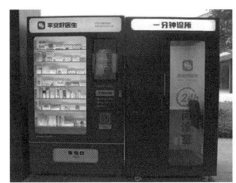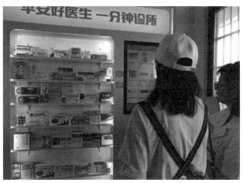

图 2-2 平安好医生分钟诊所

（图片来源：https://baijiahao.baidu.com/s?id=1617915711886640786&wfr=spider&for=pc）

"分钟诊所"具备语音识别功能，配有专业的问诊系统，能够精确识别出各类语音。对于如感冒这样的常见疾病，无须再到医院排队、挂号，在分钟诊所内即可得到医生的诊疗建议和药物建议，药物也可以直接在分钟诊所购买。

2.2 智能医疗的1.0时代

计算机辅助诊疗是智能医疗1.0时代最重要的应用场景，是早期人工智能参与医疗诊疗的重要方式。辅助诊疗是一个宏观的概念，凡是为医生疾病诊断与制定治疗方案提供辅助的产品，都可以认为是辅助诊疗产品。除了简单的"分钟诊所"以外，随着人工智能技术的全面深入发展，其越来越深入地与医疗健康领域相结合，广泛应用于辅助临床诊断的实践中。

2007 年，荷兰的国际医学人工智能会议（AIME）正式宣告"智能医疗时代到来"，作为医学知识工程和人工智能研究中最受关注的活跃分支，各种新型的临床决策支持系统（Clinical Decision Support System，CDSS）正在不断被开发出来，旨在通过诊疗流程的标准化、智能推理机制的设计、医疗知识库的构建，使计算机系统能够模拟医生的临床诊断，并使 CDSS 的诊断能力最大限度地逼近专业高水平医师的诊断能力，实现智能化的临床诊断决策指导，为高质量医疗服务提供保障。

CDSS 具有许多特征，较为主要的是：与临床工作流程相融合，而非独立工作；为诊断决策提供推荐意见，而不是评估意见或取代专家。因不同患者的生理数据具有实体异构性，而临床决策指南显得不够细化，将决策科学和临床指南相结合，基于智能决策和定制化筛检的患者预后结果能够优于基于临床指南的结果，所以这类决策机制和算法能够发挥重要作用。

2.3　计算机辅助诊疗的起源与发展

1985 年，美国新英格兰医疗中心率先采用了临床路径（Clinical Pathway，CP），并通过实践证明了该体系可以显著降低医疗过程中的失误并提高医疗效率。临床路径是基于医疗与管理双技术的标准化诊疗模式，融入了循证医学、品质保证与改善等管理思想，对医疗过程的内容、效果及可靠度进行记录、统计、分析、比较和评价；通过持续改善，促进诊疗行为的规范化、医务人员的协作及医患的沟通，以达到预期的治疗效果。虽然临床路径为提高医疗质量提供了有效的方法，但据美国医学研究院（Institute of Medicine，IOM）对过去40 年医疗机构的调查证实，有近 47% 的患者经历过临床误诊或漏诊。在加拿大、新西兰和英国等医疗卫生系统发达的国家，仍有 10% 左右的患者每年会遭遇一次以上因误诊或漏诊造成的医疗不良事件。计算机辅助诊疗系统在一定程度上降低了误诊或漏诊的概率。

医疗决策是为患者的诊断、治疗选择最佳方案，以期最大限度地避免对患者不必要的伤害。正确的医疗决策对提高患者安全性、临床结果及患者满意度至关重要。临床决策支持系统的发展路径经历了单机系统（如 MYCIN、DXplain）、集成系统（如 HELP 等）、标准化系统（如 Arden Syntax）、面向服务的系统（如 SEBASTIAN、Watson）4 个阶段（图 2-3）。

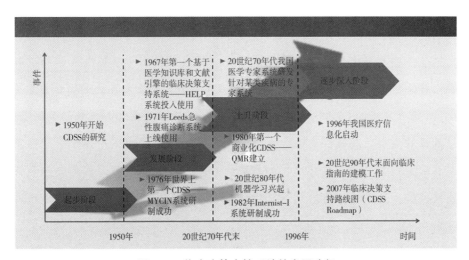

图 2-3　临床决策支持系统的发展路径

CDSS 始于 20 世纪 50 年代末，最早是医学专家系统开发，通过应用产生式规则的推理引擎，将医学专家的专业知识和临床经验经过整理后，存储于计算机的知识库中，利用逻辑推理和模式匹配的方式，帮助医生进行诊疗推断。

1967 年，集成系统 HELP 问世，提供了第一个由数据控制提醒功能，帮助医务人员分析、解释和处理临床数据，进行疾病诊断、实验检测和结果判断的系统，包括传染病监控系统、用药合理性检查报警系统。

直到 20 世纪 70 年代中期，世界上第一个 CDSS（MYCIN）才在美国斯坦福大学诞生。它根据输入的检验信息，能够自动识别 51 种细菌，正确使用 23 种抗生素，可协助医生诊断及治疗细菌感染性疾病，为患者提供最佳处方。

20 世纪 80 年代，具有各种功能的 CDSS 相继出现，如美国匹兹堡大学 1980 年、

1982 年分别研制出的 QMR 和 Internist-Ⅰ，犹他州大学的 ILIAD，哈佛大学的 DXplain，WolterKluwer 公司的 Uptodate，Elsevier 公司的 MDconsult 等。国外的 CDSS 绝大多数处于以集成型、标准型为特点的第二、第三发展阶段，逐渐向第四阶段发展。

我国自 20 世纪 70 年代末才开始有关专家系统的研发，主要是针对单一病种的决策支持系统，如北京中医医院的"关幼波肝病诊疗程序"、吉林大学的"中医妇科专家系统"，以及其他胃癌诊断、结核病诊断专家系统等。虽然目前开发出了一些具有实用价值的临床决策支持系统，但由于将临床医学知识和专家经验总结转化成计算机语言的过程中涉及的原理、算法和系统结构非常复杂，因此，目前开发出的 CDSS 产品的应用比较局限，而且存在各种疾病的表述不一，医学数据的类型、属性和表达方式繁杂，医学知识阐释的不一致性等问题，还有大量的数据需要进一步标准化和系统化。专家系统实施之后也需要一套相应的评价标准，严格的评价规则应贯彻策划、设计、系统构建到最终临床应用的全过程。

CDSS 是协助医护人员进行医疗决策的交互式专家系统，是人工智能理论在医疗领域的主要实践。主流的工作定义是 Robert Hayward 提出的："连接临床观察与临床知识，影响临床决策，改善临床结果。"

CDSS 起源于美国，被定义为"主动知识系统"，使用两个或多个患者数据来生成特定病例的建议。CDSS 的根本目的在于评估和提高医疗质量，帮助降低因用药不当而或操作不当而造成的医疗事故的概率，减少对患者不必要的伤害及提升医疗质量。CDSS 在诊断前帮助医生准备诊断，在诊断中帮助医生分析候选的诊断，以提高最终结果，在诊断后对患者的病史与临床研究资料进行数据挖掘，从而获得患者与其过去的病史和临床研究之间的联系，用以预测未来事件。

早期 CDSS 被用来辅助临床医生做诊断建议。CDSS 被设计成一种可以让医生在床旁操作，医生输入患者的资料后 CDSS 将生成针对个体情况的定制建议，再由医生选取有用的信息和删除错误的建议，并在整个治疗和处理过程中测试初步的临床决策，防止医疗过错的发生，同时也能够在错误发生之后及时制止。理想的工作模式是临床医生输入患者的病历信息，等待CDSS输出"正确"的选择，临床医生只需根据该输出进行后续操作。然而，技术的现实局限性使得人机交互分析可以互相弥补双方存在的不足之处，对患者的病情能进行更好的分析和决策。通常情况下，CDSS会为临床医师提供医疗建议，临床医师会从所呈现的结果中挑选有用的信息，并对错误的CDSS建议进行反馈。未来普通疾病的诊治将完全托付给CDSS执行，因此，CDSS被认为是智能医疗的雏形。

按系统结构划分，CDSS可以分为基于知识库的结构和非基于知识库的结构；按使用时点划分，CDSS可以分为诊断前（Pre-diagnoses）帮助医生准备诊断，诊断中（During Diagnoses）帮助医生分析候选的诊断，诊断后（Post Diagnoses）在患者的病史与临床研究资料中进行数据挖掘预测预后。

大部分CDSS属于基于知识库的结构，由三大模块组成：推理机、知识库和通信模块。知识库存储着编译好的医学知识，如关于药物相互作用的知识可以写成规则"IF服用了药物X，AND服用了药物Y，THEN显示警告信息"。推理机则根据知识库里的规则，以及患者的资料进行自动分析。分析的结果通过通信模块反馈给用户，用户也可以通过通信模块更新或自定义新的规则，以适应医学的发展。而非基于知识库的CDSS主要是通过机器学习从已有的经验中自动攫取规则。CDSS的基本原理为构建各种疾病的知识库，将各种病情的诊断标准、阈值判断、治疗处方、专家经验等输入计算机，借助计算机超强和精准的信息存储、提取功能及快速的计算能力，通过人工智能技术和计算机逻辑推理运算来模拟医生的诊断治疗思维，帮助医生做出快速诊断和治疗决策。

2.3.1 CDSS在早期的应用

最早的集成系统：HELP系统

美国Utah大学开发的HELP系统是第一个直接提供由数据控制的警告和通过协议管理的系统。该系统不仅可以用于临床，也支持医院的教学和研究工作，它能够帮助医护人员分析、解释、进一步处理临床数据，以提高医护质量。目前，HELP 决策支持程序包括呼吸系统疾病治疗中措施合理性检查报警系统、临床实验室异常检查判断处理系统、用药合理性检查报警系统及传染病监控系统等。

典型单机系统：QMR 系统

QMR（Quick Medical Reference）是一个辅助内科医生的典型 CDSS 系统，使用 INTERNIST-1/CADUCEUS 作为知识库，着重于内科疾病的诊断，描述了 623 种内科疾病的知识集合，收集了 600 多种疾病的诊断知识，4500 多种临床表现。QMR 是早期利用人工智能的 CDSS 系统之一，通过疾病症状来推理疾病，根据医生给出的疾病参数、发病频率，以及病症对某种疾病的提示强度，系统计算患者的患病概率，给出其推测的所患疾病的排名。由于很多疾病非常罕见，系统文档中记载不全，研发者发明了 adhoc 评分模式编码特定临床症状与疾病的关系。QMR 不仅是诊断辅助工具，还是教学辅助工具。限制 QMR 使用的因素之一是其知识库需要不断更新，QMR 于 2001 年停止更新，之后，QMR 出现了便携版本 MedWarrior。QMR 的知识库被用作其他知识库系统的基础模型，影响了后续很多产品的发展。

中国的早期应用——中医诊疗系统

自 20 世纪 70 年代起，我国开始了医疗专家系统的开发。利用计算机模拟中医专家诊治疾病的辩证思维过程和方法，以集成中医专家的医学知识和临床经验，不仅对我国的中医事业有巨大的推动作用，也大大推动了我国智能医疗的发展。我国第一个中医专家系统"关幼波诊疗肝病计算机程序"，自 1979 年问世以来对中医诊疗计算机系统的发展起到了重要作用。在其引领下，20 世纪 80 年代相继出现了中医肾系统疾病计算机诊疗、妇科专家诊疗系统、乙型肝炎专家诊疗系统，中医专家系统如雨后春笋，1983—1989 年达到鼎盛，推动了西医专家系统的研发。

中医通过望、闻、问、切，收集患者机体与疾病有关的体征信号，运用中医理论加以分析、推理和综合归纳，判断机体所存在的各种证候，实现从感知到客观的映射。由于中医诊疗方法内容繁杂多样，凭借医生主观观察及患者对病感的主观描述，在面对复杂矛盾的临诊现象时，观察结果受主客体主观因素影响很大。而"四诊"分辨率不高，难以感知微小变化，诊断结果主观性导致辩证思维结果不同，施治效果很大程度上取决于医生经验，成为影响疗效可靠性和重复性的重要因素。中医辅助诊疗系统采用脉诊仪、舌诊仪、闻诊仪等量化诊断系统，利用现代传感器获取"四诊"数据，使中医"四诊"客观化、现代化取得了令人瞩目的成就（图2-4）。

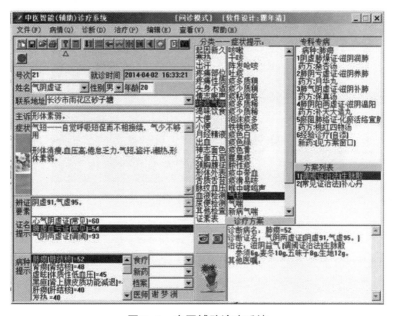

图2-4　中医辅助诊疗系统
（图片来源：http://blog.sina.com.cn/u/5096839301）

患者一伸舌，3分钟开出药方——机器人中医

2010年6月，厦门大学、厦门市中医院及中国台湾的中国医药大学合作研发了"机器人中医"项目，其学术名称为"中医舌诊健康咨询系统"，将主要应用于食疗和保健领域，可以指导人们如何进补，如何吃中成药中的非处方药。这个系统主要由计算机、数码相机、照明灯等配件组成，看病时，患者只需将

下巴置于指定位置，伸出舌头，数码相机就能拍下患者的舌象，再将图像传输给计算机，让计算机来判断患者的体质，以及适用的食物和药物。系统内预存有舌象数据库、中成药数据库和健康处方数据库3个数据库。系统根据患者的舌象影像与舌象数据库中的数据进行比对，再按照比对结果给出诊断结果，整个过程不超过3分钟，准确率可达到90%（图2-5）。

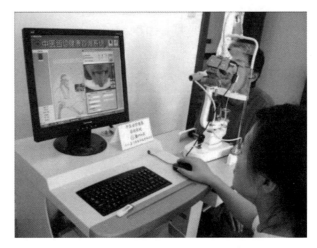

图2-5　中医舌诊健康咨询系统

（图片来源：http://fj.sina.com.cn/xm/news/ms/2010-06-24/09052822.html）

2.3.2　CDSS 商业化

中国的CDSS市场起步较晚，2014年之前从事CDSS相关业务的企业并不多，已有的CDSS主要以单病种或单学科的诊断为主，且大多停留在理论研究和实验室研究阶段，如上海大学的产科决策支持系统、第四军医大学的骨肿瘤辅助诊断系统、重庆大学的泌尿外科CDSS、哈尔滨工业大学的急性心肌梗死诊断智能决策支持系统和复旦大学的神经外科CDSS等。随着国家政策的支持，由人口老龄化、慢性疾病发生率上升引起的基层医疗需求量的增大，促进了医疗信息化，特别是自动化和智能医疗细分领域的发展。2014年以后，CDSS受到越来越多医疗机构和IT公司的重视，CDSS产品数量快速增长。

人卫临床助手——CDSS 的知识库

2016 年 10 月，在卫生计生委、教育部、国家新闻出版广电总局、中宣部及各部委、学会协会和各位专家教授的领导、指导、支持、参与下，人民卫生出版社正式推出了临床决策辅助系统。人卫临床助手整理并挖掘人民卫生出版社 63 年来的精品专著，汇集 2000 多家医院的案例资料，成立专家评审委员会，制定资源审核发布流程，甄选权威内容入库。同时，还以图书选题策划、三审三校为标准，不断组织新知识、新病例、新工具，保证系统知识不断更新，为医学专业人员打造专业临床决策辅助系统及纯粹的医学学术互动圈。同时，其还成为医生日常学习临床知识和经验的平台。该平台提供了知名医院、科室、专家的上万个案例，内容涉及临床诊疗知识、医疗损害防范知识、临床伦理思维、医患沟通等（图 2-6）。

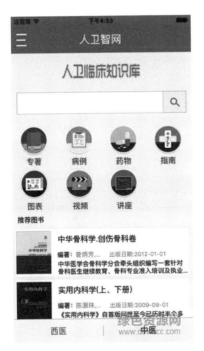

图 2-6　人卫临床助手

（图片来源：http://www.downcc.com/viewimg_139204_0.html）

国际 CDSS 产品的本土化

UpToDate 是基于循证医学的临床决策支持系统，持续不断地将最新最好的医学证据、世界顶尖专家的临床经验与循证医学相结合，向用户展现最高水平的实用医学信息，帮助全世界医生在诊疗时做出正确的决策。UpToDate 临床顾问覆盖了 22 个医学专科，有上万篇综述性临床专题，包含大部分疾病的诊断、治疗方法和用药指导。全部内容由全球 6000 多名临床专家根据高质量循证医学证据和临床最新进展撰写，并经过严格同行评议，保证内容值得信赖。用户可以借助个人电脑和移动设备实现在任意地点访问 UpToDate 临床顾问的全部内容。20 多年来，全球医生已将 UpToDate 作为诊疗时获取医学知识的主要资源。

2015 年，UpToDate 公司与四川美康医药软件研究开发有限公司合作开发了 UpToDate 的中文产品——UpToDate 临床顾问，并将其引入中国。UpToDate 临床顾问还将美康公司开发的 MCDEX 药物专论数据库整合至专题中，帮助中国医生了解最权威、最实用的临床用药信息，促进国内合理用药与合理医疗，有效、快速提升医生诊疗水平（图 2-7）。

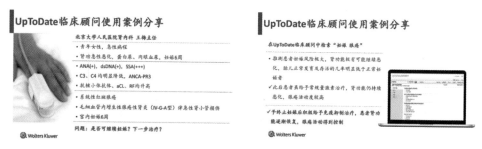

图 2-7 UpToDate 使用案例

（图片来源：https://wenku.baidu.com/view/c781d2be370cba1aa8114431b90d6c85ed3a880d.html?fr=search）

本土优质 CDSS 诊疗应用场景

CDSS 作为一个广义的概念，在应用场景、辅助对象、辅助方式等领域均有细分。按辅助对象可划分为服务医生、护士、医技、医务科主任、临床主任等。

在服务医生类别中，又包括医生开医嘱时使用、写病历文档时使用或者在手术前后使用。在不同场景的不同环节中，CDSS 的产品形式也不同。

在住院场景下，系统依据循证医学证据和数据分析，在病房的临床应用中为医生、护士、医技人员、科室管理者提供多维度智能决策支持。在门诊、急诊场景中，系统如同"医生助手"，在诊疗过程中实时分析患者的临床表现及检验检查结果，智能判断患者疑似疾病，推荐评估表并自动计算分值及结果，制定治疗方案。所有操作结果（文本）都自动回写至病历中，减少医生书写，提高门诊急诊效率（图 2-8）。

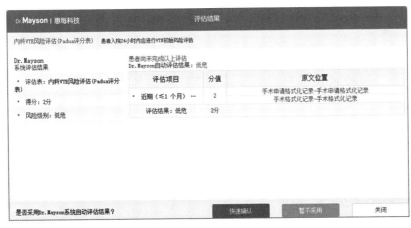

图 2-8　患者疾病风险动态监测

（图片来源：http://www.huimei.com/news/1587632075074.html）

诊前问诊 / 分诊阶段

患者可在智能分诊系统进行自检自查，通过一系列引导性问题，在就诊前得到病情的适当评估，明确就医的"轻、重、缓、急"，快速获得权威的处理建议。该系统能够与微信公众号、手机 APP、医院自助挂号机等不同端口结合，方便患者选择使用。目前主要应用于家庭医生签约服务和医院智能分诊挂号等方面。

诊中决策阶段

在医院授权的情况下，临床决策辅助系统与电子病历系统（CPOE）厂商进行数据合作，将电子病历中的数据植入惠每临床决策辅助系统中，使门诊医生得到标准化、专业化的规范信息。此外，系统还能自动挖掘症状和疾病之间的关系，如发烧和感冒之间、发烧和肺炎之间的关系等，为连锁诊所提供标准化诊疗路径，帮助医生提高业务能力和工作效率，提升诊所品牌号召力。

诊后治疗阶段

临床决策辅助系统不仅有丰富的疾病详情内容，也涵盖全面的疾病治疗建议，包括处置建议、检查建议、用药建议及患者指导等。其中在合理用药方面，系统有严格的用药审核功能，提供药品说明、药物相互作用、禁忌证检查等，及时提醒医生，防止药物的错误搭配和抗生素滥用等情况发生。

此外，临床决策辅助系统将慢病用药指南电子化、智能化，完整评估患者病情，自动生成治疗方案供医生参考，并推荐合并用药方案和禁忌用药方案。

2005 年 Garg 发表的一篇系统回顾指出，在 100 项涉及 CDSS 的研究中，有 64% 的研究认为 CDSS 改善了医护人员的表现，有 13% 的研究认为 CDSS 改善了患者的预后。同年，Kawamoto 也指出，在 70 项涉及 CDSS 的研究中，有 68% 的临床实验显示 CDSS 可以改进临床工作。成功的 CDSS 具有以下特征：自动推送结果，而无须用户激活系统；整合入临床工作流程，而不是独立于临床工作流程；基于电子系统，而非基于纸质系统；在床旁使用，而不是接触患者之前或之后；提供推荐意见，而不是评估意见。

2.4　CDSS 的延展方向

CDSS 的使用场景涵盖诊前决策、诊中支持和诊后评价全过程，充分利用了海量医学知识和人工智能分析引擎，并且整合结构化、半结构化或非结构化医学信息，通过人机交互的方式改善和提高了医疗决策效率。随着人工智能技术与医疗决策的临床指南、证据信息等结合，医疗品质和决策效率得到了很大的提升，实现了与临床观察和临床知识无缝连接，改善临床结果。技术的提升和融合也让 CDSS 在智能医疗领域有了更多的延伸方向。

计算机辅助医疗训练——虚拟患者

虚拟患者（Virtual Patients，VP）是指利用先进的计算机虚拟现实技术建立仿真人物模型，通过软件编写控制程序，对模拟人物实行智能化操作控制，以模拟实现临床诊断过程，具有交互性、沉浸性、直观性和构想性等特点。

虚拟患者模型与目标患者在生理学上具有相同特征，且会根据用户的治疗干预发生病情变化，可能好转或治愈，也可能恶化或死亡。虚拟患者包括循环系统、神经、内分泌和代谢系统，且每个系统必须对生理和药理刺激产生有效反应。虚拟患者能在几秒钟内模拟实际患者几周的用药反应，这种模拟被称为计算认知体系。虚拟患者正朝着模拟整个人体生理，以及模拟各种条件、症状，甚至药物作用的方向发展。为达到这一目标，需要将人体的每一个微小的细节，从身体对温度变化的反应，到激素作用的生理节律，都纳入模拟系统中。在医学领域，以虚拟现实技术为基础设计的虚拟患者在临床辅助治疗、仿真训练、医学教学等方面发挥着越来越重要的作用。VP 根据医生输入的治疗方案模拟出不同的人体反应，可以便捷安全、低成本地训练医生的临床思维，也能够减少对患者的伤害。VP 设计的本质在于协调"人—物—环境"组成情境的动态关系，为参与者创建一个和谐的诊疗方式。

HumMod 是虚拟患者模拟系统，提供了从器官到激素的自上而下的人体生理模型，包含超过 1500 个线性/非线性方程，6500 个状态变量，如体液、循环、电解质、激素、代谢和皮肤温度。HumMod 基于亚瑟·盖顿（Arthur Guyton）和托马斯·科尔曼（Thomas Coleman）在 20 世纪 70 年代初的早期研究成果发展而来，目标是构建一个路线图，以允许可以在"硅片"（制作虚拟人体的材料）上完成临床试验，而不必再依赖实际患者的活体实验。HumMod 开发了 4 个相互连接的人体器官构造——肝、心脏、肺和肾脏，基于高度微型化的平台，被称为 ATHENA（先进的组织工程化人类基因网络分析仪）（图 2-9）。

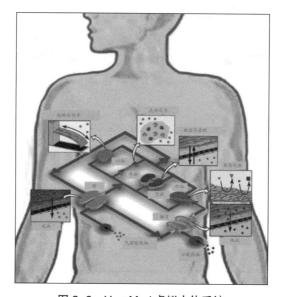

图 2-9 HumMod 虚拟人体系统

（图片来源：https：//cread.jd.com/read/startRead.action？
bookId=30306578&readType=1）

美国国防高级研究计划局和国立卫生研究院（National Institutes of Health）正在研发更高级的 VP 系统，以创建更小的所谓"芯片上的器官"。

戈登 A . 凯恩大学设计了一个人体肝脏器官，能够模拟真实的肝脏对有毒化学品的刺激做出的反应。其由洛斯阿拉莫斯国家实验室（LANL）的高级科学家拉希·艾耶（Rashi Iyer）和维克斯沃（Wikswo）历时 5 年，耗资 1900 万美元联合多个机构合作共同开发，旨在基于复制人体网络的先进组织工程分析仪（Advanced Tissue-engineered Human Ectypal Network Analyzer，ATHENA），来开发相互关联的人体器官构造，包括心脏、肝、肺和肾脏（图 2-10）。

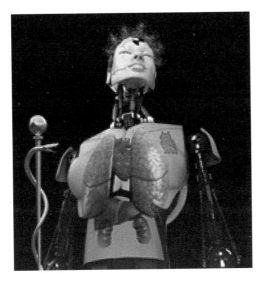

图 2-10　ATHENA

（图片来源：https://news.vanderbilt.edu/2014/03/27/benchtop-human/）

计算机辅助慢性病监控与预测——糖尿病预后

糖尿病是世界上最常见的疾病之一，目前全世界已诊断出超过 1 亿例。糖尿病患者每天必须做出大约 180 次关于食物摄入、胰岛素、睡眠和身体活动的决定，以控制血糖水平。

IBM 和医疗设备公司 Medtronic 联手开发了 IQcast，这是一种内置于 Metronics 的 Sugar.IQ 应用程序中的预测工具，该应用程序适用于需要每日多次注射胰岛素的糖尿病患者。IQcast 就像糖尿病患者的天气预报，通过预测低血糖情况出现的可能性，帮助糖尿病患者更好地为每一天做好准备，使患者能够更自由、更健康地过好自己的生活，提高患者生活质量。通过对 Medtronics 的 Guardian Connect 连续血糖监测系统的读数应用机器学习算法，IQcast 可以预测一个人在 1～4 个小时内出现低血糖情况的可能性，并建议采取积极主动的措施来降低这种情况出现的概率。预测时间距低血糖发作时间越近，IQcast 的预测精确度越高，以便让糖尿病患者有充足的时间采取行动，降低不必要的发病损害。IQcast 系统具备数据海量、学习速度快、具备自筛机制及使用方便等优点

（图 2-11）。

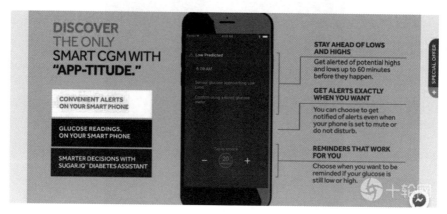

图 2-11　IQcast 功能

（图片来源：https://www.sohu.com/a/286731855_506163）

计算机辅助医学筛查——心脏病预测

评估患者风险的标准方法依赖于美国心脏协会和美国心脏病学会制定的指导方针。医生们使用这些指导方针，将重点放在已确定的危险因素上，如高血压、胆固醇、年龄、吸烟和糖尿病。

英国诺丁汉大学的研究人员创建了一个 AI 系统来收集患者的日常医疗数据，并预测在 10 年内他们中的哪些人会发生心脏病或中风。与标准预测方法相比，人工智能系统正确预测了 355 例患者的命运。

Stephen Weng 和他的同事们在全英国 378 256 名患者身上测试了几种不同的机器学习工具。这些记录追踪了 2005—2015 年患者及其健康状况，并包含了人口统计学、医疗条件、处方药物、医院访问、实验室结果等信息。研究人员将 75% 的医疗记录录入他们的机器学习模型中，以找出那些在 10 年时间内心脏病发作或中风的患者的显著特征。然后，Weng 的小组对其余 25% 的记录进行了测试，以确定他们预测心脏病和中风的准确程度。他们还测试了记录子集的标准指南。如果用 1.0 来表示 100% 准确度的统计数据，则标准指南的得分为 0.728。机器学习模型的范围为 0.745 ～ 0.764，最好的分数来自一种叫作神经网络的机器学习模型。虽然机器评分听起来可能不是一个彻头彻尾的胜利，但用一串数字可以表明，AI 在疾病预防方面的优势如下：神经网络模型预测在 7404 例实际病例中，有 4998 例患者心脏病发作或中风，超过标准指南 355 例。有了这些预测，医生可以采取预防措施，如开药降低胆固醇。

2.5　CDSS 的核心模块

CDSS 是一个基于人机交互的计算机应用系统，旨在为医生和其他卫生从业人员提供临床决策支持，通过数据、模型等辅助完成临床决策。作为决策支持系统的一种，包括 3 个重要的组成部分，即推理机、医学知识库和通信。

2.5.1　CDSS 的思维逻辑——推理机

推理机是一组控制和协调整个系统的程序，是 CDSS 的"思维"机构，能够根据医生的医疗问题的求解要求和所输入的原始数据，利用知识库中的知识，按一定的推理方法和控制策略为所提出的问题寻找答案，提供自动诊断结果。

在设计推理机时，应使其的推理过程和专家的推理过程相似，最好是完全一致。在专家系统中，常用的推理策略有正向推理、反向推理及混合推理 3 种。

正向推理一般又称事实驱动的推理，是由原始数据出发，按一定的策略，运用知识库中的知识推断出结论的方法。该方式由数据到结论，故又称为数据驱动或由底向上策略。

反向推理也称自顶向下控制、目标驱动控制、后向推理等。反向推理控制策略的基本思想是：推理过程中先从目标出发，不断地找出能够满足目标的所有情况、条件，反向地向着最初的情况、条件逼近，重复完成此项工作，直至达到或符合最初的或最原始的情况条件。

混合推理即先根据数据库中的原始数据，用正向推理帮助提出假设，再用反向推理，进一步寻找支持假设的证据，如此反复。

2.5.2 CDSS 的支撑——医学知识库

知识获取模块用来学习人类医学专家的专业知识，修改、扩充、完善和维护知识库，通过知识工程师与领域专家密切合作，能够共同完成知识的提炼和形式化工作。最大的挑战来自准确的知识表示、精确的临床标准化，以及信息与流程的一体化。医疗辅助决策系统中真正的关键问题在于一体化的知识共享。医学知识库用来存放和管理医学专家提供的领域知识、患者健康记录、病例数据、医学文献、医疗规则等。医学专家系统的问题求解过程是通过医学知识库中的知识来模拟医学专家的思维方式，因此，医学知识库拥有知识的数量和质量是衡量医学专家系统性能和问题求解能力的关键。

电子健康记录

电子健康记录（Electronic Health Record，EHR）是医学专家系统数据库的重要数据来源，通过 EHR 数据的抽取、分析和挖掘，有助于获得存在于海量 EHR 数据中宝贵的医疗知识和医疗经验。EHR 包含患者信息、病史、诊断、治疗方法和最终治疗结果，在同一个主题下的同一个分区下，造成疾病的原因可能相同，由此可以给出相应的建议，因此分析这些记录中的模式非常重要。对 EHR 数据进行汇总，建立数据库，可以为医疗服务提供各种监测和分析，帮助医生做出基于证据的临床决策。EHR 与纸质健康档案相比具有无法比拟的优势：一方面，EHR 可以进行及时更新和整合，保证个人健康信息的完整性；另一方面，EHR 为健康信息资源的共享和健康服务质量及效率的提高奠定了基础。

医学文献

医学文献（Medical Literature）就是与医学有关的知识记录或者有参考价值的资料。医学文献以其专业性、准确性、权威性成为 CDSS 知识库的重要组成部分，为计算机辅助诊断提供重要、权威且专业的诊疗决策依据。

医学文献具有悠久的历史，古埃及写在莎草纸上的埃伯斯纸草文稿是目前已知的世界上最古老的医学文献之一。这一约在公元前 1550 年出现的医学著作，收录了 700 个巫医处方和民间偏方。早期的医学文献只有手抄本，主要是供个人自用。随着印刷术的普及发展，公开出版物日益增加，书籍在很长一个时期里成为文献的主要形式。近现代以来，胶片、磁性材料（录音、录像带、电子计算机用磁盘、磁带等）及激光光盘等新载体不断涌现，形成纸质文献和非纸质文献相辅相成的格局。随着信息时代的到来，互联网等技术应用于知识的存储和传播，医学文献的数量和种类都得到了极大丰富，同时表现出载体多样化、更新迅速化、利用便捷化等特征。大数据时代人类知识急剧增加，文献也逐渐分门别类，由记载一般知识的非专业文献逐渐发展为记载专门知识的专业文献，专门记载医学知识的医学文献在医疗领域日益发挥重要作用。

现代科学技术进展迅速，互相渗透，在医学领域形成了很多分支学科，医学文献的数量逐年以指数级增长，医学文献记载着前人和当代人有关医学的大量实践经验和理论，因此是医务人员及有关工作人员时刻离不开的知识宝库。

我国的SinoMed系统由中国医学科学院医学信息研究所/图书馆开发研制。其涵盖资源丰富，能全面、快速地反映国内外生物医学领域研究新进展，是集检索、统计分析、免费获取、全文传递服务于一体的生物医学中外文整合文献服务系统（图2-12）。

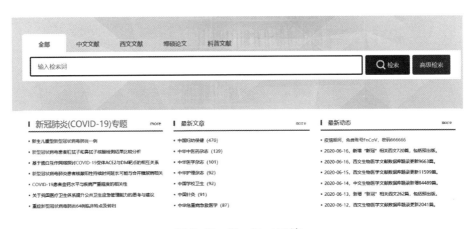

图 2-12　SinoMed 系统

（图片来源：http://www.sinomed.ac.cn/）

2.5.3　CDSS 的交互——通信

人机界面是用户能够与 CDSS 进行交流的关键所在，通过人机界面，医生可以输入患者的基本信息，回答系统提出的相关问题，系统能够根据他们的答案将推理结果及相关的解释显示到界面上，实现人机交互。医生与 CDSS 的有效交流依赖日渐精益的人机交互技术，通过计算机输入、输出设备，能够以有效的方式实现人与计算机的对话。人机交互与认知学、人机工程学、心理学等学科领域都有密切的联系，通过电极将神经信号与电子信号互相联系，达到人脑与电脑互相沟通的效果。

人机交互功能依靠输入输出的外部设备及相应的软件完成，人机交互部分的主要作用是控制有关设备的运行和理解并执行通过人机交互设备传来的有关的各种命令和要求。早期的人机交互设备是键盘和显示器，用户通过键盘输入命令，操作系统接到命令后立即执行并将结果通过显示器显示。随着计算机技术的发展，操作命令的形式也越来越多样，功能也越来越强。随着语音识别、文字识别等输入设备的发展，使得用户和计算机通过自然语言交互成为可能。

2.6　从阳春白雪到普惠医患

2.6.1　CDSS 的瓶颈

建立在医学科学、计算机科学、决策科学基础之上的 CDSS，虽然在辅助医生进行医疗决策、规范医疗诊疗行为、减少可避免的人为失误过程中做出了不错的成绩，但由于受到当时信息技术、网络通信技术、算法、数据量等的限制，使得其在实施过程中效果并不理想。

用户仍是被动的接受者——来自医生的抵触

尽管已有的 CDSS 各具所长，但大多数架构相对简单，系统分散独立，功能单一，智能化程度普遍不高，用户体验不佳，有些甚至要求医生必须经过严格的培训才能勉强运用，并非所有医生都能顺利接受。导致医生们认为 CDSS 会取代部分本该属于他们的角色，降低其独立处理问题的自主权，进而影响他们的职业地位。此外，由于医疗领域的专业性、知识性极强，导致 CDSS 开发周期较长，成本代价高昂，可靠性验证时间长。

从临床角度看，由于存在巨大的患者个体差异，即使相同的疾病，发生在不同的人身上也有不同的表现，如果只严格按照计算机的推理逻辑，而忽视对患者身体、心理和家属等多方面因素的考量，可能无法实现对患者的有效治疗。在临床诊断中，完全依赖证据彻底将患者疾病治愈的病例并不多，因此，对于临床决策质量的担忧也为医生接触 CDSS 带来挑战。

计算机科学的抽象性、逻辑性、虚拟性与临床医学的具体性、经验性、真实性完全不同，将这两种知识系统整合在一起，其难度很大。无数的科学家为此付出了艰辛的努力，但由于计算机语言与临床医学知识交叉整合的难度过大，在人工智能 2.0 到来之前，技术无法有效突破，在 CDSS 产品中，只有合理用药支持系统赢得了医生们的一致称赞，其他方面却没有受到医生们的普遍欢迎。

知识库规模受限——数据的匮乏

虽然 CDSS 是医疗信息化建设的发展方向，并受到越来越多医院和 IT 行业的高度重视。但 CDSS 进入临床的前提是必须建立一个庞大且能够随时更新的临床知识库，并有与之相配的健康人体和疾病群体人数据分析、海量数据高效整合、高通量信息资源共享等支持，才能为医生诊断和治疗决策提供更有力的帮助。

数据库和知识库的匮乏是制约 CDSS 的另一个重要因素，临床问题涉及非常广泛的知识面，现代医学模式的转变要求医生不仅要考虑生理因素，还要兼顾心理和社会因素，这极大地拓宽了临床决策需要的知识领域，因此，即使是范围较窄的专科 CDSS 也需要建立大型的知识数据库。此外，现存病例数据的不足使 CDSS 的验证工作量大、耗时漫长，如果没有足够数量的权威病案资料，就无法保证临床决策的科学性和可靠性。

数据库建设是 CDSS 的核心，由于临床诊疗决策涉及的知识面非常广泛，基础医学知识、学科专业知识、影像知识、检验知识、药学知识、心理知识、社会知识、沟通技巧等缺一不可，相应的 CDSS 也必须建立大型的临床知识数据库，才能达到帮助医生决策的目的。尤其是来自大量患者真实病情和治疗转归的病历资料，对于 CDSS 更加重要。因为患者数据收集得越多，数据库功能将越强大，系统推导出的决策支持建议也就越准确。然而，即使在电子病历日益普及的当前，由于电子病历中记载的信息包含大量非结构化的数据（如心电图、彩超、DR、CT、MIR、脑电图、肌电图和 DSA 等），增加了数据挖掘的难度，使得很长一段时间内 CDSS 的数据库容量过小，严重制约了 CDSS 的应用和发展。

临床诊疗决策涉及多种学科交叉，如药学、影像学、心理学等。对此，系统应当多纳入真实病例，建立大型医学知识数据库，切实帮助医生决策。但实际上，电子病历涵盖了大量心脑肌电图、彩超、CT 等非结构化数据，致使数据挖掘无从下手，患者数据挖掘与系统数据库容量有限，制约了 CDSS 系统的发展。

CDSS 的孤岛——可移植性不佳

将 CDSS 从开发机构移植到应用场景仍有待深入研究，这绝非简单的物理意义上的软件转移，不同医院的数据标准和服务对象存在差异，现有的软硬件设施配置也千差万别，存在不能兼容的问题。情境认知理论认为，决策过程中所应用的知识并不能理解为由一系列相互独立的陈述构成，而是融合于决策者与其他人及所处环境的交互作用过程中，融合于特定的社会和物理系统，并不能从环境中分离出来，存储进计算机。

由于过去受信息化技术的发展限制，各医疗机构的信息化建设自成体系，没有整合集成为对 CDSS 有巨大帮助作用的数据库，电子病历系统的真正价值无法体现出来。电子病历系统是指以电子的形式，记录患者住院到出院的诊疗、护理等全过程信息，作为 CDSS 宝贵资源，充分挖掘电子病历价值，对 CDSS 完善有着积极的促进作用。但实际上，医疗机构间的信息孤岛现象普遍存在，有效的医疗信息共享存在困难。

在医疗决策支持系统的具体应用中，国际上注重实际效果的评价。在开发相应系统时应注意系统评价问题，尤其是大数据时代，决策支持系统需要对异构数据（临床与组学数据）融合和海量数据计算的问题做出相应的应对措施。目前，医疗决策支持系统在我国尚未大规模使用，对医疗数据的统计、疾病模型库的建立和可复用算法的应用仅处于浅层研究。

从以上两个热点出发，从技术层面上，医疗决策支持系统正在逐步完善各种类型的模型库，编制可复用的算法，以及建立相关术语的标准化统一表示；在管理层面上，需要引起上级领导的重视，调动工作人员的积极性，建立起通用的医疗决策支持系统的规范与标准。利用决策支持系统对医疗实践活动的效果进行评估，有利于提高医生的工作能力，结合医患双方的意见有利于制定更个性化的治疗方案。医疗决策支持系统的建立是一个逐步累积经验和改进技术的过程，把握好这两点，未来的医疗决策支持系统应用前景一定非常美好。

2.6.2 破解之路

随着现代计算机科学和网络技术的智能化程度不断提高，CDSS有望成为解决临床这个难题的最佳途径。临床决策支持系统是将临床知识与临床数据相结合，根据结合结果为临床医生提供最佳的治疗方案。临床医生在此基础上进行诊断并确立最佳的诊疗方案。同时，临床决策支持系统还可以降低医疗费用，保证诊疗工作准确高效。以患者为中心，依据诊断、症状、药品、检查、检验、手术注意事项及护理知识为基础的临床决策支持系统成为当前研究的热点，为临床决策提供更为科学的支撑。

未来，信息化建设整合式发展，在不同医院、不同情境下的软硬件设施完美兼容，整个医疗体系信息共享，海量、丰富的病例数据可供医疗决策使用。融入VR/AR、智能传感器、大数据分析、物联网、云计算及知识图谱的CDSS将在医患体验、诊断准确性、医疗知识共享及人机交互方面全面提升，使得医患共同受益。

大型开放式知识库建设是 CDSS 的必由之路

大数据是人工智能发展的助推剂，CDSS 要做到对临床医生有切实的帮助，不仅需要构建一个完整的临床知识库，包含各种最新临床指南、循证医学证据、医学文献、医学辞典、医学图谱、计算工具、电子病历等海量数据，而且应当交互性良好，方便临床医生随时从数据库中获取想要的信息。同时，数据库必须是开放式的，便于医学知识的及时吸纳、实时更新，并不断与其他数据库进行实时数据交换或信息共享。

对乙酰氨基酚在大多数国际临床指南中一直被推荐为治疗腰痛和髋、膝骨关节炎的首选药物，但是乔治研究所和悉尼大学完成的研究发现，对乙酰氨基酚在减轻腰痛、髋或膝骨关节炎患者的疼痛、残疾或改善生活质量方面无效，并且可能会损害肝脏。这项研究成果很快发表于英国医学杂志上，使传统对乙酰氨基酚用于腰痛及其他肌肉骨骼疾病的传统治疗方案被重新评估，以修正对乙酰氨基酚治疗骨关节炎的临床指南。这就要求 CDSS 必须随时更新数据库中的信息，以免误导医生做出错误的临床决策。

单纯意义上的数据堆叠不利于数据挖掘和知识库系统建设，知识图谱能够帮助解决临床医疗中对于海量医疗知识的获取问题。知识图谱是一种语义网络，是大数据时代知识表示的重要方式之一，知识图谱也是一种技术体系，是大数据时代知识工程的代表性进展。传统的 DSS 系统基于知识库，然而知识库的规模远远小于知识图谱，由于人工建立的知识库都基于行业背景，容量有限，与现代知识挖掘和知识服务的脱离行业局限特性的要求不符。同时，人工建立的知识库耗资巨大、耗时长，造成了大量经济资源和人力资源损失，最后效果与资源损耗不成正比。知识图谱可以解决基于知识库的 DSS 系统的以上弊端，一方面知识图谱有效关联了不同行业的背景知识；另一方面建设成本能够与最终效果成正比。

电子病历是智能医疗重要的数据宝藏

电子病历系统的作用不仅仅是贮存医疗档案，还包含着大量的医学数据和有用信息，将这些数据和信息汇总起来，再与区域内医疗机构的电子健康档案整合在一起，通过大数据挖掘整理和比对分析，能够深入了解各种疾病的发病情况、诊断准确率、治疗有效率、治疗费用和药物不良反应等，可更好地确定当前临床疗效最好、性价比最佳的治疗方法，为不断完善循证医学、修订临床指南、制定卫生政策、细化经费预算等提供最有力的证据。西方国家及日本对此高度重视，对电子病历系统的建设投入了巨额的资金，美国还制定了电子病历的分级评估标准，按照电子病历的数据交换和共享情况，以及对诊疗决策的支持程度，将其由低到高划分为 0 级到 7 级，目的在于推动电子病历的标准化进程，为大型数据库建设提供取之不尽的信息来源。

更智能的 CDSS 的逻辑推理

人工智能 1.0 时代主要是通过推理和搜索等简单的规则来处理问题，解决的主要是对人类智力来说非常困难而对计算机来说相对简单的问题，以系统论与信息论等理论为基础，借助数理逻辑等原理及逻辑推算等编程方式，实现对人类智慧的模拟。计算机在模拟人类大脑记忆、认知、逻辑思维等功能的同时，在规则性、计算能力和记忆能力方面远超过人类大脑，但对大脑的创造、思考、信念等思维活动进行模拟相对困难。随着人工智能 2.0 时代的到来，相关研究也逐渐深入，人们发现人工智能的核心应该是使计算机具有智能，使其学会归纳和综合总结，而不仅是演绎已有的知识。CDSS 未来将能够模拟人类大脑的智力活动，在非结构化信息识别等方面的问题向着更加智能化的趋势迈进。

2.6.3　任重道远

CDSS 距离真正大规模的临床应用还需要时间的验证，基于网络技术的大数据分析和云计算与现代人工智能技术的紧密结合，是未来 CDSS 发展的主流方向。在新一代人工智能技术的推动下，CDSS 已经在一些疾病初级筛查中体现出了很好的效果，节约了医疗资源，减轻了医生负担，效果也得到了医疗专家的认可。

智慧医疗、精准医疗、移动医疗等各种新颖的诊疗方式将会逐渐走进人们的生活，医生要不断适应各种智能化设备作为辅助品加入临床诊断的过程中，医生也必须适应层出不穷的各种新模式所带来的工作压力，才能不断提高治疗的准确性并提升患者的满意度。

智慧之源：医疗大数据

大数据对于人工智能的意义体现在其带来了机器智能的全面革命。虽然机器对智慧的获取过程与人的认知过程完全不同，但计算机在计算和存储方面具有特长，机器的特长配以大数据所带来的完备性，就能够发现超出人类认知的规律或得到颠覆人类认知的结果，在某些方面超出人类的智慧。大数据的多维度和完备性特点是保证智能性问题能够找到答案的关键。

——计算机科学家，腾讯原副总裁吴军

互联网及物联网的发展使得一切数据变得"在线"，数据因在线而被共享，因在线而具有价值。AI 热潮是在大数据所给予的海量标注样本及超强计算能力两个强大的支撑下所形成的。大数据为智能技术带来了前所未有的数据红利。

3.1　谷歌大数据流感预测

2008 年，Google 推出的一款基于大数据的流感预测系统——Google 流感趋势（Google Flu Trends，GFT）。GFT 以用户在 Google 搜索引擎中输入的关键词为线索，认为用户所查询的关键词隐含了用户的即时需要及用户当前可能面临的问题。GFT 的设计人员在搜索引擎中预先写入"一揽子"流感关键词，包括温度计、流感症状、肌肉疼痛、胸闷等与流感相关的表述症状的词汇，并在数据流中插入一批数据"探针"。

探针原指从电信的路由器、交换机上采集数据的专用设备，同理，数据探针指的就是侦听网络数据包的探针。

如果一个人患了流感，他很可能首先上网搜索流感相关信息，那么，通过监测一个地区某些与流感相关检索词的数量，就有可能估计出该地区流感流行的情况。当然，并不是每个检索流感的人都会患流感，但是将所有与流感相关的检索词汇总后，就会发现有一些词汇在流感流行的高峰期检索总数目明显升高，通过计算这些词汇被检索的频率，就有可能获得该地区流感流行的趋势。GFT 会对用户的搜索数据进行跟踪，并创建地区和时间相关的流感图表和流感地图。为验证"谷歌流感趋势"预警系统的正确性，谷歌多次把测试结果与美国疾病控制和预防中心的报告进行比对，证实两者的结论存在很大的相关性。疾病预防控制中心的地图也能够显示流感疫情的扩散程度，这些数据为人们提供了流感早期警告（图 3-1）。

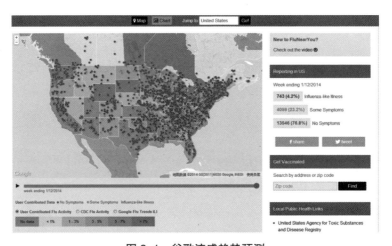

图 3-1　谷歌流感趋势预测

谷歌还推出了 Flu View，也是一个跟踪工具，它接收并处理来自医生、医院及 CDC 实验室的大量数据，为流感疫情的蔓延提供了一个清晰的画像，进而可以帮助医生有效地阻止流感疫情的蔓延。Google Flu Trends 已推广到全球29 个国家，并由检测流感拓展到检测另一种感染性疾病登革热。

3.2　大数据

早期机器难以实现智能的症结在于缺乏足够的数据，在 20 世纪 90 年代以后，随着互联网的普及，可使用的数据量呈指数增长，数据优势凸显。人类在计算机商品化之前的整个历史过程中已经积累了约 12 艾字节（exabyte，1 EB=260 B）的数据，2006 年已达到 180 艾字节。2006—2011 年，数据总量已超过 1600 艾字节。这一数字每 3 年就会翻 4 倍，于 2015 年突破 8 泽字节数据量大关。全球数据总量在 2020 年将达到 44 ZB（1 ZB=10 亿 TB=1 万亿GB），而仅中国产生的数据量就将达到 8 ZB，大约占据全球总数据量的1/5。

大数据并不是一个实体，而是一个横跨很多 IT 边界的动态活动。大数据的规模庞大，通常从两个维度衡量大数据的规模：一是在时间序列上长时间积累的数据；二是在深度上更加细化的数据。大数据类型多样，变现为数据格式、数据类别及数据来源均具有多样性。大数据还具有动态化特性，表现在时间和速度两个维度上，随着时间的推进，数据量呈指数增长，且大数据的处理速度极快，可完成实时的数据分析。

IBM 给出了大数据的"5V"特点：Volume（大量）、Velocity（高速）、Variety（多样）、Value（低价值密度）、Veracity（真实性）。

Volume：即数据量大，包括采集、存储和计算的量都非常大。大数据的起始计量单位至少是 P（1000 个 T）、E（100 万个 T）或 Z（10 亿个 T）。

Velocity：即数据增长速度快，处理速度也快，时效性要求高。例如，搜索引擎要求几分钟前的新闻能够被用户查询到，个性化推荐算法尽可能要求实时完成推荐。这是大数据区别于传统数据挖掘的显著特征。

Variety：即数据种类和来源多样化。大数据包括结构化、半结构化和非结构化数据，具体表现为网络日志、音频、视频、图片、地理位置信息等。

Value：即数据包含很多深度的价值。随着互联网及物联网的广泛应用，信息海量剧增，蕴藏其中的价值量非常大。

Veracity：即数据的准确性和可信赖度，也称数据的质量。大数据处理结果要求保证一定的准确性。

大数据分析方法在自身不断发展的同时，不断地与应用领域深度融合，为实现精准决策提供了支持。这一演进过程大致可以分为 3 个递进发展的阶段，即大数据分析的 1.0、2.0 和 3.0 阶段。这 3 个阶段下大数据的来源、分析与论证方式、数据价值呈现及典型应用场景均呈现出不断优化与深入的趋势（图 3-2）。

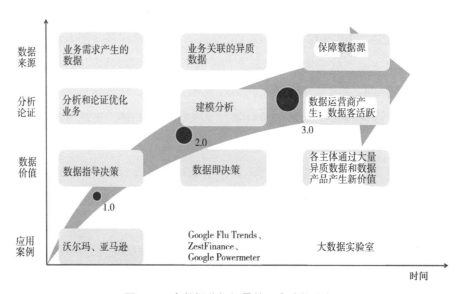

图 3-2　大数据分析场景的 3 个演化阶段

大数据分析 1.0

大数据分析 1.0 时代，大数据的来源是组织自身业务运营与需求中产生的大量数据，分析论证方式是通过数据分析优化组织内部业务，深度了解用户需求，挖掘潜在市场，大数据的价值在于数据驱动的管理与运营精准决策。这个时期的典型案例是沃尔玛全球供应链系统、基于用户行为数据的推荐系统。

大数据分析 2.0

大数据分析 2.0 时代，数据来源在广度和深度上更贴近大数据的"5V"特征。此阶段数据来源更广泛，包括与分析目标直接或间接关联的大量异质数据。由于数据扩展为跨平台的多源异构数据，大数据的分析与论证方式也发展为更为智能的机器学习方法，建立复杂的分析和预测模型，直接产生针对目标业务的输出结果。大数据的价值在于数据即决策，即数据分析的结果直接指导决策，而不需要对数据分析结果进行过多解释。其典型应用场景包括谷歌流感预测系统（Google Flu Trends）。

大数据分析 3.0

大数据分析 3.0 时代，数据来源更为广泛，对数据源的质量、价值、权益、隐私和安全的认知也更为深入。这一阶段大数据的分析论证方法也进一步完善，独立的数据运营商产生，独立的数据市场开始形成，数据产品丰富，数据客（Dacker）开始活跃，数据在科学、社会、经济方面的价值开始全面显现。独立地服务于不同领域应用需求的大数据实验室（Big Data Lab）开始产生。

3.3　智能医疗之源

机器学习使机器具有人类智慧的"基本功"，而实现机器学习的前提是大数据的积累，数据是机器学习模型的"食物"。一个模型需要不断吞下足够大的数据量，直到模型挖掘出模式或者规律，才能输出有意义的结果。输入智能机器学习模型中的医疗数据来源包括为专门的问题进行调查而生成的新数据，整合好的多个医疗研究数据集，以及日常真实的医疗活动中产生的数据，如病历数据。对于机器学习模型，数据输入量越多，模型的精确性就越高。经证明，各种学习算法在输入的数据达到一定数量级后，都会得到相近的高准确度。加州大学旧金山分校采用半监督机器学习技术，收集了 33 628 人的超过 1.39 亿次健康传感器数据来训练深度神经网络（Deep Heart），再对照 12 790 人的单独数据集验证了 Deep Heart 的准确性，成功率达 85%。

3.3.1 医疗大数据的特征

四大维度

医疗大数据涵盖了所有与医疗健康相关的数据，形成多维度的数据构成，包括：个人医疗与健康数据、医护执业数据、医学知识数据、公共卫生与健康数据。

个人医疗与健康数据：健康记录、电子病历、个人医学影像数据和生理监测数据、医疗知识社区中的社交媒体数据、移动可穿戴设备、医疗健康保险数据、医疗与健康行为数据等。

医护执业数据：医生在从业过程中掌握的医疗处方，以电子病历的形式存在，这部分数据更偏向操作性。

医学知识数据：基础医学知识、医学文献、生物医学实验室检验数据、临床路径（医疗规则等）、医学本体、药物等，这部分数据更偏向医疗理论性。

公共卫生与健康数据：指国家发布的关于宏观公共卫生管理的数据。

异构性

医疗大数据多元异构特征明显。医疗领域包含了大量的医学专业用语，仅疾病名称就有 3 万多种。此外，病历、处方、药物名称，以及医学影像、医嘱等均具有明显的非结构化特征。

实时处理

数据从生成到实时采集、存储、计算、展示、分析，处理数据的速度可以控制在秒级甚至毫秒级。利用数据统计方法，从错综复杂的数据关系中发现内在的联系，如发展趋势、影响因素、关联关系等，并对分析结果进行高水平可视化呈现，成为智能而精准决策的依据。在医疗领域，大数据的实时分析与处理为个人健康及公共卫生管理、疾病预防与控制提供了精准判断与决策的手段，成为智能医疗的智慧之源。早在 20 世纪 50 年代，我国就建立了传染病报告系统，通过邮递方式将传染病报告卡上报至卫生部，2003 年 SARS 暴发让国家开始重视传染病监测系统。2003 年下半年，政府开始建立全国疾病预防控制体系，重点之一就是建立新的传染病及突发公共卫生事件监测系统，以便及时了解疾病的发生发展及演变规律，满足对突发疫情和突发公共卫生事件的早期监测与预警。

大数据分析首先要保证数据源的真实性。新冠肺炎疫情的防控过程中充分体现了实时获取真实可靠数据的重要性。电子病历系统（EMR）、实验室信息管理系统（LIS）、医学影像存档和通信系统（PACS）及医院信息系统（HIS）这几个主要的系统提供了可靠的数据来源。EMR 是数据来源的最初一环，也是国家推动的医院信息化升级中的一个核心系统。2018—2019 年，国务院和卫生健康委共有 9 条政策详细提到对于电子病历的硬性要求。2019 年，全国总计有 7000 多家医院申报了国家的电子病历评级。

新冠肺炎疫情期间，北京大数医达科技有限公司为南京市疾控中心建设了疾病与监测预警系统，直接打通当地医院的 EMR。疾控监测预警系统应用大数据和人工智能技术，建立医学知识图谱，提取 EMR 进行语义处理，匹配知识库判断 EMR 中是否包含新冠肺炎等传染病关键词。一旦被系统判断为疑似或者是高度疑似则直接上报疾控部门，避免医院因故遗漏或者迟报。系统能够结合历史疾控数据进行学习，结合区域密度和人口流动率等大数据，通过疑似数据对传染病的发展速度及分布区域进行预测，为疾控决策提供数据参考（图 3-3）。

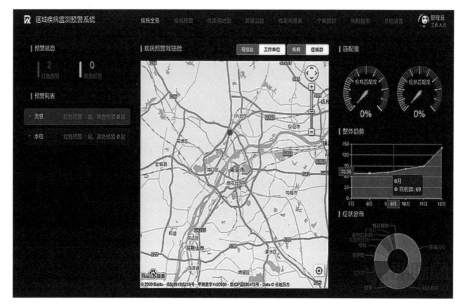

图 3-3　区域疾病检测系统

（图片来源：https://www.cn-healthcare.com/articlewm/20200313/content-1095216.html）

　　2020 年 4 月，双数科技推出了传染病疾病智能监测平台，实时从医院 HIS、LIS、MER、PACS 系统中搜集诊疗数据，运用传染病专家知识库及语义分析技术、影像识别技术等大数据分析手段，对诊断、病程、影像数据进行传染病疾病特征提取、标记，并使用传染病疾病分析模型对特征进行比对以认知传染病类型，快速筛查出是否存在高传染风险，结合风险等级生成预警数据推送给医生，实现有效干预。在医生填报传染病报告卡时，系统也能够实现传染病的高精准认知、待报卡信息的自动提示、患者信息的自动填充、地址信息到街道的智能解析认知和重复报卡的自动去重等优化方案，大幅提升医生填报效率。审核人员会对上报的数据进行确认后，上报至 CDC，保证传染病卡的完整性和准确性（图 3-4）。

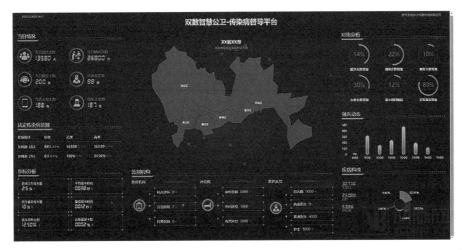

图 3-4　传染病督导平台

（图片来源：https://new.qq.com/rain/a/20200313A0CP2V00）

真实性

医疗数据与人类健康紧密相关，必须保证其准确性与真实性。大数据的真实性体现在采集的客观性、数据的可追溯性、数据的稳定性。医疗大数据的获取依靠智能传感设备、网络设备的实时采集、实时上传，最大限度地保证了数据的客观性。但由于国内医疗体制的问题，不同医疗机构的实验室检查、影像诊断仍存在较大的差异，还需完善成为机器学习的标准数据集。

价值

医疗大数据的合理运用，将产生颠覆传统医疗逻辑的新模式。海量健康医疗数据，已逐步超越医生个体大脑能够全面获得、接收和有效处理的边界。在数据驱动的医疗服务环境下，医学科学的发展与其技术基础和研究范式都在发生深刻变化。精准医疗突破传统医学模式的根本之处在于，在对患者从基因图谱到生活习惯等个性化数据全面且充分地掌握和分析的基础上，对个体实施有针对性的精确医学"处置"，"精准"的基础是"海量"，对医疗大数据的有效应用成为精准医疗的前提。

3.3.2　数据何来

大数据具有数据种类和来源多样化的特点，医疗大数据具有跨平台的特征。医疗大数据类型多样，包含文本、影像、音频等多类数据，其中非结构化数据占85%。医疗大数据来源多样，包括医院、基层医疗机构提供的电子病历，体检机构提供的个人健康档案、人体特征检测，以及药店、药企等提供的消费者购买数据。

诊疗大数据

产生于医疗机构的常规临床诊治、科研和管理过程，包括各种门急诊记录、住院记录、影像记录、实验室记录、用药记录、手术记录、随访记录和医疗保险数据等。这些数据大多以医学专业方式记录下来，是关于患者就医过程的真实记录，也可以说是临床行为留存的痕迹，隐藏了有待发掘利用的重要医学信息。

北大医信推出的临床数据中心将一家医院所有病例的症状、诊疗情况、医嘱信息、用药效果都记录下来，存储了海量的诊疗数据。医生在需要的时候输入关键词检索，相关的疾病记录、症状、并发症、常用药物等关键信息都会按照出现的频率依次列出，辅助医生进行分析。临床医疗数据平台已在北京大学人民医院、北京大学国际医院、江苏省人民医院等医院试点运行，累积的大量诊疗数据能够为后续的大数据分析和利用打下坚实基础。

以诊疗大数据为基础，构建疾病、症状、检验结果、用药信息间的关联关系，形成"疾病星系图"，用于疾病探查、辅助用药等（图3-5）。在疾病星系图中输入肺炎，显示肺炎周边关联的疾病除了传统的呼吸道疾病外，还包括心脑血管病、脑卒中等。通过疾病星系图，还可以发现便秘和高血压、冠心病、中风等心脑血管疾病有很强的关联关系。

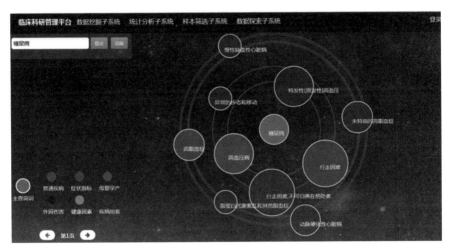

图 3-5　北大医信疾病星系图

（图片来源：http://promote.caixin.com/2018-02-08/101208975.html）

区域卫生服务平台大数据

医疗区域协同通过医疗健康服务平台汇集整合了区域内多家医院和相关医疗机构的健康数据，使得医疗数据量大幅增加。同时，由于平台数据收集事先进行了充分的论证和规划，比单独的医院数据更规范。区域卫生信息平台侧重于将"信息孤岛"串联起来，促进机构内和机构间信息的互联共享，贯通区域内各条各块业务数据的电子通道。为每一位曾在区域内享受医疗卫生服务的居民建立电子健康档案，详细记录居民基本信息、饮食习惯、生活方式及享受医疗卫生服务等百余项健康相关信息，为居民构建了一条终身健康信息链，实现实时更新，动态管理，为实现区域医疗卫生资源整合共享奠定了数据基础。

鄞州区域卫生信息平台是国内首个实现数据实时交换的区域卫生信息平台，实现了全科医生 GP 管理、医卫协同、妇儿保协同、计划免疫协同、药品监管协同、分级诊疗等功能。

基于远程医疗系统的区域影像诊断中心

以鄞州二院为核心，联网 24 家基层医疗机构放射科，建立了覆盖全区基层医疗机构的区域影像诊断中心。所有联网单位患者的影像检查实行统一编号、统一标准、统一流程管理，联网单位的患者影像资料在区域内可以共享，诊断中心授权的专家负责对全区影像诊断质量进行集中二次审核，提高诊断质量。区域检验质控中心互联了全区各医疗卫生单位实验室。通过联网，实现了对基层医疗机构实验室检验质量实时监控、分析与指导，实现了检验项目远程申请与发布功能。

公共卫生项目协同管理

区域公共卫生信息系统可以实现：自动化采集数据、自动汇总分析，节省了人力，保障了数据准确性；覆盖全人群、全区域、全业务；业务辅助系统实现了智能监测提醒、远程数据实时交互和无线应用、冷链管理实时监控、疾病分析预警和公共卫生政策辅助调整等。通过公共卫生协同服务体系，使临床医生、社区责任医生、防保科医生、疾控中心工作人员可以协同开展公共卫生工作。

规范医疗行为

通过电子处方系统对医生进行处方点评，严格整治抗生素、激素、大输液滥用现象，规范诊疗行为。利用区域药品监测模块，对目录外药品限制入库，杜绝超目录购药，规范药品购销行为。试点药品零库存，实现药品订单自动生成、配送企业实时接收与处理、自动生成入库单、批量入库、快速验收，降低药品仓储成本，优化医疗用房的配置。通过医疗安全不良事件报告管理系统，能够提前介入、主动防范，进一步加强医疗安全管理。

基于医学研究和疾病监测的大数据

除了来自诊疗环节的医疗大数据，还有来源于专业医疗领域的数据，如医学文献、专业医疗报告，以及基于大量人群的医学研究和疾病监测，包括全国性抽样调查和疾病监测数据、全国营养和健康调查、出生缺陷监测研究、传染病及肿瘤登记报告等，这些专业医学科学及健康管理领域的数据都成为提升机器对医疗专业领域知识学习能力的重要数据来源，极大地帮助机器提升智能性。

自我量化大数据

自我量化大数据是物联网和移动通信设备相结合，通过对个人体征和活动的记录而产生的，通常包含血压、心跳、血糖、呼吸、睡眠、体育锻炼等个人日常健康数据，可以通过监测生活健康状态的多种类便携式传感器获取，如苹果公司 iWatch、小米手环等。这些数据除了能够帮助人们及时了解自身的身体状况，经过一段时间的积累，不仅会有助于识别个人身体状况，还能追踪疾病病因、防护疾病，以及辅助个性化临床诊疗，成为智能医疗系统构筑患者画像的重要基础数据，是智能医疗系统所必需的基础健康数据资源。

对于高血压、糖尿病等常见慢性病管理类 APP，其链接了智能可穿戴设备，使患者可以随时记录和管理个人的血糖、血压、血氧含量等体征，并可将数据与医院的病历系统和监控中心相连，当发生异常时及时提供预警及相应的诊治意见，从而实现慢性病的有效管理（图 3-6）。患者可以利用智能血压仪实时上传血压数据，与医生建立"点对点"追踪联系，获得专业用药指导及医学知识。医生通过 APP 医生客户端对自己的"线上患者"进行管理，并开展患者随访及用药指导等工作。

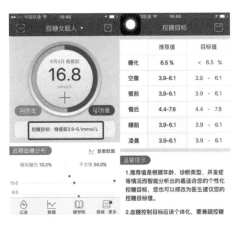

图 3-6　糖尿病患者自我量化数据

（图片来源：http://www.dnurse.com/v2/article/detail/19283.html）

个人健康系统（PHS）产品 COMMODITY 12 为糖尿病患者提供随时随地持续的个性化健康服务，提高患者的生活质量。糖尿病患者往往需要花费大量时间进行自我测量数据的管理，但患者无法做出与治疗有关的许多关键决定，他们需要咨询全科医生、营养师、药剂师、护士等医疗保健专业人员。COMMODITY 12基于自动采集的自我测量数据，向糖尿病患者提供建议，并协助负责这些患者的医务人员做出治疗决定。其由可穿戴设备和便携式设备组成，用于获取、监控和传达个人身体活动和生命体信号等生理参数健康数据。智能代理根据专业生物医学知识提取所收集的健康数据中与患者相关的信息，可以向患者主动反馈建议，向协助患者诊疗和生活管理的专业人员提供对相应患者的说明指导（图3-7）。

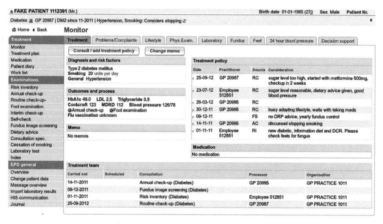

图 3-7　COMMODITY 12 患者监测

（图片来源：COMMODITY 12：A smart e-health environment for diabetes management）

网络用户行为大数据——搜索引擎

网络医疗大数据主要产生于社交互联网上关于疾病、健康的话题，以及搜寻医疗信息、在线购药行为、健康网站访问行为等。网络大数据较为杂乱，同一主题的数据可能来源于同一网站的不同网络用户，也会包含大量音视频、图片、文本等异构性数据。这部分数据相对缺乏稳定性，信息噪声较高。

搜索引擎记录的用户行为大数据在传染性疾病的监测中扮演着越来越重要的角色。季节性流感的流行一直是各国主要的公共卫生问题，每年全球会产生

数以千万计的呼吸系统疾病。疾病早期预测并迅速反应可以一定程度上减少季
节性和大流行性流感的影响。随着搜索引擎的广泛使用，人们患病后会首先通
过搜索引擎查询症状相关信息，因此，通过跟踪查询关键词的频率可以预测疾
病的发生率，通过搜索行为大数据对传染病进行监测。通过用户搜索行为数据
监测疾病最早在 2006 年提出。Ginsberg 在 *Nature* 发文讨论了如何利用对谷歌的
搜索查询监测来检测美国的流感暴发。全球每天有数百万用户提交查询，查询
的相对频率与医院流感就诊百分比高度相关，使得利用搜索查询来检测流感流
行区域成为可能。从海量搜索常用词中筛选出 45 个和流感最为相关的关键词，
准确地预测了全美及其 9 个地区的流感趋势，模型比疾病预防控制中心提前
1 ~ 2 周预测出流感病例的发生，为 Google 公司的流感趋势在线预警系统奠定
了理论基础（图 3-8）。

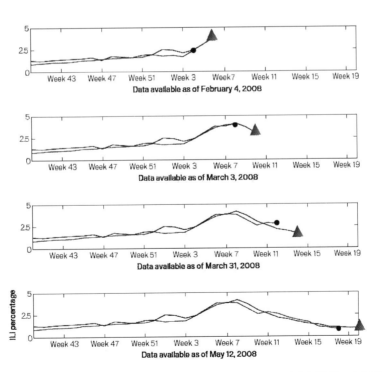

图 3-8　谷歌流感疫情预测（三色形端点线段：预测值；圆形端点线段：实际值）

（图片来源：Detecting influenza epidemics using search engine query data）

在我国，百度拥有大于20%的搜索市场份额。借助百度搜索引擎，将流感病例数、实时搜索数据和流感实验室检测数据相结合，通过关键词筛选、过滤、指标构成、建模来监测流感活动，可以成功进行流感疫情的预测（图3-9）。

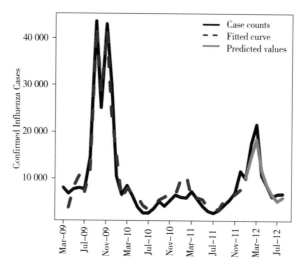

图3-9　百度指数流感预测

(图片来源：Monitoring influenza Epidemics in China with Search Query from Baidu)

线上线下融合的数据追溯——健康码

健康码是以真实数据为基础，由市民或者返工返岗人员通过自行网上申报，经后台审核后，即可生成属于个人的二维码。健康码的出现在很大程度上省去了烦琐的填报工作，减小了交叉感染的可能性，同时提高了数据收集效率。

健康码数据分析依托个人身份数据和用户所持手机上的APP收集的用户数据。用户手机APP提供了用户乘坐公共交通工具、宾馆酒店住宿登记，以及微信和支付宝经过实名认证账户的线下消费地址等诸多跨平台的用户行为轨迹。当家庭成员、同事等与个人身份信息强关联的人登记了健康码以后，更大范围和纬度的个人健康信息库也就随之形成。通过各种信息的汇总，形成个人整个生活轨迹和人员接触情况的全面数据。系统根据用户社交网络及活动轨迹，形成动态健康信息码，并采用可视化方式呈现结果（图 3-10）。如果一个人的健康轨迹中出现了与疫情直接相关联的人或事，健康码的颜色会随之改变。

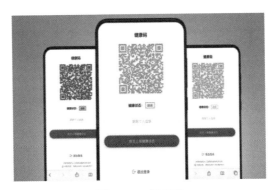

图 3-10　健康码

（图片来源：http://talk.cri.cn/n/20200228/5223d275-f403-835b-1799-3e959be271e1.html）

生物大数据——基因测序促进个性化医疗

这类数据具有很强的生物专业性，主要是关于生物标本和基因测序的信息。它直接来源于人体生物标本，并且关系到临床的个性化医疗及精准医疗。基因测序又称 DNA 测序，能够从人体组织、细胞、血液和唾液中测定基因全序列。全基因组测序能够揭示一个人的生命密码。目前，每年全球产生的生物数据总量已经达到了 EB 级。

基因检测是通过血液、其他体液或细胞对 DNA 进行检测的技术，只需要被检测者的静脉血或其他组织细胞，分析其基因类型和基因缺陷及其表达功能是否正常，让人们清楚了解自己的基因信息，进而明确病因或预知身体患某种疾病的风险。基因检测可以辅助疾病诊断和疾病风险预测。

传统 DNA 分析要在实验室进行，需要专业设备和专门知识，要几个星期才能得到结果且价格很高。英国伦敦帝国理工学院教授、仿生技术中心主管克里斯·图马佐用微小的芯片实验室将电子、生物、遗传学和医疗护理结合在一起，带来了大量创新应用，这项技术在成长迅速、价值几十亿美元的个性化医疗领域也有巨大潜力。每个芯片实验室都预先内置一种取自易患某种疾病的人的基因序列，以此来识别能与这种基因匹配的人。每个芯片功能专一却各有各的用途，如一种芯片可以检测某人是否有患 2 型糖尿病的风险，而另一种芯片能发现携带心脏病风险基因的人。检测只需提供一份 DNA 样本，用唾液或口腔擦拭样本后，将其渗入一系列精细的半导体芯片上，如样本和芯片中原有的基因序列匹配，即受试者基因的核苷酸与芯片内置基因配对并结合在一起，会释放氢离子，芯片会产生被检测者患有或易患这种疾病的信号；如果核苷酸没有结合，就不会放出氢离子及发出信号，表明被检测者没有或不易患这种疾病（图 3-11）。

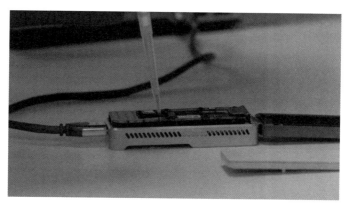

图 3-11 MinION 基因测序仪

（图片来源：http://www.seqchina.cn/4339.html）

基因检测技术使医生不仅可以根据不同人的特点制定个性化治疗方案，还能提前给出预防性建议。如果检测结果显示某人易患某种疾病，医生可以考虑为患者提供一些知识，让他们改变生活方式，把未来可能患病的风险降到最低。芯片实验室能根据不同患者的遗传特征确定用什么药物，以及多少剂量是最有效的。

3.4 患者的在线"指纹"

互联网的飞速发展使数据不断积累，用户开始拥有自己的在线数据，形成以用户线上浏览、点击、留言、评论、社交等信息行为为基础，全方位、立体性构筑的用户在线"指纹"，用于准确定位用户的特征。用户的在线"指纹"也就是用户的在线数字画像。

3.4.1 数字画像

数字画像概念最早源于交互设计之父 Alan Cooper，他认为数字画像是真实用户的虚拟代表，根据用户行为、动机等不同将用户分为不同的类型，从中抽取每类用户的共同特征，并设定名字、照片、场景等要素对其进行描述。数字画像以用户为中心，还原用户典型特征并通过给出具体场景描述而构建的用户原型。

数字画像的实质是标签化的用户全貌，是基于广泛的用户数据，通过用户属性的分类，抽取用户特征而提炼成的用户标签。区别于普通的用户研究，数字画像研究更加关注用户整体特征，试图还原用户全貌，从而了解用户需求并提供服务。用户画像从人口属性、行为属性、社交属性、心理属性 4 个维度，将用户特征数据抽象化，提炼出用户的精准标签组合，具有相同标签的用户会形成聚类。

3.4.2 患者数字画像

院外数据流转到院内，帮助医院更清晰地描绘患者"画像"，加强医疗连续性观测，及时发现问题。患者通过医疗数据分享，减少去医院的次数，加强自我健康管理；政府卫生部门拥有了更可靠的医疗数据，可作为制定更多合理的疾控政策等的依据。基于大数据构建患者画像在医疗领域有重要的实践意义。

医生使用患者数字画像能够在较短的时间内了解患者个体的基本情况，与患者进行有效沟通，准确选择用药及治疗方案。患者数字画像的使用不仅可以减轻医生工作负担、减少医疗事故发生、改善医患关系，还可以用于个性化医疗定制、疾病早期预警、精准医疗等领域，实现从以疾病为中心的医疗模式到以患者为中心的医疗模式的转变。

患者数字画像，通过分析与患者个体有关的健康记录、电子病历、个人医学影像数据和生理监测数据、社交媒体数据、可穿戴设备上的健康数据、医疗健康保险数据、医疗与健康行为数据等跨平台医疗与健康全景数据，抽取患者的个体特征，形成一致性的标签化患者健康数据模型。

患者数字画像的维度

在构建患者画像的过程中，贯穿始终的主题是从数据中寻找用户，这也就意味着系统需要获取与患者相关的包括医疗档案、在线医疗社区、可穿戴设备等各平台上的医疗数据，经过交叉验证，得出一致性的患者数字画像。患者数字画像主要包括3个维度：患者个体属性维度、社交属性维度、医学属性维度（图3-12）。

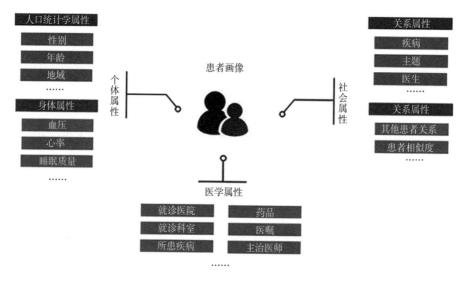

图3-12　患者数字画像维度

患者个体属性维度包括人口统计学属性和患者身体属性，人口统计学属性包括患者性别、患者年龄、所在地域、职业等，身体属性包括可穿戴设备中提供的血压、心率、睡眠质量等健康数据。

社交属性维度包括患者在医疗社交平台上关注的疾病、医生、主题数据，以及社交平台上患者用户间的关联和相似度。这一部分的数据可以通过分析患者在医疗社交平台上的日志得到。

医学属性维度从医学领域各个分类中的患者行为信息及所提供的患者健康状况数据等方面入手，包括就诊医院、就诊科室、所患疾病、药品、医嘱、主治医生等，这一部分数据主要通过患者的电子病历、体检报告等方式获取。

个体性患者数字画像

在单个用户画像的研究中，研究对象是某场景下的一个具体用户。通过算法抽取某一具体用户多维度的特征，并为其分别赋予不同的标签，可以直接反映出具体用户的行为、需求、兴趣、偏好等特点，从而对不同用户做出个体区分。再通过构建的单个用户数字画像进行分析，深入全面地了解每个用户不同的需求。在了解每个用户需求的基础上，可以根据数字画像反映出来的用户兴趣和偏好等数据做出反馈。通过构建单个用户的数字画像，不仅能够从中了解用户需求并做出反馈，结合相关技术还能实现个性化搜索、推荐和用户行为预测等功能。

世界卫生组织预测，到 2020 年，抑郁症可能成为仅次于心脏病的人类第二大疾患。我国抑郁症患者人数已超过 1 亿，每年有约 100 万人因抑郁症自杀，九成患者由于不知道患上抑郁症、担心被歧视、迫于经济压力等原因没有选择就医。

在 Web2.0 环境下，用户不断在互联网上分享自己的观点或体验，用户在社交网络上的行为特征有意无意地展露了其在现实生活中的行为、思想、运动轨迹。通过捕捉用户社交网络中关于认知、情绪及行为的描述中经常出现的负性词汇构建患者画像，计算出用户是否患有抑郁症及抑郁程度。阅读疗法将阅读作为保健、养生及辅助治疗疾病的手段，通过对文献内容的学习、讨论和领悟，养护或恢复身心健康。将患者画像与阅读疗法结合，能在保护患者隐私、维护患者尊严的同时，针对抑郁症状及时推送阅读材料，在潜移默化中纠正患者认知，疏解不良情绪，达到疗愈的目的。整个诊断治疗过程处于人机交互状态，自然性、私密性好，不会使患者产生畏惧和排斥心理。基于患者用户画像的阅读疗法实现了受众范围的突破，能够使网络平台上的用户都有得到诊断、治疗的可能，能够在用户抑郁症状初步表露时及时捕捉数据，通过患者画像把握诊断和治疗时机。诊断和治疗在用户不自觉状态下进行，能够有效疏解患者的抑郁情绪，减轻患者治疗的经济压力，患者通常会比较容易接受，治疗效果也会因此提高。

基于在线数据的群体性患者数字画像

通过从某场景下特定用户群体的数据中抽取用户特征，提炼用户标签，对具有相似用户特征的用户进行聚类，构建不同类型的数字画像。以此为依据，一方面，能够进一步判断出用户的核心程度、活跃度、质量高低等；另一方面，通过构建群体用户数字画像对用户做出细分并提供相对应的产品与服务。对于群体用户的数字画像中的群体行为特征规律的探索，有助于进一步提升决策支持的准确性。医疗网站积累了大量的用户疾病数据，对这些数据加以有效的利用是现阶段面临的主要问题。

通过寻医问药网中内科和外科的 131 894 条医疗咨询数据，识别医疗数据中的症状和疾病，对不同年龄段、不同性别的用户的症状和患病情况进行调查，展现了现阶段我国互联网医疗用户的特征和分布。在 131 894 条咨询数据中，男性用户数量占 46.51%；女性用户占 53.49%。年龄阶段结果显示 21 ~ 30 岁的用户最多，占所有用户数量的 26.84%；31 ~ 40 岁的用户数量占所有用户数量的 12.82%。通过对用户提问数据的症状识别，结果显示用户的咨询数据中"头痛"出现的次数最多，"胃气上逆"出现的次数为 4554 次，占所有咨询数量的 3.45%。对医疗咨询数据的疾病识别显示，医疗咨询中出现"肢端肥大症"的次数最多，为 11 171 次，占所有咨询数量的 8.47%；"感染"出现的次数为 5377 次，占所有咨询数量的 4.07%（图 3-13）。

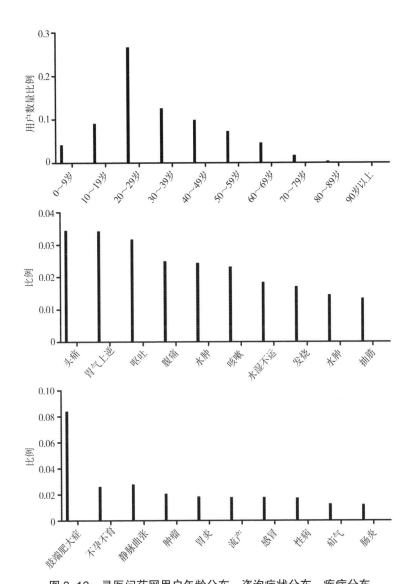

图 3-13　寻医问药网用户年龄分布、咨询症状分布、疾病分布

（图片来源：冯洪海，孙远灿，李利敏，等 . 基于 Web 医疗数据的互联网医疗用户研究 [J].
计算机时代，2017（4）：41-43，46）

　　医享网是一个为重大疾病患者及其亲友提供病历查询与分享、圈友交流与
互助等功能的社区平台，有超过 25 万会员参与互动。以糖尿病圈为数据源，基
于糖尿病圈所有圈友的基础数据，以及发帖主题和评论数据，通过用户聚类可

以实现多维度综合分类，以揭示各类用户群体的属性特征，通过概念层次的划分可以为该群体用户的各个特征等级排序，识别出用户群体的核心特征，构建出更为精准的用户画像。最终获取"关注疾病预防信息的群体""用户圈职位为圈友的群体""关注疾病管理信息的群体"3类患者画像。

关注疾病预防信息的群体。该群体标签包括治疗、疾病预防、病因及病理知识、信息浏览者。群体无明确的性别、年龄特征，用户认知水平较低，在社区中鲜有提供、分享相关知识经验的行为。由于认知及表达能力的限制也很少提问，可以判断该群体习惯以浏览的方式获得信息。该类用户有治疗、疾病预防、病因及病理知识方面信息需求。

用户圈职位为圈友的群体。该用户群体标签包括治疗、圈友、用户生产能力、分享、提供小于均值、老年、信息搜索者、男、病因及病理知识、并发症、信息浏览者。用户以老年男性居多，用户认知水平较高，多数为信息搜索者。该群体分享经验、提供问题答案的行为较少，更倾向于通过追踪、搜索等方式获得相关信息。该类用户具有病因及病理知识、并发症、治疗等方面的信息需求。

关注疾病管理信息的群体。该群体具有的标签包括治疗、疾病管理、社会生活、信息搜索者、青年、男、用户生产能力、搜索、追踪、分享、提供大于均值、信息提供者、并发症、管理者、中年。群体以中年男性居多，用户认知水平普遍较高，多数为信息提供者，生产能力较高，善于通过搜索、追踪获取所需信息，乐于参与社区交互，在社区中具有较高人气，处于核心领导地位。该类用户具有治疗、疾病管理、社会生活、并发症等方面的信息需求，同时在次方面具备一定解决问题的能力。该群体与社区进行深度交互，其发帖、评论对社区其他群体的留存有重要影响。

3.5 数字化人体

人体是医学、生命科学的研究对象，要将人体数字化，需要信息科学的参与。数字化人体是生命科学与信息科学结合的一个新的研究领域，即通过信息技术、计算机技术，将人体结构数字化，经过三维重建和虚拟现实技术的处理，得到可以看见的、能够调控的虚拟仿真人体模型。人体系统是一个复杂的巨系统，并不是各个部分的机械组合或简单相加。数字化人体之初，是使用数据可视化表达 DNA、蛋白质、细胞、器官，最终精确模拟人体系统的整体信息，包括数字人体的虚拟躯体建立、虚拟物理活动的模拟、人体虚拟生理活动模拟。最终形成拥有完整人体功能且拥有虚拟生命、虚拟生理活动、虚拟感觉，乃至虚拟智慧的数字化人体模型。使用多种传感器网络进行生命体征检测和检查，将智能患者机器人引入实际的临床决策中，通过将不同类型的医疗数据，包括 X 光片、心电图及其他化验得到的数据进行融合，实现实验平台上的模拟与仿真数据（图 3-14）。人体功能器官复杂，生理状态受到运动、情绪等多因素影响，与传统的物理模型、化学模型不同，医疗仿真模型属于一类生化模型，多种参数共同作用。智能患者机器人基于病理－生理的模型，模拟过程中尽可能地接近人体预设的某些典型情景的生理状态。

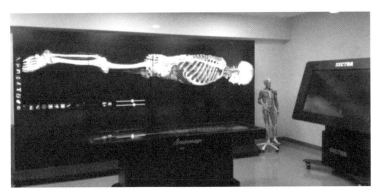

图 3-14　基于智能患者机器人的 3D 数字人体模拟

（图片来源：瑞金医院临床培训基地、创新实验室）

基于临床决策支持采集医疗大数据的临床试验，使用智能患者模块模拟 ICU，实现监护的动态诊断仿真和模拟，协助实现对 ICU 的监护模拟（图 3-15）。

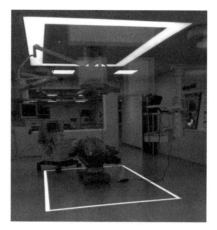

图 3-15　基于智能患者机器人的 ICU 中重症监护模拟
（图片来源：瑞金医院临床培训基地、创新实验室）

　　患者的病历数据、在医院进行治疗过程中产生的数据和医疗设备的感知数据等具有时空结构，实现多阶段决策的数据采集对于正确及时的医疗诊断决策意义重大。借助网络大数据智能患者仿真实验，通过现场抽样和观测分析，以医疗现场提供的真实数据及典型病例作为试验样本，采集医疗急救监护设备提供的参数及其所反映的生命体征状况（图 3-16）。

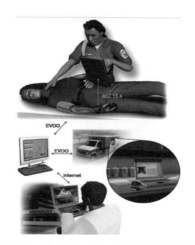

图 3-16　基于智能患者机器人的远程医疗
（图片来源：Vital signs monitoring and patient tracking over a wireless network）

大数据驱动的医疗和健康决策支持系统是新进医务工作者练习和实践的重要工具。借助该系统，诊断方案以教学素材的方式呈现给学生，学生的练习测试结果可以立刻得到评估反馈，该系统可以对学生所选答案进行评级，并且可以重复教学材料，学生可以进一步学习新的材料。系统的 3D 模型和数字化人体在医学教育和临床模拟中起着重要的作用，培训教育系统可以使能力各异的学生获取数据，计算机处理常规的事实信息，富有经验的医生可腾出更多的时间用于一对一交互（图 3-17）。

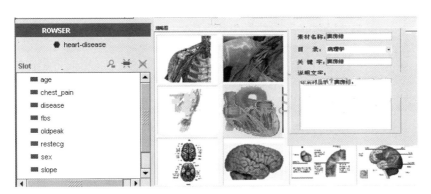

图 3-17　基于大数据驱动的医疗与健康决策支持系统的培训

3.6　疾病精准预测

肿瘤的精准诊断以人群大数据为基础，利用分子生物学技术，对患者的肿瘤标志物进行检测和分析，从而进行分子分型，并结合患者临床信息、生活环境及个人习惯，做出精确的诊断。其颠覆了以肿瘤组织来源进行分类的传统聚类方式，而是利用分子特征对同一组织来源甚至不同来源的肿瘤进行分类，为实现精准治疗奠定了基础。通常所说的肺癌、肝癌、胃癌等都是根据癌症的组织来源进行分类，但肿瘤是一种复杂的疾病，即使是发生于同一组织，具有相同的病理类型，在分子特征上也存在着多样性，而这些分子层面的多样性决定了抗癌药物疗效的千差万别。根据不同分子特征对同种组织来源的癌症进行精细分类，为药物的选择和不良反应的控制提供依据，指导"同病异治"，这种精确的诊疗方式提高了临床治疗效率，减少医疗资源的浪费。

2005 年，科学家们启动了癌症基因组图谱（The Cancer Genome Atlas, TCGA）项目，经过十余年的时间，收集了 33 种常见癌症的 11 000 多例病例的基因组学图谱数据，并结合多组学及医学数据等进行综合分析，最终绘制出泛癌症图谱（Pan-Cancer Atlas），堪称"人类癌症研究的谷歌地图"。泛癌症图谱揭示了一种新的肿瘤类型聚类方式——基于分子相似性对肿瘤进行分组，弥补了传统病理学分析在描述肿瘤异质性方面的缺陷（图 3-18）。

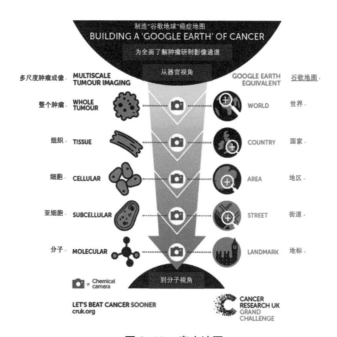

图 3-18　癌症地图

（图片来源：https://www.nim.ac.cn/node/738）

2019 年 8 月，谷歌旗下 DeepMind 的研究人员利用 70 多万名成年患者的病例数据构建并测试了能够预测急性肾损伤的软件，该软件能在 48 小时前监测到肾脏问题的发生。由于该系统开发还处于早期阶段，所以仍旧存在一些问题。该系统会对正确的预测给出错误警报，且研究的患者数据中约有 94% 是男性，因此尚无法确定该系统是否能有效预测女性的肾脏问题。目前，人工智能虽然能从个体患者的检查结果中识别疾病，但在预测疾病方面仍没有十分亮眼的表现。此前医生们都是通过患者的血液检查报告来检测急性肾脏损伤的，但当血液检查显示存在问题的时候，肾脏器官往往已经受到损害。DeepMind 团队名为Streams 的项目已经在英国国家医疗服务中心投入使用，其可以通过分析患者血液和检查报告来分析肾脏损伤情况。

3.7　医疗数据可视化

数据可视化是利用数据分析和开发工具发现大数据中的隐藏信息与内在规律，并将研究结果采用图形、图表的形式进行表达的处理过程，其借助于直观易懂的图形化手段，清晰有效地传达与沟通信息，从而实现对复杂数据集的深入洞察。

数据可视化起源于 20 世纪 60 年代的计算机图形学，使用计算机创建图形图表，将数据的各种属性和变量呈现出来。使用目的不同，数据可视化的形式也有所不同。数据可视化的首要意义是可以更加直观地参考数据，能够更好地发现数据间的潜在关系，可以挖掘某个数据的变化情况及数据之间的关联。

随着数据可视化在各学科领域的良好发展，医学领域对其研究和探讨也日益增多。医疗数据可视化目前主要涉及医院管理系统、医疗保险管理平台、医疗过程中海量数据挖掘与展示、医学经济学实时监控等具体应用场景。面对临床数据量的增长，许多有用的临床信息以零散、无序的方式存在于异构临床信息系统中。临床医疗数据的可视化向医生展现以患者为中心的数据，将临床信息数据直观展现；以医疗事件时间轴为次序，将临床事件及相关数据、报告进行可视化，有利于医疗机构进行医疗质量控制，实现大数据环境下的医疗质量精细化管理。

约翰·霍普金斯大学和西雅图儿童医院在这方面具有丰富的经验，通过为医生、护士、行政人员、换班协调员及护士长提供安全、可靠的导诊服务，能够优化患者在整个医院系统的流动过程。西雅图儿童医院建立了一个优异的可视化系统，用以展示造成患者等待的根本原因和影响因素。例如，通过查看病房的使用情况，发现早上的一点延迟往往带来全天候的延迟。这对于督促医院把重点放在"准时"上大有帮助，而医院方面也观察到患者等待的情况得以显著改善（图 3-19）。

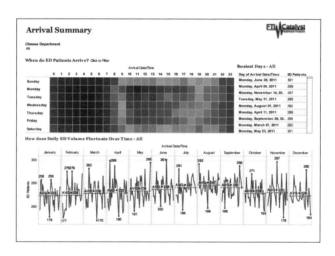

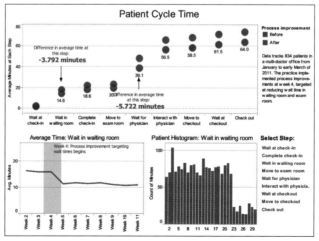

图 3-19 到达时间可视化、等待时间可视化

（图片来源：http://www.199it.com/archives/318581.html）

西雅图儿童医院使用 Tableau 可视化分析医院的电子病历与缴费系统，直观分析出各类疾病的成本花费，帮助医院监管诊疗过程中是否出现过度医疗状况（图 3-20）。

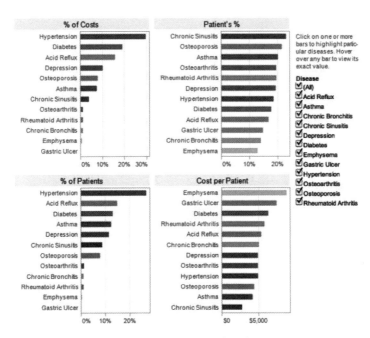

图 3-20 医疗花费监管

（图片来源：http://www.199it.com/archives/318581.html）

第四章

智能的触角：医疗传感器

传感器能很快地让我们身临其境，使我们迅速收集、汇总和了解海量数据。人体像个超级电脑，到处都有感官输入，甚至连身体在偷偷做的我们不知道的事，也能被传感器很快测量出来。捕获和测量的信息越多，对患者的健康状况了解得就越多。

——TE Connectivity 公司首席现场传感器应用工程师布莱恩·里姆

智能传感器与智能手机的结合，使得人类的"行为"变得"在线"。可穿戴设备使人类长出了很多外生"触角"，使得人类的器官变得"在线"。借助这些外部化的"器官"，人类克服了自身的生理局限，大幅提升了感知自然界的能力。医疗传感器的全方位使用，帮助医生看到更加细节的人体器官、执行更精准的手术操作，帮助患者更好地了解自己、管理自己的病情。基于 5G 技术的物联网的广泛布局，使得传感器可以提供实时在线数据，这些数据使得 AI 迅速具有了感知智能，成为智能医疗系统的"触角"。随着新材料的发现及在被用于传感器的制造，传感器的体积更小、成本更低、数据传输速度更快，这些优势使得它更容易被人体佩戴，甚至植入人体，也更容易参与到医疗过程中。未来，智能传感器将在个性化医疗中扮演重要角色。

4.1　重获新生的谷歌眼镜

谷歌眼镜是谷歌 Project Glass 项目的重要产品，2012 年 4 月正式开发，是可穿戴设备的开端。谷歌眼镜实质上是一款扩增实境（AR）头戴式显示器，其前方悬置了一台摄像头和一个位于镜框右侧的宽条状电脑处理器装置，可拍摄720p 视频。镜片上配备了一个头戴式微型显示屏，可以将数据投射到用户右眼上方的高清屏幕上。用户可以通过语音指令拍摄照片、发送信息等。如果用户对着谷歌眼镜的麦克风说"OK，Glass"，一个菜单即在用户右眼上方的屏幕上出现，显示多个图标，可以拍照片、录像、使用谷歌地图或打电话（图 4-1）。

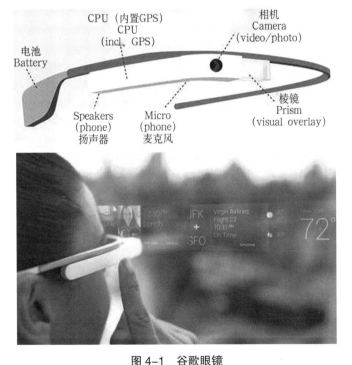

图 4-1　谷歌眼镜

（图片来源：https://m.zol.com.cn/article/6070192.html）

但由于隐私保护、应用场景难以确定及成本过高，谷歌于 2015 年 1 月 19日停止了谷歌眼镜的"探索者"项目。然而，失去追随者还被打入"冷宫"的谷歌眼镜却在医学领域重获新生。借助谷歌智能眼镜提供的功能，开发人员正探索新方法，使谷歌眼镜技术更好地用于医疗健康产业，并获得变革性成果。

谷歌智能眼镜正在为急诊室患者带来"虚拟专科医师"，成为一种有利的医疗辅助工具。急诊室医师戴上谷歌眼镜在病床旁评估患者病情时，视频信号也被安全地馈送至毒理监督咨询师。美国 UMass 医院的住院医师透过谷歌眼镜，进行了 18 种毒理学的咨询。监督咨询师可用显示在谷歌眼镜上的文字信息引导住院医生，还可获取到药瓶静态照片、心电图及其他相关信息，以帮助住院医生做出正确的诊断决策（图 4-2）。根据 UMass 的研究，由于能收集更多的资料，并实现数据的实时可视化传输，谷歌眼镜改变了一半以上病例的照护管理方式。在参与该研究的患者中，有 6 人接受了原本不会使用的解毒剂。毒理学家则认为，研究中有 89% 的案例十分成功。

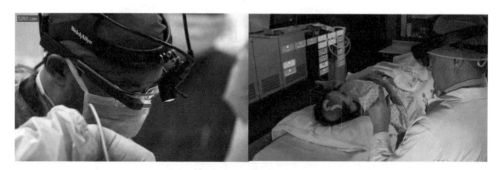

图 4-2　谷歌眼镜辅助手术
（图片来源：http://www.52rd.com/）

英国纽卡斯尔大学研究人员为帕金森患者的治疗开发了新的谷歌眼镜应用，通过谷歌眼镜的自动提醒功能来帮助帕金森患者更加独立地生活。当帕金森患者在户外活动时，应用能够同患者亲友保持实时联系，并向患者发出服药等提醒，使患者有更多自我护理能力。OneDx 软件也是基于谷歌眼镜设计的，以移动方式访问患者图像和病例，允许内科医生通过谷歌眼镜访问医疗报告、住院患者所在位置及化验数据。医生也可在忙碌工作的间隙下载研究成果、报告及化验单等资料。Augmedix 开发的谷歌眼镜应用能够智能记录、识别患者数据，已在美国 6 家诊所使用。当医生和患者进行交谈时，这款软件可以自动将患者信息输入电子表格中，并通过谷歌眼镜的视频功能，在与患者进行非语言形式的交流基础上，自动识别患者产生症状的身体疼痛部位。在手术室，医生可以通过谷歌眼镜，以第一人称视角将手术操作画面呈现给学生，即便学生没有站在主刀医生旁边，也一样能够看清楚现场的情况。美国俄亥俄州威克什纳医疗中心医生克里斯托弗·基丁在为一位患者做膝盖手术时，在征得患者的同意后，通过谷歌眼镜将手术过程以实时信息流的形式发布出来。

4.2　走下神坛：传感器迈入大众视野

1883 年，Warren S. Johnson 发明的世界上首台恒温器正式上市，这台恒温器被认为是第一个现代传感器（图 4-3）。它利用了传感器和传感技术能够将温度保持在一定程度的精确度，在当时被认为是一项极其先进的技术。

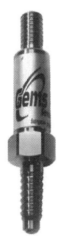

图 4-3　全球首台恒温器

（图片来源：what-is-a-sensor 网站）

20世纪40年代末，第一款红外传感器问世。此后，基于多种原理各种形式的传感器不断涌现。早期的传感器是简单的装置，检测关注的物理量，产生机械学、电学和光学形式的输出信号。

1962年，一场名为"圣灰星期三"（Ash Wednesday）的暴风席卷美国东海岸600多英里海岸线，风暴持续3天，影响了全美6个州，造成40多人死亡，1000多人受伤，经济损失几亿美元，被评为20世纪美国最严重的十大风暴之一。由于损失惨重，美国国会促成了美国陆军工程部与国家海航与大气管理局（NOOA）共建一个传感器监测系统对海洋进行监测。美国海岸线和五大湖区建立了一个定点、连续、实时的传感器网络，对海浪大小进行监测，监测海浪的能量、方向。2009年，NOOA开始建立一个覆盖全美海岸线、从浅水到深水精确的海浪监测网络，能够计算海浪的传播速度、偏度和精度。自此，传感器开始从军事领域走向民用。

1987年，ADI（亚德诺半导体）开始投入全新的传感器研发，名叫MEMS（Microelectro Mechanical Systems）传感器，是一款采用微电子和微机械加工技术的新型传感器。与传统的传感器相比，它具有体积小、重量轻、成本低、功耗低、可靠性高、适于批量化生产、易于集成和实现智能化的特点。ADI是业界最早从事MEMS研发的公司。

1991年，ADI发布了业界第一颗High-g MEMS器件，主要用于汽车安全气囊碰撞监测。之后MEMS传感器被广泛研发，用在手机、电灯、水温检测等精密仪器上，截至2010年，全世界有600余家单位从事MEMS的研制和生产工作。

云计算、5G、大数据、AI技术及物联网技术的快速发展，为智能传感器和智能传感提供了更多应用场景，大量的可穿戴式设备中含有多种生物及环境智能感应器，用以采集人体及环境参数，实现对穿戴者运动健康的管理，其传感器更高的精度使得设备更加可靠（图4-4）。

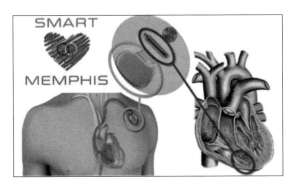

图 4-4　MEMS 传感器在患者监测上的应用

（图片来源：http://www.zwzyzx.com/show-336-235669-1.html)

消费级的感应器产品已大量进入市场，C 端（客户端）的传感器已经家喻户晓，人们每时每刻都能感受到传感器的存在。2019 年发布的 Google Pixel 4 手机搭载全新的雷达检测，可进行手势操控，这些都应用了消费级传感器，配合专业的传感技术才可以达到，还有 iPhone X 上的 Face ID 功能，也是通过多个传感器感应并将信息传输到芯片或系统中而实现的。全球 MEMS 传感器市场结构中，消费电子占据了 45% 以上的份额，而未来，传感器也会通过手机设备，在 3D 地图、虚拟现实等新型场景中用于更重要的位置（图 4-5）。

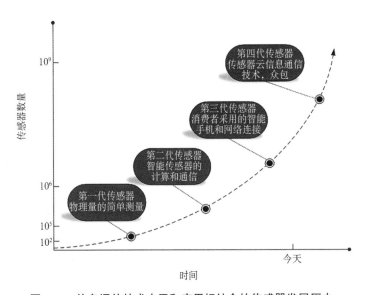

图 4-5　信息通信技术水平和应用相结合的传感器发展历史

4.3 普适计算引发的第三次浪潮

通过日常环境中广泛部署的微小计算设备，人们能够在任何时间、任何地点获取并处理信息。计算将最终和环境融为一体，是人类的第三波计算浪潮。

第一次浪潮是关于互联网的建立。这一时期大部分企业都集中于硬件、软件、网络、服务领域，最大的贡献是建立了互联网发展必需的核心基础设施。

第二次浪潮是基于互联网的应用和服务的开发，发生在 20 世纪和 21 世纪之交。Facebook、谷歌、Twitter 及 Waze 在第二次浪潮中获得巨大成功。

第三次浪潮是移动互联网与用户行为融为一体，融入了普适计算的智能传感器推动了移动互联网与人类生活深度融合。用户行为数据被移动终端上的传感器实时获取，变成了在线数据，这些数据反过来又改变着人们的健康、娱乐、社交等行为。

普适计算 [Ubiquitous Computing（UbiComp），Pervasive Computing]，又称普存计算、普及计算、遍布式计算、泛在计算，是一个强调和环境融为一体的计算概念，而计算机本身将会消失。在普适计算的模式下，人们能够在任何时间、任何地点，以任何方式进行信息的获取与处理。在普适计算的环境中，无线传感器网络将广泛普及，在环保、交通、医疗等领域发挥作用；人体传感器网络大大促进健康监控及人机交互模式的发展，各种新型交互技术（如触觉显示、OLED 等）将使人和机器的信息交互更容易、更方便。

传感器作为智能系统的神经触角，随着智能系统的普及，早已被广泛应用。作为物联网重要的信息采集终端工具，传感器如同"眼睛"、"鼻子"和"耳朵"，是物联网感知层的关键技术。医学传感器是一种能检测或响应人体生理信号的设备。作为感受人类生命体征的"感觉器官"，传感器延伸了医生的感知能力，是医疗设备的关键器件。

医疗高科技产品——可穿戴医疗设备大规模涌现。小到眼镜、手环，大到衬衫、床垫，都可以跟踪跑步数据、判定跌倒是否造成伤害、报告糖尿病患者的血糖水平，监测住院患者的心率等。最被看好的十大类医疗可穿戴设备包括：手表类、手环类、眼镜类、项链类、腰带类、贴片类、服饰类、袜子类、鞋类和床垫类。可穿戴设备将引发一场医疗革命，在健康管理、远程医疗等方面发挥不可估量的作用（图 4-6）。

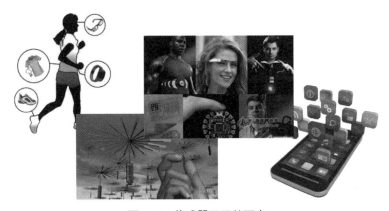

图 4-6　传感器已无处不在

（图片来源：http://www.iotworld.com.cn/）

4.4　技术交互运动：医疗传感器

4.4.1　医疗传感器的起源：生物传感器

传感器是一个传统的常用词汇，英文称 Sensor 或 Transducer。"传感器"在新韦氏大词典中定义为："从一个系统接受功率，通常以另一种形式将功率送到第二个系统中的器件。"根据这个定义，传感器的作用是将一种能量转换成另一种能量形式，因此也用"换能器"（Transducer）来称谓"传感器"（Sensor）。简单来说，传感器是一种检测装置，通常由敏感元件和转换元件组成，可以测量信息，也可以让用户感知到信息。通过变换方式，让传感器中的数据或价值信息转换成电信号或其他所需形式的输出，以满足信息的传输、处理、存储、显示、记录和控制等要求。

传感器通过模仿人五官的真实感受，即视觉、听觉、触觉、嗅觉、味觉，来达到信息搜集的目的，是使机器具有感知智能的重要设备。从技术和应用类型来看，传感器分为温度、压力、超声波、流量、电阻、图像传感器等；从学科来看，包含声、光、电等，还分为化学、物理、生物传感器等；从产业布局上来看，分为消费级、汽车电子、工业级、医疗传感器4种。

自1883年全球第一台恒温器上市以来，传感器就以各种形式存在了相当长的时间，随着时间的推移，IoT和AI技术不断进步，智能传感器被推向了市场，在物联网中得到广泛应用。临床医疗领域使用的传感器属于生物传感器，最早是在Clark和Lyon两人提出的酶电极观念的支撑下开发出来的。第一代生物传感器在1979年投入医检市场，最初的医疗传感器商品是血糖测试用酶电极。我国在20世纪60年代建立了医学工程，开发多种高科技医疗传感器设备，大大丰富了医生收集患者信息的方式，也提高了诊疗和治疗的整体水平。生物传感器商品化后首先被医院大规模使用，最初的生物医学传感器是生物医学科学和技术的尖兵，生物医学研究的正确结论有赖于生物医学传感器的正确测量。随着定量医学的发展，医疗传感器为基础医学和临床诊断的研究与分析提供了所需的数据和图像，依靠这些传感设备才能精确地定量诊断临床上的疑难杂症，也使临床医学有了质的飞跃。

4.4.2 现代医疗传感器

现代医用传感器技术摆脱了传统医用传感器体积大、性能差等技术缺点，形成了智能化、微型化、多参数、可遥控和无创检测等全新方向，并取得了一系列的技术突破。传感器技术已成为现今信息社会的技术基础，生物医学传感器也开始从专业医疗领域走向面向大众化健康服务的个人健康管理领域，其体积更小，携带方便，与智能终端紧密结合，可以实时获取、分析个人健康行为数据，如小米手环、谷歌眼镜和苹果手表等，都是可用于个人健康监测的传感设备。随着大健康产业的逐渐发展，从手机运营商到其他各种电子设备开发制造商，都在思考将人们生活中常见的电子产品中嵌入能够收集人们身体状况数据的传感设备，以满足人们的健康追求。

4.4.3 智能生物传感器

加入了移动通信技术及新一代信息技术后，传感器能融入整个科技生态系统，传感器和传感器系统变得更具智能，传感器已不再只是一个静态设备，而成为科技生态中进行有效交互的重要组成部分。在医疗与健康领域，有远见的技术开拓者已经利用传感器和信息通信技术定义和创建了一个新医学和医疗的未来，从而为深入了解人体提供了方法。Eric Topol 在《医学创造性毁灭：数字革命如何会创造更好的医疗》中指出："我们正处于一个完美的数字风暴中心，对于正趋向于精准医疗的医学领域来说更是如此。对于海量数据收集和临床智能诊断让我们比以往任何一个时期都更加需要传感器来帮助我们完成这每一步动作。"

新一代智能传感器的主要特征包括数字信号处理和无线数据流。传感器与信息通信技术的融合与深度交互，点亮了医疗的"黑箱"。传感器与通信技术的深度融合使得患者具有了新的能力，可以实时生成自身的健康和保健信息，从而可以与医生一起参与管理自己的医疗与健康管理。同时，患者还能够采用新的方式控制和利用自己的健康信息。传感、社交网络、智能手机的连接将对医疗产生深远的影响。

在过去 30 年中，生物传感器和基于 MEMS 的传感器开发了大量的可用性产品。生物传感器是传感器走向大众消费领域的关键基石。生物传感器具有低成本、高准确性的优点。随着人们对个人健康的需求不断增加，这个市场将继续显著增长。基于 MEMS 的传感器成本不断下降，使得它可以被内置于越来越多的可穿戴设备，也推动了医疗与健康相关的移动应用不断发展。

1962 年，Clarke 和 Lyons 首次提出生物传感器技术的概念。

1975 年，Yellow Springs 仪器公司将葡萄糖生物传感器概念发展为商业现实。之后全球生物传感器市场经历快速增长，该市场 2014 年的市值为 129 亿美元，到 2020 年将达到 225 亿美元。

现在生物传感器已经广泛应用于非处方的健康领域中，如家用艾滋病检测、怀孕检测，以及过敏检测。

1995 年，应用于健康和保健领域的无线穿戴式网络诞生，被称为无线体域网（Wireless Body Area Network，WBAN），由用于生理信号测量的传感器组成，并无线地向计算设备进行输送（图 4-7）。

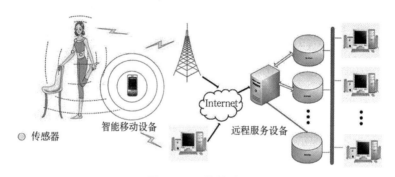

图 4-7 无线体域网

（图片来源：https://www.jigao616.com/zhuanlijieshao_9465045.aspx）

如今，医疗领域传感技术的使用不仅局限于医院，在医院以外场所的使用也开始更加多样，智能传感器技术带来的医疗和护理新模式得到了患者、家庭保健提供者、公共医疗机构的支持。传感器的商业化之路经历了从有限的、专用的传感器使用逐步过渡到大众化使用，传感器产品已应用于药店、体育用品店、连锁超市和网络等众多场景，而传感器在健康应用方面的增长尤为迅速。

SPO Medical 公司推出的"血氧手表"可监测使用者在睡眠中的血氧饱和度，降低睡眠呼吸暂停综合征患者在夜间发生呼吸阻碍的危险。九安医疗也研发出一款手表计步器，可推测用户运动时消耗热量和睡眠质量等信息，并将数据应用到健康管理和减肥中。手环类产品是可穿戴设备的领头羊，市面上产品众多，如苹果的 UP 手环、索尼的 Core 手环与雷蛇的 Nabu 手环等，其优势在于无论何时都可以与身体接触。可识别运动种类的智能腕带 Amiigo，配备有一个鞋夹，分别记录上半身和下半身的运动数据，更能准确地计算使用者的运动量及消耗的热量等数据。

　　无线传感器的发展更增加了传感器与信息通信技术的交互。无线传感设备中的片上系统（System on Chip，SoC）旨在小型化和低成本地连接传感器与其他设备，是信息系统核心的芯片集成。片上系统持续推动物联网的未来发展，传感器会逐渐融入日常生活，人与传感器的交互也将会变得更加频繁。

4.4.4　更高的性能

　　高速传输。5G 及与之相伴而来的物联网使得传感器网络开始在新的空间上与用户产生交互，智能传感器将无所不在。5G 技术具有高速、低延迟、高密度的特性，支持更高效的信息传输、更快的信号响应和大规模的终端访问，5G 带来的无线覆盖性能、传输时延、系统安全和用户体验将显著提高。

　　以色列的一款智能防滑鞋在鞋底后跟位置安装了电动齿轮和感应装置，当检测到穿鞋的人失去了平衡、有摔倒的趋势时，马达会瞬间启动，带动履带逆向运转，帮助主人重新恢复身体平衡，从感知到马达启动只需几微秒（图 4-8）。

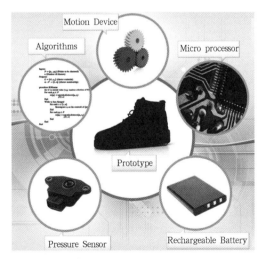

图 4-8　B-shoes 智能防滑鞋

（图片来源：https://www.jiaheu.com/topic/107771.html）

体积更小。网络带宽的提升使传感器不再需要内置高性能的CPU数据处理器，传感器采集的原始数据不再需要预处理，直接上传到云端通过强大的服务器来计算，降低传感器结构复杂程度，使其体积更小、更易于集成。

电子文身温度计、贴片式心脏装置、智能手环、智能头带，这些传感器的芯片只有指甲大小，却能灵敏感触到身体的变化，并将收集的数据实时传到终端设备上。伊利诺伊大学研究人员开发了一款可穿戴温度计，其表面酷似文身，所以研发团队称其为"电子文身"，是一个可直接贴在人体表面的超薄电路，用来监测人体温度，以分析不同时期温度的峰值，还能通过静脉监测血液中热能流动，了解人体血液循环与血管扩张与收缩的情况（图4-9）。

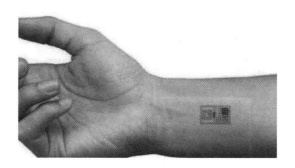

图4-9　电子文身温度计

（图片来源：http://m.elecfans.com/article/642484.html）

成本更低。传感器不再内置CPU数据处理器带来的直接影响就是成本降低，传感器的散热性能及功耗成本也会更优。随着个人可穿戴健康装置的市场逐渐发展，医疗保健类穿戴设备的设计和制作成本越来越低，传感器被安置在一件T恤布料里、安置在一款智能手表中、安置在鞋子里，而购买它们只需要与购买一件品牌T恤、一款品牌手表或者一款质量很好小有名气的鞋子相似的价格，不会给用户增添经济负担，但却增加了能够获悉个人健康情况的渠道。

4.5 真正的"外生智能触角"

传感器在医疗领域更加扮演着人类器官外部化的角色，可达人类触及不到的人体内部组织中。传感器成为人类的外生智能"触角"，透过感测技术的整合对智能医疗提供增值服务。

美国斯坦福大学为心脏病患者研发出一种贴片式传感器，可随时随地进行心脏测试，免去将导管插入血管之苦。

美国俄亥俄州凯斯西储大学（Case Western Reserve University）与微软共同合作展示的 HoloLens AR 头戴式显示器可用于指导用药，而不必再使用捐赠的遗体，让学生能围绕在解剖模型周围，观察骨骼、肌肉和器官如何在组织中运作或进行仿真（图 4-10）。

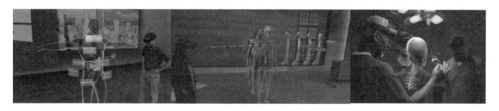

图 4-10　HoloLens AR 头戴式显示器

（图片来源：https://m.sohu.com/a/67113935_364422/？pvid=000115_3w_a）

4.5.1 随身"引擎检查灯"

麻省理工学院媒体实验室的安摩尔·马丹进行了一项用手机侦测用户何时感觉身体不佳的项目。用户提供了 32 万多小时的手机数据，马丹在对这些数据进行研究后，建立了用智能手机中的传感器获取用户行为，并预测普通感冒、抑郁症和流感的模型。后来，这个项目被开发成了一个名为 Ginger.io 的应用产品。

Ginger.io 是一个为用户提供早期疾病预警的工具，通过手机移动中的传感器设备获取用户行为，当用户出现健康问题时，会通过手机短信和通话提醒用户。

通过精准的算法和模型，对用户行为数据进行分析，Ginger.io的手机应用可以判断用户是否感到疲惫、着凉，或者是患上了流行感冒，还可以检验出腹泻和炎症性肠病。Ginger.io通过与辛辛那提儿童医院和辉瑞制药公司建立合作，帮助患者得到比以往更有效的医疗看护（图4-11）。

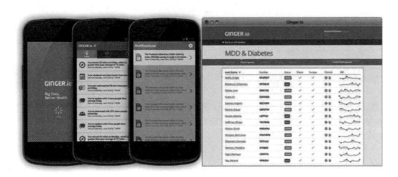

图4-11　Ginger.io产品
（图片来源：https：//tech.qq.com/a/20121130/000153.htm）

　　Ginger.io通过移动手机数据，如位置数据和呼叫数据发现用户的健康问题。Ginger.io是一个手机内置传感器，实时收集用户使用智能手机时的数据，通过感受、捕获用户在使用智能手机时的状态、语言等行为分析用户的精神健康微弱波动，从而推测用户生活习惯是否发生变化，根据用户习惯来主动对用户提问。当软件识别到用户情绪或行为异常时，就会将异常报告发送给手机用户身边的亲友甚至医生。随着更多的用户选择以匿名方式将自己的数据投入到分析资料库中，Ginger.io的识别率会变得更高。如果用户表现出孤独/抑郁症的早期征兆，Ginger.io不会直接通知医生或家人，而是会通过监测用户变化发送预警。这些警报也可以在得到用户的明确许可后发送给其监护人。Ginger.io是健康行业中的"引擎检查灯"，通过智能手机，对用户潜在的、可能威胁健康行为的变化进行辨认和提醒。Ginger.io还可以用于观察患有糖尿病、抑郁症及心血管疾病等慢性疾病的用户，Ginger.io能够正确判断60%～90%人们日常的生理症状和普通呼吸情况。

4.5.2　可穿戴式医疗设备

可穿戴设备指可以穿戴在人身体上的各类智能设备。这些设备具备了智能手机、平板电脑及 PC 的所有功能，但最大的不同是，可穿戴设备内嵌了各类高精度而灵敏的传感器，作为输入终端，能与人体达到前所未有的深度融合。输入方式不再是传统的键盘或声音输入，而是升级为与人体更为密切的心跳、脑电波、视网膜等。可穿戴设备正在取代智能手机，将成为一个无时限、无界限概念的新数据流量入口。

自 2012 年可穿戴设备的概念被谷歌眼镜引爆以来，其产品形态及功能已经变得越来越多样化，可穿戴设备的设计理念越来越走向微型化、不可见化，逐渐成为人体的一部分。随着其对数据的追踪变得准确有效，以及大数据分析模型的建立，可穿戴设备将成为移动医疗的最佳入口。

Apple Watch 的心率监测功能内置了心电图应用程序（ECG），是第一款可以直接为消费者提供心率监测服务的产品。消费者从手腕上直接拍下心电图，在诸如心动过速或跳动等症状的瞬间捕捉心律，并帮助医生提供关键数据。Apple Watch 上的心电图应用程序对 AFIB 分类的敏感性为 98.3%，具有对 AFib 早期检测和诊断效果，以及预防中风的潜力，为用户带来全新的科技和健康体验。

随身的智能护士——智能护理

大部分老年人独立生活存在困难，如经常忘记吃药、行动迟缓容易摔倒，而随着年纪增加，老年病也在增加。老年人虽然需要更多看护，但由于专业护理费用昂贵，大多数老年人无法获得专业看护，这已成为困扰全球老龄社会的重要问题。

ClearCare 开发了一系列带有传感器的家庭护理工具，帮助老年人保持更久的独立生活能力，减少使用专业护理人员的成本。这些工具形式多样，如知道自己是否被开启的药瓶、能跟踪步态的袜子、枕头下能记录睡眠时间的设备，甚至是在皮肤上能持续监测体温的小标签。这些护理工具可以与医疗机构联网，内置传感器会自动收集老人的关键信息，这些信息也将被传送给医生。医生可以实时观测传感器传回来的数据指标，一旦发现异常，可以立即联系子女或派遣专业人员前往救治。

说出人体的秘密——生物测定

生物测定是利用某些生物对某些物质的特殊需要或特殊反应来定性、定量测定这些物质的方法。生物测定是生物学、医学、毒理学的重要内容和基础。传感器在生物监测中起到了重要作用。当患者描述一段经历时，传感器获取声音数据，通过分析声学特征寻找冠心病患者独特的声音特性。通过可穿戴心率传感器检测糖尿病引起的心率变异性改变，再利用深度学习模型检测，精确率可达85%。

Pixie Scientific 研发了一款 Smart Diapers 智能尿布。这款智能尿布除了拥有普通尿布的功能之外，最大的特点是能对婴儿的尿液进行检测分析，得出婴儿的健康情况。婴儿父母或者医生都可以通过扫描智能设备的二维码，判断婴儿的健康状况。检测数据能够反映婴儿的许多健康问题，如1型糖尿病、尿路感染、长期脱水及潜在的肾脏问题等，进而能够早期干预和治疗（图 4-12）。

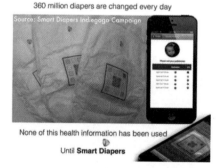

图 4-12　Smart Diapers 智能尿布

（图片来源：http：//www.zwbsg.com/m/view.php？aid=1216）

iRhythm 开发的 ZIO Patch 无线设备能够监测多种心律失常，如房颤，其准确度甚至优于在过去半个世纪中移动心率监测的标杆——霍尔特氏动态心电监测仪（Holter Monitor）。斯克利普斯应用科学研究所（Scripps Translational Science Institute）比对了 146 名同时适合 ZIO Patch 与 Holter 的患者的 ZIO Patch 与 Holter 心电图仪数据发现，ZIO Patch 总计识别出 96 位心律失常患者，Holter 识别出了 61 位。ZIO Patch 已经通过美国食品和药物管理局认证，是一款无危害性的防水设备，可在胸前连续佩戴近两周。虽然和其他心电监测仪工作原理相似，但 ZIO Patch 体积更小，像一个创可贴可以轻松贴置于左胸。患者可通过胸贴上的按键按钮，将心率监测报告发送至客户端，详细了解自身心脏健康状况。同时与医疗诊断 APP——myZIO 系统连接，为患者提供诊断分析。ZIO Patch 内置传感器可以更高效地检测心血管疾病且精准率更高，这正是可穿戴设备提供廉价、便利的健康监测的目标（图 4-13）。

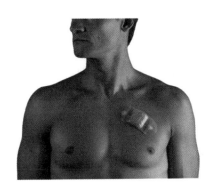

图 4-13　ZIO Patch

（图片来源：http://roll.sohu.com/20140107/n393082513.shtml）

唤醒记忆的"魔药"——大脑管理

可穿戴医疗设备在改善心理医疗中也发挥了重要作用。研究显示，失智症患者的记忆可能会被音乐触发，尤其是患者过去听过的歌曲和作品。

克洛伊·梅奈克发明了一种能帮助失智症患者的设备——音乐记忆盒。用户将无线射频标签附着在熟悉的物体上，如收到的奖状或小礼物。当物体放置于音乐记忆盒的中心，读取器会识别无线射频号码，播放相应的音乐或歌曲，以唤起患者不曾触及的回忆。

Muse 头带使用了名为 Calm 的神经反馈应用，通过语音和图像来刺激用户的脑电波，为其展示类似于日落时的沙滩等比较祥和美好的景色，从而帮助用户放松身心。 Muse 脑电波头带由 InteraXon 开发，内置 7 个传感器，能够监测到用户大脑中负责说话、关键思维和聆听的脑电波，在对脑波信号分析之后进行对应操作，将冥想放松机制与可穿戴技术结合，让用户能够深入了解自己大脑内的活动（图 4-14）。

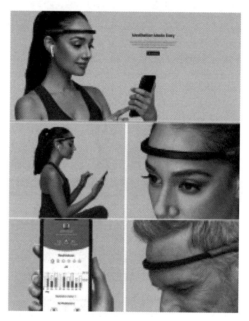

图 4-14　Muse 头带

（图片来源：https://web.2008php.com/shouji_tu/2018/1106/9006246.html）

4.5.3　医疗机器人的感知

触觉是接触、滑动、压觉等机械刺激的总称。多数动物的触觉器遍布全身，像人类皮肤位于人的体表，并且遍布全身，触觉器可以感觉冷热、痛痒、光滑或粗糙。触觉传感器是机器人模仿人类触觉功能的传感器。人类的感知无法量化，而触觉传感器可以把温度、湿度、力等感觉用量化的方式显示出来，甚至可以帮助伤残者恢复失去的感知能力。毛状电子皮肤能使机器人快速分辨出呼吸引起的轻微空气波动或者微弱的心跳震动，甚至比人类皮肤更敏感，能够广泛应用于假肢、心率监视器及机器人。

触觉传感器可以延伸外科医生可触及的人体结构，可以使医生从一个完全独立的位置看到和"感觉"身体组织。戴上特殊的眼镜，就可以看到患者体内细微的病变，从而更有针对性地精准医疗。除了触觉传感器外，其他传感器，如用于位置跟踪的加速度计和陀螺仪、用于运动控制的扭矩传感器，将通过提高精度和可靠性，帮助机器人辅助技术取得长足进步。有了高性能传感器，外科机器人可以完成人类无法完成的任务。具有高功率计算能力和亚毫米精度的柔性机器人将能够执行微创手术，控制复杂仪器，并在人体内外科医生无法进入的空间中导航。机器人还可以执行更高级的任务，依靠患者的医疗数据和成像信息，在自我导航时在体内创建实时 3D 地图。

4.6 传感器辅助公共卫生管理

在《中华人民共和国国民经济和社会发展第十三个五年规划纲要》中明确了建设智慧城市的目标。智慧城市构建的是一个泛在接入、高速互联、实时感知、广泛连接的城市运行综合生态系统，在交通、医疗、公共卫生等各个方面都体现出城市治理的"智慧"，这需要搭建泛规模的网络通信平台，需要城市中参与公共管理的传感器构筑起物联网，城市各个场景实时连接，实时收集数据与分析。智慧城市建设中重要的组成部分是公共卫生管理系统的建设。2020 年 1 月突发的新冠肺炎疫情成为检验我国智慧城市建设水平的一次"突击考试"，考验着在此严峻情形下智慧城市对于城市治理、防控应急管理等的支撑成效。

浙江德清、湖南怀化等地推出了"非现场接触式"视频监管，利用分布广泛的视频探头，对人员聚集、活禽与野生动物交易、上街不戴口罩等违反疫情防控相关规定的问题进行 AI 监控，并将发现的问题及时分派至负责单位，有效降低执法人员现场巡查带来的感染风险。百度推出的免费智能外呼平台，能够定向或随机发起拨入居民电话，并自动询问和采集居民疫情信息、进行分析，生成触达统计报告，对居民进行防控指导，有效协助基层社区进行疫情排查、快速摸清健康情况和流动情况。

　　红外线人体测温系统也在疫情防控中发挥重要作用。测温系统是一个大型的传感设备，利用红外探测器、光学成像物镜和光机扫描系统接受被测目标的红外辐射能量分布图形，反映到红外探测器的光敏元上，光机扫描机构扫描被测物体的红外热像，并聚焦在单元或分光探测器上，由探测器将红外辐射能转换成电信号，经放大处理，转换成标准视频信号，通过电视屏或监测器显示红外热像图。热像经过电脑计算装置将传感到电脑的热像换算为人体体温，达到测温的目的（图4-15）。测温系统可以大大提高在人流密集地点的疫情防控工作效率，减少近距离测温的疾病传染风险。

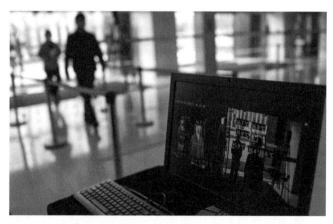

图4-15　北京海淀区政府入口使用双光红外人体测温系统
（图片来源：新京报）

4.7　传感器辅助医院管理

　　医疗物联网的建立在医院内部形成了一个全流程的闭环管理，实现耗材、医疗器械、手术室、药品、血液，甚至医疗垃圾的全流程可追溯的医疗管理。这些数据的实时采集与处理不仅提高了医院管理的效率，节约了医院的运营成本，更为医生的诊断决策提供了必要的数据依据。

4.7.1　药品可追溯

医疗物联网形成的闭环式管理，使得药品从出厂到配给患者全程可追溯，保护了患者隐私的同时，增加了用药的安全性与透明性，使得这一过程更为精准。

RFID 电子标签识别技术在药品防伪方面的应用比较广泛。生产商为生产的每一批药品甚至每一个药瓶都配置唯一的序列号。在整个流通环节，所有可能涉及药品的生产商、批发商、零售商和用户等都可以利用 RFID 读卡器读取药品的序列号和其他信息，还可以根据药品序列号，通过网络到数据库中检查药品的真伪。

2014 年，阿里云帮助中国药品电子监管网处理了超过 800 亿条的药品生产、流通数据，实现药品追溯监管。中国药品电子监管网是我国一家药品追溯监管平台，通过类似于药品"身份证"的电子监管码，实现对生产、流通、销售、使用的全过程监控。该平台在药品安全领域发挥着重要作用，覆盖疫苗、基本药物等大多数高风险和常用药品，每天新增上亿条药品记录。2016 年，阿里健康将药品电子监管码体系移交给国家食品药品监督管理总局。

之后，阿里健康搭建第三方追溯平台，兼容此前的"中国药品电子监管码"技术标准，同时为原中国药品电子监管网上的医疗机构和药品企业免费提供入驻新平台的服务。对企业疫苗类产品，阿里健康提供永久免费追溯服务，也为公众提供永久免费的药品流向查询服务。平台为每个最小包装的产品赋予唯一身份证，一件一码，环环采集，精准定位每一个最小包装产品。一旦出现产品问题，支持在第一时间内追溯和召回，将问题产品所带来的不良社会影响降至最低，维护广大消费者的健康权益。借助云计算、物联网技术，帮助组织提高工作效率、降低 IT 成本和灵活扩展应用，构建了低成本、安全、可靠、高效运行的产品追溯管理平台。同时提供移动稽查 APP，通过单码流向查询、批次流向查询、异常事件预警功能，帮助政府监管部门有效开展业务监督检查，强化监管力度（图 4-16）。

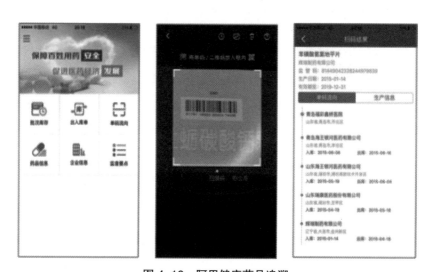

图 4-16 阿里健康药品追溯

（图片来源：https://www.mashangfangxin.com/）

4.7.2 血液管理

基于 RFID 识别技术的血液管理实现了血液从献血者到用血者之间的全程跟踪与管理。献血者首先进行献血登记和体检，合格后进行血液采集。每一袋合格的血液都被贴上 RFID 标签，同时将血液基本信息和献血者基本信息存入管理数据库。血液出入库时，可以通过读卡器查询血液的基本信息，并将血液的出入库时间、存放地点和工作人员等相关信息记录到数据库中。在血库中，工作人员可以对库存进行盘点，查询血袋的存放位置，并记录血液的存放环境信息。在医院或患者使用血液时，可以读取血液和献血者的基本信息，还可以通过 RFID 编码从数据库中查询血液的整个运输和管理流程。

4.7.3　医疗垃圾处理

医疗垃圾监控系统实现了对医疗垃圾装车、运输、中转、焚烧整个流程的监控。当医疗垃圾车到医疗垃圾房收取医疗废物时，系统的视频就开始监控收取过程；医疗垃圾被装入周转桶，贴上RFID标签并称重，标签信息和重量信息实时上传到监控系统；医疗垃圾装车时，垃圾车开锁并将开锁信息汇报到监控系统；在运输过程中，通过GPS定位系统实时将车辆位置进行上报；在垃圾中转中心，将把垃圾车的到达时间和医疗垃圾的分配时间上报；焚烧中心将上传垃圾车的到达时间，并对垃圾的接收过程进行视频监控，焚烧完毕后将对医疗垃圾周转桶的重量进行比对，并将信息上传给监控系统。

4.7.4　手术器械管理

为每个手术包配置一个RFID标签来存储手术器械包的相关信息（包括手术器械种类、编号、数量、包装日期、消毒日期），医务人员可以通过手持或台式RFID读写器对RFID标签进行读取或写入，并通过网络技术与后台数据库进行通信，读取或存入手术器械包的管理信息，实现手术器械包的定位、跟踪、监管和使用情况分析。

随着医学技术的发展，植入性医疗器械在临床医疗中的运用越来越广泛。这类医疗器械被种植、埋藏、固定于机体受损或病变部位，以支持、修复或替代机体功能，包括心脏起搏器、人工心脏瓣膜、人工关节、人工晶体等。植入性医疗器械属于高风险特殊商品，其质量的可靠性、功能的有效性直接关系到接受植入治疗患者的身体健康和生命安全。

4.7.5　智能用药提醒

智能用药提醒通过记录药物的服用时间、使用方法等信息，监测并提醒患者是否按时用药。亚洲大学团队研发了一款基于 RFID 的智慧药柜，用于提醒患者按时、准确服药。使用者从医院拿回药品后，为每个药盒或药包配置一个专属的 RFID 标签，标签中记录了药的用法、用量和时间。把药放入智慧药柜时，药柜就会记下这些信息。当需要服药时，药柜就会发出语音通知，同时屏幕上还会显示药的名称及用量等。使用者的手腕上戴有 RFID 身份识别标签，如果药柜发现用户的资料与所取药品的资料不符，会马上警示用户拿错了药。如果使用者在服药提醒后超过 30 分钟没有吃药，则系统会自动发送消息通知医护人员或者家属。

第五章

智能的翅膀：医疗物联网

"以人为核心的信息技术时代"已成为过去，取而代之的是"人机双核心的信息技术时代"。我们既向往又质疑的物联网时代已然到来。而物联网时代的到来标志着人类社会已经到达从工业社会进入信息社会的临界点。

——李晓妍《临界点：5G 时代物联网产业发展趋势与机遇》

5G 是 IoT 的基础，是链接在物联网上的各种小型无线传感设备感知、传递信息的时代，将实现真正的万物无线互联。物联网正在快速发展，每月都有数以百万计的新传感器和设备上线。从可口可乐自动售卖机到谷歌眼镜，从供应链上的射频识别标签到医疗监控植入物，从智能恒温器到自动驾驶汽车，物联网越来越将世界连成一张智慧网。

通信技术的重大进步正推动医疗技术的创新，也促进了能够生成、收集、分析和传输数据的互联医疗设备的发展。这些数据及设备本身正在创建医疗物联网（Internet of Medical Things，IoMT）——由医疗设备、软件应用程序、医疗卫生系统和服务组成的连接基础设施。5G 时代的医疗服务将突破传统，实现数字化、远程化与个性化。2022 年，医疗物联网市场的价值将达到 1581 亿美元。医疗物联网的建设将为智能医疗开拓广阔的应用场景，为智能医疗插上腾飞的翅膀。

5.1 无线时代无限可能

2019 年 1 月，华为联合中国联通福建省分公司、福建医科大学孟超肝胆医院、苏州康多机器人有限公司在福建中国联通东南研究院实施世界首例 5G 远程外科手术动物实验。远程手术的最大挑战是信号实时互联互通，对无线通信的时延、带宽、可靠性、安全性都有更高要求。

手术操作端放置在中国联通东南研究院内，通过 5G 技术实时传输操作信号，为 50 公里外孟超肝胆医院的实验动物进行远程肝小叶切除手术。手术当天晚上 6 点，在位于福州长乐滨海新城的中国联通东南研究院一楼展厅，福建联通、北京 301 医院、福建医大孟超肝胆医院三方联合开展的这台手术正式开始。主刀医生坐在机器旁，通过实时传送的高清视频画面，利用几个小指环轻松操纵远在 50 公里外的手术钳和电刀，并同时通过音视频与手术室里的助手轻松交流。随着内窥镜顺着导管进入腹腔，大家穿越到了奇妙的腹腔世界，巨大屏幕上清晰显示着内窥镜下肝脏红白相间的纹理，而麻醉状态下内脏规律的跳动也清晰可见。另一块屏幕上，则同步显示着手术台上"患者"和助手的实时视频。在不到 10 分钟的时间里，就将一片肝小叶顺利切除，手术创面整齐，全程不见一丝血迹。半小时后，50 公里外的福建医大孟超肝胆医院手术帐篷内，"患者"（小猪）渐渐从麻醉中醒来，宣告本次远程手术的圆满成功实施（图 5-1）。

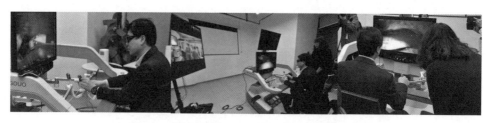

图 5-1　世界首例 5G 远程外科手术动物实验

（图片来源：https://www.sohu.com/a/288465352_695957）

手术利用华为 5G 网络提供的大带宽、低时延、大连接技术优势，很好地实现了目标。远程操控手术机器人两端的控制链路、2 路视频链路全部承载在 5G 网络下。这次手术中的远程操控机器所处的联通东南研究院一楼展厅位于 5G 天线的正下方，即俗称"塔下黑"的弱覆盖区，凭借微弱的边缘信号，实现了手术实时控制和视频同步需要的高速率和低时延。基于 5G 网络的操控体验、高清视频，已经达到光纤专线一致的体验。

5.2　5G 元年：开启万物互联

5.2.1　从"模拟"到"数字"

移动通信的发展历史可以追溯到 19 世纪。1864 年，麦克斯韦从理论上证明了电磁波的存在；1876 年，赫兹用实验证实了电磁波的存在；1896 年，马可尼在英国进行的 14.4 公里通信试验成功，从此世界进入了无线电通信的新时代。现代意义上的移动通信开始于 20 世纪 20 年代初期。20 世纪 60 年代中期到 70 年代中期为移动通信的蓬勃发展期，1G 就始于这一时期。

1G 网络——模拟技术

1978 年年底，美国贝尔实验室成功研制移动电话系统（AMPS），建成了蜂窝状移动通信网。1976 年，美国摩托罗拉公司的工程师马丁·库珀将无线电应用于移动电话。同年，国际无线电大会批准了 800/900 MHz 频段用于移动电话的频率分配方案。此后直到 20 世纪 80 年代中期，许多国家都开始建设基于频分复用技术（FDMA）和模拟调制技术的第一代移动通信系统，即 1G。1G 系统是模拟技术，容量十分有限，安全性和抗干扰能力差，价格昂贵，无法真正大规模普及和应用。

2G 网络——数字通信的开始

从 1G 跨入 2G 的分水岭是从模拟调制进入数字调制，2G 具备高度的保密性，系统的容量也在增加，从 2G 开始实现了手机上网。第一款支持 WAP 的 GSM 手机是诺基亚 7110，但当时 GSM 的网速仅有 9.6 kB/s。

3G 网络——人与人的连接

3G 是高速数据传输的蜂窝移动通信技术，传输速度达到每秒几百 kB，用户可以在手机上直接浏览网页、收发邮件、视频通话、收看直播、在社交平台上互动。3G 促进了智能手机的发展，实现了手机与人的连接、人与人的实时连接。

4G 网络

2008 年 3 月，国际电信联盟－无线电通信部门制定了 IMT-Advanced 规范，作为 4G 的标准。4G 集 3G 与 WLAN 于一体，能够传输高质量视频图像。4G 系统能够以 100 MB/s 的速度下载，上传速度也能够达到 20 MB/s，可满足几乎所有用户对无线服务要求。4G 的通信速度快、网络频宽、智能性更高、费用更低。

5G 网络

5G 即第五代移动通信技术，是最新一代蜂窝移动通信技术。5G 的目标是高数据速率、减少延迟、节省能源、降低成本、提高系统容量和大规模设备连接。

2013 年 2 月，欧盟宣布将拨款 5000 万欧元加快 5G 移动技术的发展，计划到 2020 年推出成熟的标准。

2014 年 5 月 8 日，日本电信营运商 NTTDoCoMo 开始与 Ericsson、Nokia、Samsung 等厂商合作测试 5G 网络。2015 年展开户外测试，2020 年开始运作。

2015 年 3 月 1 日，英国《每日邮报》报道，英国成功研制 5G 网络并进行 100 米内的传送数据测试，并称于 2018 年投入公众测试，2020 年正式投入商用。

美国移动运营商 Verizon 无线公司从 2016 年开始试用 5G 网络，2017 年在美国部分城市全面商用。

2017 年，全球许多运营商加快了对 5G 的部署，78% 的提供商正在对 5G 进行测试。据爱立信公司调查显示，28% 的受访者计划于 2018 年部署 5G 测试网络。同年，欧盟签署了联合发展 5G 宣言，欧洲 5G 将使用 694 ~ 790 MHz 频段，这一频段资源将在 2020 年前对运营商开放。

2019 年 6 月 6 日，中国移动、中国联通、中国电信三大运营商和中国广电获颁 5G 牌照。此后约 5 个月内，8.6 万座基站开始发射 5G 信号，20 款 5G 手机终端入网测试，5G 产业链进一步成熟。11 月 1 日，三大运营商 5G 套餐正式启用，5G 开始真正走进人们的生活（图 5-2）。

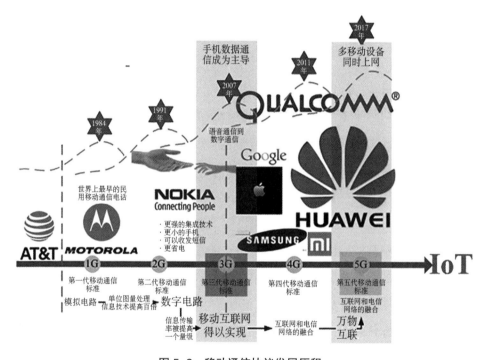

图 5-2 移动通信协议发展历程

5.2.2 5G 触发全景现象空间

2019 年被称为"5G 元年"。工业和信息化部向基础电信运营商发放 5G 牌照，中国开启 5G 商用之路。同时，全球各国 5G 部署启动，进入了密集的 5G 商用建设与实施阶段。

2019 年 6 月 6 日，工业和信息化部发放了首批 5G 商用牌照。此后，三大运营商开始密集推进 5G 各项测试。截至 2019 年 12 月，全国开通 5G 基站 12.6 万个，网络强国建设取得扎实进展，力争 2020 年年底实现全国所有地级市 5G 网络覆盖。

在美国，继 AT&T 在全美 12 个城市率先推出移动 5G 服务后，2019 年 4 月 5 日，Verizon 也宣布了 5G 移动服务商用。随后，美国总统特朗普宣布拟投入 2750 亿美元建设 5G 网络。

2019 年 4 月 5 日，韩国三大电信运营商宣布 5G 移动网络商用，截至 2019 年 6 月底，用户已经达到 165 万，占全球 77%。

2019 年 4 月 10 日，日本发布了 5G 频谱，预计 2020 年开始规模化商用。

在英国，沃达丰宣布于 2019 年 7 月初在英国 7 个城市开通 5G 网络服务，在 2019 年年底前在另外 12 个城市开通 5G 服务，另一家运营商 EE 在英国伦敦、加的夫、爱丁堡、伯明翰、曼彻斯特和贝尔法斯特开通 5G 网络。

5G 的普及为 AI 插上高速飞翔的翅膀，通过更快的速度、更准确的传输，为 AI 实现更快的计算功能与系统反馈提供通信保障，其触发了三大应用场景。

eMBB，即增强移动宽带。以人为中心的应用场景，表现为超高的传输数据速率，广覆盖下的移动性保证。在 5G 支持下，用户可以轻松享受在线 2k/4k 视频及 VR/AR 视频，用户体验速率可提升至 1 GB/s（4G 最高实现 10 MB/s），峰值速度甚至达到 10 GB/s。

uRLLC，即高可靠低时延连接。连接时延达到 1 ms 级别，且支持高速移动（500 km/h）情况下的高可靠性（99.999%）连接。这一场景更多面向车联网、工业控制、远程医疗（远程手术）等对传输速度要求极高的特殊应用。

mMTC，即海量物联。5G 强大的连接能力可以快速促进各垂直行业（智慧城市、智能化医疗设施、环境监测等）的深度融合。

万物互联下，依靠身边的各类传感器和智能终端将构筑全智能化的生活模式。高速、无延迟的数据传输，终端成本更低、电池寿命更长、可靠性更高使得我们真正实现"在线"生活。

5.3　无线医疗

无线医疗以计算机、可穿戴、物联网、无线通信和云计算等技术为依托，利用有限的医疗人力和设备资源，发挥大医院的医疗技术优势，在疾病诊断、监护和治疗等方面提供信息化、移动化和远程化医疗服务。无线医疗的核心是患者，其也是物联网的原动力，构建以患者为中心，包括医生、护士、药品、医疗设备等在内的所有与患者有关的系统。在 5G 通信技术与智能传感器，以及云计算、边缘计算等新一代智能计算技术的支持下，将实现全面无缝的互联互通，以及数据的实时读取、高速处理与传输，使得实时的精准医疗诊断决策成为可能。

云计算技术提供了极强的数据存储、处理、聚合、可视化和分享的能力。基于社交媒体的医疗知识共享社区为用户提供了新型的医疗知识获取方式与自我健康管理的新途径。传感器和信息通信技术定义并创建了新的医学和医疗的未来，为深入了解人体提供方法。传感器和信息通信技术的融合不仅能够生成关于患者健康和保健的信息，与医生共同管理自身的医疗与健康状况，还能使医生采用前所未有的方式控制和利用医疗数据。物联网的构建，使各种医疗设备将以实时在线的方式存在于网络中，医疗服务将大大改善并伴随全新的模式。

"医疗个性化"最能体现 5G 在医疗领域的影响力。物联网设备可以实时收集患者的特定数据，快速处理、分析和返回标注着健康状况的信息，并向患者推荐适合的治疗方案，这将使得患者拥有更多的自主管理能力。

5.4　"多网合一"的医疗物联网

计算和处理能力、无线技术和微型化的进步，推动了互联医疗设备的创新，连通性增强、互联医疗设备数量的增加和支持采集与传输医疗数据、互联技术、服务系统及软件的进步，创造了医疗物联网。

IoMT 将数字和物理世界结合起来，汇集了人员（患者、护理人员和临床医生）、数据（患者或绩效数据）、流程（护理交付和患者支持）和启动程序（连接的医疗设备和移动应用程序），以提高诊断和治疗的速度和准确性，并实时监控和修改患者的行为和健康状况。通过简化临床流程、信息和工作流程，提高医疗保健组织的运作效率和有效性。传感器和设备之间的连接有助于实时进行患者护理，即使患者身处偏远地区，同时有助于改善医疗机构内部和医疗机构之间的通信。传感器和设备相互连接产生的大量数据为新的护理模式创造了机会，并支持提供"4P"药物，即具有预测性、预防性、个性化和参与性的药物。

2018 年 7 月，全球管理咨询公司德勤英国健康解决方案中心发布研究报告《医疗技术和医疗物联网——互联医疗设备如何改变医疗保健》。其对 IoMT 是如何改变医疗技术在医疗保健领域的角色进行了调查，阐述了医疗技术公司如何正确地进行数字化转型。医疗技术行业的未来，将取决于医疗技术公司向医疗保健提供者和支付者展示，联网医疗设备如何为基于价值的新范式做出贡献的能力。

医疗物联网有三大要素："物"是对象，即医生、患者、机械等；"联"是信息交互，物联网标准的定义是对象可感知、可互动、可控制；"网"是流程。医疗的物联网并不是看得见的物理网络，而是基于标准的流程。从物联网的理念来讲，物联网的概念当中必须是全过程的过程控制，必须要有标准的依托，医疗应用最困难的是没有完善的标准，而物联网会从本质上推进整个医疗信息化的改进。目前，医疗物联网在智能医疗领域的主要应用为物资管理可视化技术、医疗信息数字化、医疗过程数字化 3 个方面。

5.4.1 医疗物联网的诞生

1969 年，物联网的"网络"基础 ARPANET 由美国国防高级研究项目机构 DARPA 开发并投入使用，这是现代互联网的先驱。

1980 年，ARPANET 由商业提供商向公众开放。

1982 年，卡内基梅隆大学的程序员将一台可口可乐自动售卖机连接到互联网上，使人们购买前可以检查机器是否有冷饮。这被认为是最早的物联网设备之一。

1990 年，John Romkey 将烤面包机连接到互联网上，并通过网络操作，成功地打开和关闭了它，成为现代物联网设备的雏形。

1995 年，由美国政府运营的 GPS 卫星计划使许多物联网设备可以提供位置信息。

1999 年，"物联网"一词出现。麻省理工学院自动识别实验室负责人凯文·阿什顿在给宝洁公司高管的演示中提到了"物联网"，说明射频识别跟踪技术的潜力。

2000 年，LG 率先推出了"联网冰箱"计划。使用屏幕和跟踪器来帮助人跟踪冰箱里的东西。

2007 年，第一部 iPhone 手机出现，为公众提供了一种与世界和联网设备互动的全新方式。2008 年，物联网设备数量首次超过了地球上人口的数量。

2009 年，谷歌启动自动驾驶汽车项目，圣裘德医疗中心发布联网心脏起搏器。

2010 年，中国政府将物联网列为关键技术，物联网被列入长期发展计划。

2012 年 2 月 14 日，工业和信息化部发布《物联网"十二五"发展规划》，提出了重点发展的物联网九大应用，包括智能工业、智能农业、智能物流、智能交通、智能电网、智能环保、智能安防、智能医疗和智能家居。

2014 年，小米手环作为智能可穿戴设备问世。2015 年，Apple Watch、华为手环也相继上市。2018 年，多种智能可穿戴设备上市，为个人健康提供专业医疗数据（图 5-3）。

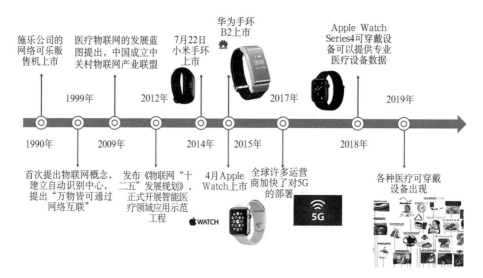

图 5-3　医疗物联网的发展路径

5.4.2　我国医疗物联网政策脉络

医疗物联网已经成为国家推动医疗健康智慧化战略的重要组成内容。

2013 年 2 月，《国务院关于推进物联网有序健康发展的指导意见》中提出，在医疗卫生领域，围绕管理模式和服务模式创新，实施物联网典型应用示范工程。

2014 年 6 月，民政部发布《国家智能养老物联网应用示范工程的通知》，指出可以应用物联网技术开展老人定位求助、跌倒自动检测、卧床监测、视频智能联动等服务。

2014 年 8 月，《关于印发促进智慧城市健康发展的指导意见》中提出，加快物联网在城市管理、交通运输、医疗卫生、民生服务等领域的推广应用。

2016 年 6 月，《国务院办公厅关于促进和规范健康大数据应用发展的指导意见》提出，整合线上线下资源、规范医疗物联网和健康应用程序的管理。

2017 年 1 月，《物联网"十三五"发展规划》提出，开展物联网在药品流通、病患看护、电子病历等环节的应用；开展基于物联网智能感知和大数据分析的精准医疗应用；开展智能可穿戴设备远程健康管理等。

2018 年 4 月，《国务院办公厅关于促进"互联网＋医疗健康"发展的意见》鼓励利用可穿戴设备获取生命体征数据，为孕产妇提供健康监测与管理。

我国 2012—2018 年推出了一系列涉及医疗物联网的政策。医疗物联网已成为引领医院数字化转型的核心。这些政策为医院的数字化转型和医疗网联网的发展指明了方向，从中也可以梳理出一条清晰的推动医疗物联网发展的路径。

2012—2015 年，应用示范和场景化探索阶段。

2015—2017 年，规模化、集群化的智能医疗产业链建立阶段。

2017 年至今，物联网智能感知和大数据分析的精准医疗应用阶段。

早期的医院数字化转型是围绕业务的流程化进行的，以建立医疗及医院管理信息系统为目标，而随着数据、信息技术的发展，各个独立的医疗业务数字模块之间会在数据处理流程、数据共享层面上发生冲突。借助云计算、物联网、大数据等新兴技术构建的整合平台和解决方案，将推动医院全流程、全数据的数字化转型。产业平台化和园区化已经成为医疗物联网下一阶段的发展目标。但要想达成这一目标，必须通过不断提升产业生态竞争力、产业协同性、完善标准制定、拓展商业模式等方式，才能实现医疗物联网的下一步跨越。

物联网"十三五"发展规划公布的产业显示，"十二五"期间我国医疗物联网已形成包括芯片、元器件、设备、软件、系统集成、运营、应用服务在内的较为完整的物联网产业链。形成了环渤海、长三角、泛珠三角及中西部地区四大区域聚集发展的格局，涌现出一大批医疗物联网领军企业。医疗物联网产业已初步建成一批共性技术研发、检验检测、投融资、标识解析、成果转化、人才培训、信息服务等公共服务平台。此外，我国光纤传感器、红外传感器技术已达到国际先进水平；超高频智能卡、微波无源无线射频识别（RFID）、北斗芯片技术水平也有大幅提升；微机电系统（MEMS）传感器实现批量生产；物联网中间件平台、多功能便捷式智能终端研发也取得突破。

2017 年 7 月 11 日，我国物联网龙头城市无锡市印发了《无锡市加快发展以物联网为龙头的新一代信息技术产业三年（2017—2019 年）行动计划 2017 年实施方案》。明确了发展目标，提出要加快建设特色产业园区。新吴区重点建设智慧健康产业园，推进载体平台建设。加快建设以国家医疗健康物联网产品评测中心、智慧体育（无锡）创新中心等为重点的一批国家级物联网产业平台。

5.4.3　医疗物联网的技术支撑

医疗物联网 IoMT 通过多合一的网络体系，包括 Wi-Fi 网络、RFID、GIS、5G 网络、ZigBee 和医疗遥感网络等，在医院的各种物品上放置各种电子标签、传感器、网络连接，或在人身上佩戴可穿戴设备，对医院的人和物进行精细化管理，帮助医院提高效率、优化管理、降低成本，让医院的管理进入智能化时代。

地理信息系统（Geographic Information System，GIS）是在计算机软硬件系统支持下，对整个空间中的有关地理分布数据进行采集、储存、管理、运算、分析、显示和描述的技术系统。

医疗物联网服务于医疗卫生领域，综合运用光学技术、压敏技术和 RFID 技术等先进技术手段，结合多种医疗传感器，通过传感网络按照约定协议，借助移动终端、嵌入式计算装置和医疗信息处理平台进行信息交换。

5.4.4　医疗物联网的网络结构

和物联网一样，医疗物联网同样存在感知层、传输层和应用层 3 个层级，其中应用层是医疗物联网价值的集中体现（图 5-4）。

医疗物联网应用层

基于物联网技术，医疗将向数字化、智能化方向发展。数字化医院是物联网技术在医院的综合应用，以物联网技术构建出各种应用服务，且集诊疗、管

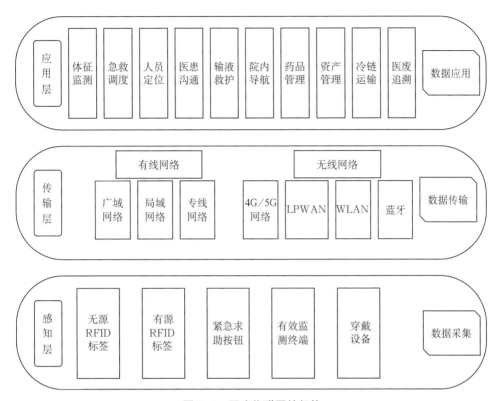

图 5-4　医疗物联网的架构

理和决策为一体。目前国内一些国家级三甲医院都在使用该技术。在 5G 的支持下，结合特有的影像数据传输技术，有助于提升会诊效率，也便于移动端应用。

医疗物联网传输层

传输层又细分为平台层和网络层。常用的医疗物联网无线传输方法包括 Wi-Fi 技术和蓝牙通信技术。从技术效果上看，Wi-Fi 拥有宽带高、传输速度快等优点，主要用于电脑、智能手机等的通信；蓝牙通信技术拥有功耗低、传输速率快等优点，是目前适用于医疗物联网的短距离无线通信技术。

国内知名室内导航公司道一循将室内导航技术整合进广州市妇女儿童医疗中心的官方 APP 里。为患者提供与就诊流程相结合的导航、自主查询导航及位置分享等服务，从而有效降低医院导诊投入，提升了整体服务质量和运营效率。医院将 iBeacon 蓝牙定位信标贴在墙壁上，当用户的手机开启蓝牙进行定位时，借助信标发的信号就可以实现精确定位，在这个过程中，除了第一次开启 APP 需要加载离线地图外，手机无须再开启 4G 和 Wi-Fi 网络，所以并不耗费流量。

医疗物联网感知层

感知层中主流的、已被大量应用的技术包括光学技术、压敏技术和 RFID。医院通过 RFID 手环等设备保存患者个人信息和医疗档案，并由医院服务器负责接收、处理和存储。医护人员在对患者做医护处理前，可通过 PDA 读取患者 RFID 医疗卡上的信息，了解患者的病史和特征等详细数据。

医护人员可通过 PDA 记录急救患者的病情信息和简单救治情况，利用无线通信发送给医院，使得医院在第一时间了解状况，做好术前准备。保障护理安全、提高护理质量是缓解医患矛盾的重要环节。

我国医院医疗事故频发，但 70% ~ 80% 的医疗纠纷并不属于医疗事故，而是由护理不当所引起。以最常见的输液为例，护士在管理患者输液的过程中，非常容易出现输错的情况。因为输液的药品、数量、时间都有着严格的规定，其中任何一个环节出现失误，都有可能导致医疗事故的出现。如果每一位患者都佩戴一个 RFID 腕带，护士输液前，扫一下腕带和药品编码，确定两者是否匹配，可将失误可能性降到最低。智能护理系统确保了护士按照"三查七对"规范操作，减少护理差错，每位患者在入院时都会领到一条 RFID 腕带，作为就诊期间的"临时身份证"，里面记录着患者的姓名、性别、年龄、科室、床号、血型等基本信息和医嘱处理、检验、输液、注射等信息。

融合感知层、传输层和应用层的数字化解决方案

融合了感知层、传输层和应用层的解决方案推出了四网合一的物联网基础架构平台，核心是物联网 AP 和 AC，其中物联网 AP 和 RFID 阅读器功能可以实现信息双频四通道的发送和接收。物联网 AP 接收 RFID 标签返回信息及支持 Wi-Fi 移动终端返回信息，实现前段感知的融合。物联网 AC 除了能够对接物联网 AP 外，还可以通过融合物联网中间件模块，实现前段感知信息和后端应用系统之间的转换、封装、解析和集成。通过融合通信网关模块，实现 RFID

信号转换成ICP/IP信号并进行传输，通过融合统一平台管理，实现对物联网AP的无线网应用和对RFID应用进行统一有效的配置和管理。医疗物联网基础架构平台以一种简约的方式，解决了有线网、物联网和内外网之间的通信和数据融合应用。

5.4.5　医疗物联网的关键技术

传感技术、RFID、数据分析技术、网络通信技术是物联网的四大核心技术。对于医疗物联网来说，可以划分为医疗信息感知、医疗信息处理和医疗信息传输。

医疗信息感知

目前，绝大多数医疗信息都可以通过医用传感器感知或采集。医用传感器就是一种电子器件，特指应用于生物医学领域的传感器，能够感知人体生理信息，并将这些生理信息转换成与之有确定函数关系的电信号。体温传感器、电子血压计、脉搏血氧仪、血糖仪、心电传感器和脑电传感器是智慧医疗中最常用的传感器。RFID技术即无线射频识别技术，基本组成包括应答器和阅读器。应答器通常做成标签样式，即RFID标签，可以方便地附着在物体或人员身上。阅读器负责读取和写入RFID标签信息，一般有手持式RFID读写器和固定式读写器。RFID由于具有信息存储和读取准确快速、操作方便快捷、自动化等优势，在智慧医疗建设过程中发挥着重要作用。

医疗信息处理

数据融合、数据挖掘、图像处理识别、机器学习、自然语言处理、数据可视化等数据分析处理技术取得进步。医疗信息具有多模特性，包括纯数据（如体征参数、化验结果）、信号（如肌电信号、脑电信号等）、图像（如B超、CT等医学成像设备的检测结果）、文字（如患者的身份记录、症状描述、检测和诊断结果的文字表述），以及语音和视频等信息。医疗信息处理涉及图像处理技术、时间序列处理技术、数据流处理技术、语音处理技术和视频处理技术等多个领域。

医疗信息传输

经过 20 多年的发展，医疗物联网业界已形成多种物联网通信技术，从传输距离上区分，可以分为两类：第一类是短距离无线通信技术，代表技术有 ZigBee、Wi-Fi、Bluetooth、Z-wave 等；另一类是低功耗广域网无线通信技术（LPWAN）。低功耗广域物联网技术又可分为两大类：一类是工作在非授权频段的无线技术，如 LoRa、Sigfox、Weightless 等，这类技术大多是非标准化、自定义实现；另一类是工作在授权频段的无线技术，如窄带物联网通信技术（NB-IoT）、LTE-M（又称 eMTC）、GSM、CDMA、LTE 等蜂窝通信技术，这类技术基本都在 3GPP 或 3GPP2 等国际标准组织进行了标准定义。

无线人体局（区）域网

利用近距离无线通信技术，将穿戴或植入在人体上的集中控制单元和多个微型的传感器单元连接起来。典型生理传感器有穿戴式或植入式两类，如心电图传感器、血压传感器、血氧传感器、体温传感器和行为感知器。无线人体局域网主要针对健康监护应用，可以长期、持续地采集和记录如糖尿病、哮喘和心脏病等慢性病患者的生理参数，并在需要时为患者提供相应的服务，如在发现心脏病患者的心电信号发生异常时及时通知其家人和医院，在发现糖尿病患者的胰岛素水平下降时自动为患者注射适量的胰岛素。

无线局域网

在移动医疗护理应用中，护士利用手持移动终端设备，可以快速将患者的相关信息通过医院无线局域网传输到医院信息系统的后台数据库中，也可以根据患者的唯一标识号从后台数据库中读取患者的住院记录、化验结果等。无线局域网也可以接入广域网，将数据传送到远端服务器。在远程医疗应用中，通过布设在家庭的无线局域网，可以将居家老人的实时生理数据、活动记录和生活情况等传送到医院数据中心进行分析，并在发生紧急情况时通知家人或值班医生。

低功耗广域网无线通信技术

广域网适用于医疗信息的远距离传输，主要用于远程医疗、远程监护、远程咨询等应用中的信息传输。窄带物联网（NB-IoT）是物联网的一个重要分支，聚焦于低功耗广覆盖（LPWA）物联网市场，可与现有的高速移动网络服务（LTE基站）结合。5G 可承载大规模、高密度的物联网业务，每平方公里可提供多达100 万个连接。

医疗物联网相关的技术发展逐渐成熟。根据 2018 年 Gartner 技术成熟度曲线，物联网平台技术即将结束期望膨胀期，在未来 5 ～ 10 年内会大规模地应用到各行各业，其中医疗就是重要领域（图 5-5）。

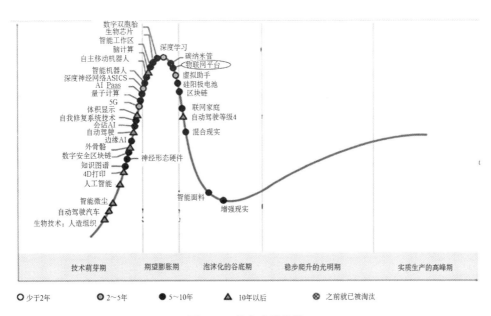

图 5-5　技术成熟曲线

5.4.6　医疗物联网的作用

医疗物联网将改变医疗行业人与设备的交互方式，实现医疗设备与设备的对话与互动，极大地解放人力，从而创造一种新型的医疗服务与医院管理模式。这种模式将会加速医院信息的流动，提升医生诊治的效率，最终造福患者（图 5-6）。

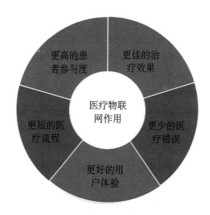

图 5-6　医疗物联网作用

医疗物联网的作用主要体现在 5 个方面：更高的患者参与度、更佳的治疗效果、更少的医疗错误、更好的用户体验及更短的医疗流程。

IoMT 环境下，患者通过设备访问医疗数据，查看医疗进展，提升了医疗过程中患者的参与度；医护人员通过医疗物联网可以实时访问患者信息、监控患者状态以更好地制定治疗方案，获得更佳的治疗效果。IoMT 自动收集和传输数据，相比于手动方式，发生错误的概率更低。同时，IoMT 能够及时监测和反馈患者状况，提高治疗主动性和准确性，获得更好的患者满意度。在医疗过程中，IoMT 可以简化各种临床流程和信息流，并将人员（患者，护理人员和临床医生）数据（患者或绩效数据）、流程（医疗服务和监控）和推动者（医疗设备和移动应用程序）整合在同一网络中。

5.5　医疗物联网的应用场景

目前，医疗物联网的应用场景大致分为 12 种，分别是：体征监测(心电、血糖、睡眠质量等）、移动护理（移动查房）、人员管理（护理人员定位、婴儿防盗、老人定位等）、输液管理、资产管理（血液管理、器械管理、高值耗材管理等）、远程转诊会诊、报警求助、手术室管理、环境监控（PM2.5、温湿度、光照等）、院内导航、标本送检、药品。

5.5.1　医疗过程智能化

智能护理

对于长期卧床、须全程跟踪或不愿接受身体接触式监测仪的患者，可使用非接触式智能监护系统进行监测。床旁智能监护可以实现不接触患者身体，精确测量和传输其心率、呼吸频率和离床、翻身状态等生命体征数据。

北京大学深圳医院的病房采用脉搏血氧仪、无线红外耳温枪、无线血压仪等设备取代人工测量、记录生命体征的采集方式。通过这些物联网设备，系统可以轻松采集到患者的体温、心率、血氧、血压、脉搏等生命体征，患者再也不用被牢牢固定，身上也不再缠绕电路线，护理舒适度大大提升（图 5-7）。

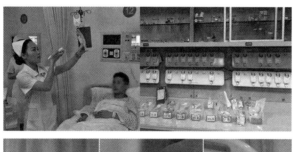
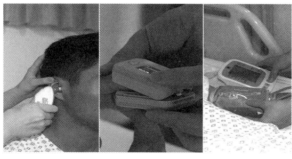

图 5-7　床旁智能诊疗

智能护理系统以医院病区为载体，结合医院物联网 RFID 应用需求，将超高频无线 RFID 技术应用于医院护理及实现了对患者的全方位无接触信息识别及护理操作数据的实时采集、操作确认、自动记录。

智能护理可以协助和指导护士完成医嘱，提高护理质量、节省医务人员时间、提高医嘱执行能力、控制医疗成本，使医院护理工作更准确、高效、便捷。患者佩戴 RFID 标签，护士在护理过程中通过便携式终端读取患者的 RFID 信息，通过无线网络从医疗信息系统服务器中查询患者的相关信息和医嘱，如患者生理指标、护理情况、服药情况、体温测量次数等（图 5-8）。

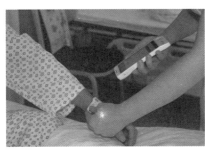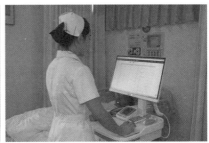

图 5-8　移动护理

生物声学传感器和持续活动监测

生物声学传感器被用于监测体音、呼吸、血压和心跳。对于消化道失去肌肉力量并有运动问题的患者，基于 IoMT 的数字生物声学传感器可以检测持续手术后的胃肠活动，并把监测数据实时发送给医生，免除了患者定期就诊的麻烦，替代了模拟听诊器观察肠道活动的传统方式。

Umit Deniz Ulusar 等人于 2018 年提出的基于 ZigBee 的胃肠道运动监测器（GTMM），是由 IoT 驱动的 eHealth 设备，用于在腹部大手术后对住院患者进行持续监测。这一设备采用传感器收集生理信息，使用处理器进行实时数据处理，采用网关将数据或警告发送给护理人员，以进一步监测术后并发症，如肠梗阻（图 5-9）。

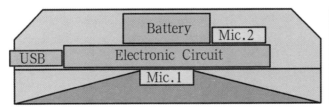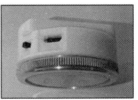

图 5-9　基于 ZigBee 的胃肠道运动监测器（GTMM）

（图片来源：http://dx.doi.org/10.1007/978-3-319-99061-3_8）

5.5.2　人员管理智能化

依靠物联网，通过使用患者监控跟踪安全系统和医护人员管理系统，实现了对患者院内的轨迹可追溯，以及对患者出入病房的流动控制和对医护人员的管理。物联网在控婴管理方面发挥了巨大作用。婴儿安全管理系统可以加强对出入婴儿室的人员的管理，包括产妇、医护人员等，系统会自动确认来访者的身份，在发生偷抱或误抱时及时发出警报，同时可以对新生儿的身体状况信息进行记录和查询，以确保新生儿安全。

医疗设备及人员的实时定位

基于物联网技术的人员定位管理系统，是 Wi-Fi 技术和 RFID 技术在医疗行业的典型应用。通过加强对特殊患者位置及动态的监管，能够真正做到"以患者管理为中心"。人员定位系统实现了对医院各类人群的精细化和智能化管理、精确的 RoomLevel 级和 BedLevel 级定位服务、自定义事件机制及多样化提醒方式，更加切合医院实际应用场景，医疗物联网产生的感知信息在丰富医疗信息数据的同时，也为医护人员的日常工作带来极大的便利。常见的定位人员包含医生、护士、病患、新生儿及发送人员等其他医务工作者。医疗物联网人员定位防盗系统通过为婴儿和母亲佩戴有源的 RFID 远距离标签，实现母亲和婴儿的匹配。母婴身份信息匹配管理功能包含在母亲标签中，婴儿标签被佩戴至婴儿脚踝后，一旦（未经允许）私自取下，系统将自动产生报警信息。同时，系统可在婴儿活动空间内布置医疗物联网 AP，用于采集婴儿的信息。配合在病区出入口安装出口监视器，从而实现对婴儿全方位、全时段的监控（图 5-10）。

在医疗服务过程中，对于医务人员、患者、医疗设备的实时定位可以很大程度地改善工作流程，提高医院的服务质量和管理水平，可以方便医院对特殊患者（如精神病患者、智障患者等）的监护和管理，可以对紧急情况进行及时处理（图 5-11）。

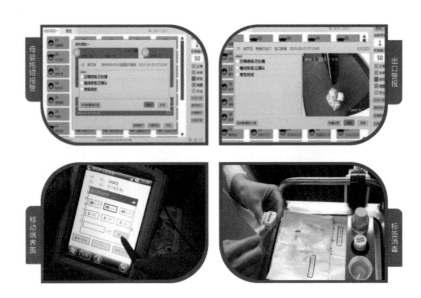

图 5-10　婴儿防盗系统

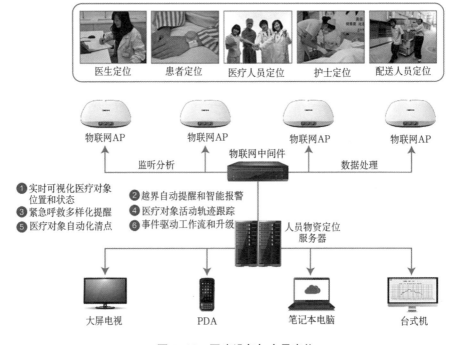

图 5-11　医疗设备与人员定位

5.5.3　供应链管理智能化

药品、耗材、器械设备等医疗相关产品在供应、分拣、配送等各个环节的供应链管理系统，依靠物联网技术，实现对医院资产、血液、医院消毒物品等的管理。产品物流过程涉及很多企业的不同信息，企业需要掌握货物的具体地点等信息，从而做出及时反应。在药品生产上，通过物联网技术实施对生产流程、市场的流动及患者用药的全方位检测。依靠物联网技术，可实现对药品的智能化管理。

围手术期管理闭环

围手术期是围绕手术的全过程，从患者决定接受手术治疗开始，到手术治疗直至基本康复，包含手术前、手术中及手术后，从确定手术治疗时起，直到与这次手术有关的治疗基本结束为止，时间约在术前5～7天至术后7～12天。

通过临床移动终端NDA扫描条码，患者的信息可得到确认和实时共享，实现手术患者在转运交接、安全核查、标本核对、手术器械清点、耗材追溯等全过程的闭环管理，提升了围手术期安全管理制度的执行力，降低了围手术期差错发生率，实现患者安全管理的目标。手术室配送机器人实现手术室和二级库房之间高值耗材、器械等的下单及自动物流配送，避免手术过程中因需要取药和器械等而中断手术，缩短了手术时的等待时间。

医疗设备管理闭环

通过电子标签明确全院范围内急救设备的分布，方便特殊情况下的全院统筹，特别是呼吸机和除颤仪的位置和统计。护士可以快速定位科室急救设备的具体位置、数量和状态，帮助护士及时找到急救设备，保证抢救物品的及时到位（图5-12）。

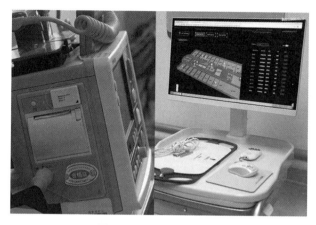

图 5-12　医疗设备管理

（图片来源：https://baijiahao.baidu.com/s?id=1612983314221451466&wfr=spider&for=pc）

5.5.4　健康管理智能化

实行家庭安全监护，可以实时得到患者的全面医疗信息。通过远程医疗和自助医疗，实现信息及时采集和高度共享，可缓解资源短缺、资源分配不均的窘境，降低公众医疗成本。

多维度健康模型建立

5G 的到来使得医疗物联网生态系统成为可能，这个生态系统从大方面来讲，至少可包含数十亿个能耗低、比特率也低的医疗健康监测设备、临时可穿戴设备和远程传感器。医生或健康管理人员依据这些仪器实时提供的生命体征、身体活动等数据，能够有效地管理和调整患者的治疗方案。这些数据也可以用来预测分析，使得医生或健康管理人员可以快速检测出普通人的健康模式，从而让诊断变得更加准确。

远程虚拟护理

eMMB 作为 5G 的三大应用场景之一，超高速的网络体验可以支持个性化的医疗应用程序且提供身临其境的体验，虚拟现实（VR）和在线视频可以广泛地运用于医疗健康之中。也就是说，患者身体出现异常，可以不用去医院接受诊断，仅在家中就可以实施远程的虚拟护理。

　　远程虚拟护理打破了医生和患者之间的时间和空间障碍，医生只需戴上 VR 头盔或者眼镜，就可以通过 3D/UHD 视频远程呈现或 UHD 视频流来对患者进行远程诊疗，让这些患者能够得到及时护理。通过先进的监控技术，5G 无疑将提高医生与患者保持联系的能力，无论是在救护车外还是患者家中。因为 5G 的低时延，医生甚至可以在上千公里之外利用机器人对患者实施手术（图 5-13）。

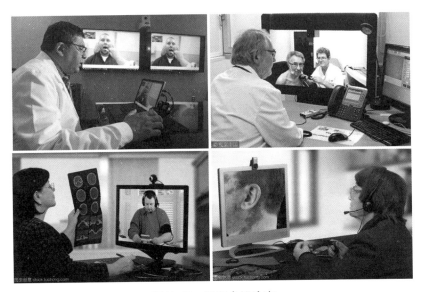

图 5-13　远程虚拟诊疗

（图片来源：https：//stock.tuchong.com/image？ imageId=263335448700780592&source
=360tusou）

社交网络与物联网的融合——社交物联网

　　社交物联网（Social Internet of Things，SIoT）是物联网的一个子集，以智能硬件及其用户为代表的实体为节点，采用社交网络的组织方式，利用物与物、物与人、人与人之间的社交关系，形成具有社交网络特点的研究方法和模型，从而实现物联网的连接、服务和应用，是物联网在技术、架构、应用等方面利用社交网络研究方法的一种实现形式。

为残障人士或伤病康复者安排适当的治疗一直是一个艰巨任务，对家庭治疗的监控使治疗师能够远程获得来自多个患者的治疗数据。Md. Abdur Rahman 开发了 m-Treatment 框架帮助患者在家中进行康复治疗，而社交物联网提供了健康服务。传感器和患者、治疗师、护理者形成网络的节点，通过游戏来辅助健康护理，治疗师将一个高水平的治疗映射到游戏中，缓解了治疗的痛苦与无聊。患者在家里玩游戏时，m-Treatment 收集实时运动数据，将这些数据存储在大数据存储库中，分析治疗过程数据并找到改善指标。治疗师可以查看治疗会话数据，并在任何时间戳对视频进行注释。患者或护理者家庭成员可以回放医生的注释，并做出反馈。治疗师通过监控数据查看患者改善数据和特定治疗练习的有效性。护理人员可以访问分析数据，评估患者的改善和康复情况，并对护理服务质量进行评价（图 5-14）。

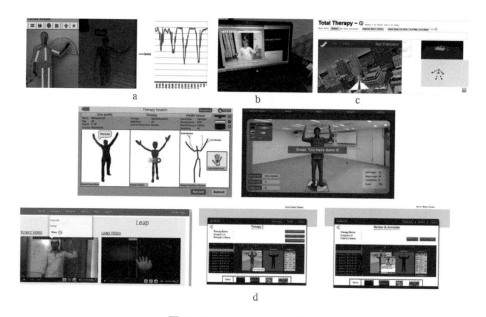

图 5-14　m-Treatment 应用

（图片来源：TALUKDER M, MST A A, NEELIMA A, et al. EOG based home automation system by cursor movement using a graphical user interface (GUI) [C].2018 IEEE International WIE Conference on Electrical and Computer Engineering (WIECON-ECE), 2018.）

认知物联网

基于认知无线电的物联网被称为认知物联网（Cognitive IoT，CIoT），是一种有效利用稀缺频谱的有前途的技术。CIoT 的基本思想是为高度密集的互联对象之间的信息交换动态分配无线信道。

CIoT 通过随机搜索空闲信道来传输短包，节省了带宽，有效地利用了频谱资源。其可跟踪全球范围内新冠肺炎病例情况，包括治愈患者数量、死亡人数，以及不同地点的活跃病例数量。可以对疾病的严重程度进行建模，预测疾病活动，为卫生部门和政策制定者的防控做好决策和准备。连接到 CIoT 网络的个体用户可以获得政府倡议、医疗预防措施和治疗程序更新。公众和医疗服务机构可以通过 CIoT 访问机场、火车站、旅社等各入口点面部识别数据，实现筛查与监测。

5.6　资本支持

截至 2018 年 7 月底，国内共有 31 家医疗物联网企业累计获得超过 23 亿元的融资，40 家投资机构积极投资医疗物联网企业。埃森哲发布了《2017 年医疗物联网研究报告》，预计 2020 年，物联网市场将达到 1630 亿美元，2015—2020 年复合年均增长率为 38.1%，而医疗行业则是物联网应用最多的领域。2017 年，全球市场研究和咨询公司 MarketsandMarkets 对市场的医疗物联网估值为 412 亿美元，预计 2022 年将增至 1581 亿美元。到 2022 年，医疗物联网的联网医疗设备部门（帮助诊断、监测和治疗患者）预计将从 2017 年的 149 亿美元增至 522 亿美元。

当今医疗供应商及投资人主要在 3 个方面进行医疗物联网投资：远程患者监测、健康预防及运营。投资者认为，在这 3 个领域实行医疗物联网方案，不仅能够大大节约成本，还能够改善消费者体验，提升消费者满意度并吸引消费者。

第六章 ◉ ● ● ●

智能的在线"动力"：医疗云

假如说云计算是工业时代的电，大数据就是福特的生产线，如同没有电就不会有大规模工业化生产一样，没有云计算，也就不会有大数据。

——阿里巴巴集团技术委员会主席王坚

计算智能是人工智能借助云计算对大数据的高效智能计算与分析。计算智能是人工智能的基础环节，高效的智能计算可以有效挖掘大数据之间的有效信息，是认知智能和感知智能的前提和保障。云计算为一切在线模式提供公共计算服务，成为保证互联网平台在线运行的基础设施，为"智能化"提供了充足的在线"动力"，就像第二次工业革命中电力的发明为大规模生产线的运行提供了动能。

6.1 eClinicalWorks 云计算助力智能医疗

eClinicalWorks 通过基于云的统一解决方案，打造了电子健康记录软件eClinicalWorks V11，可作为内部部署解决方案或托管解决方案（Softwareas-a-Service，SaaS）使用，包括了统一的电子病历系统 EMR（Electronic Medical Record）、患者信息门户系统、电子健康交换系统、P2P、eClinicalMobile、eClinicalMessenger、eClinicalTouch 服务，确保从计划和检查到文档、实验室、处方、开单和跟进等患者护理的各个方面都受到控制。V11 通过 CommonWell 和 Carequality 全国网络提供免费的医院互操作（图 6-1）。

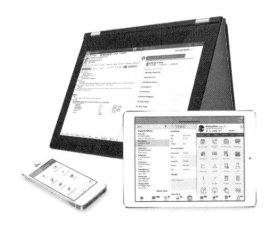

图 6-1 eClinicalWorks V11 EHR

（图片来源：https://www.eclinicalworks.com/products-services/）

2017 年，医疗云计算投资增长快速，随着云计算技术、服务模式和生态系统的日益成熟，医疗云正式进入了快速发展阶段。同年 10 月，eClinicalWorks 采用基于云计算的虚拟助手（EVA），将用户连接到泛在化医疗服务系统，客户能以对话的方式使用电子健康档案 EHR（Electronic Healthcare Records），大幅提高人机交互效率。eClinicalWorks 提出开放互操作性 FHIR（Fast Healthcare Interoperability Resources）云服务，允许第三方开发人员构建面向患者的医疗应用程序（图 6-2）。

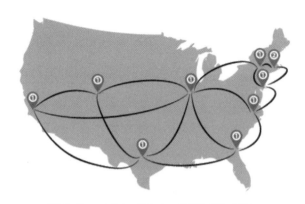

图 6-2 eClinicalWorks"网格云"部署

（图片来源：https：//www.eclinicalworks.com/about-us/）

　　eClinicalWorks 构建自己的网格云，战略数据中心帮助确保最快地访问所需要的信息，实现可伸缩性、更长的正常运行时间和一致的高速访问，同时保障了医疗数据及私人数据的安全、可靠且可完全访问。eClinicalWorks 基于 eClinicalWorks Cloud 提供了控制医疗成本、减少错误、提高护理质量的智能医疗解决方案，并创建工具，以弥合患者、医院和私人诊所，以及医疗机构和付款人之间的差距，为各种规模和类型的医疗专业人员（门诊诊所、紧急护理设施、保健中心、医院等）提供统一和集成的医疗保健 IT 架构，提供患者关系管理、人群健康管理及收入周期管理服务（图 6-3）。

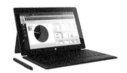

Electronic Health Records　　Population Health Management　　Revenue Cycle Management　　Patient Engagement

图 6-3 eClinicalWorks 产品

（图片来源：https：//www.eclinicalworks.com/about-us/）

　　医疗资源不均衡不仅困扰着发展中国家，在发达国家同样存在这样的问题。

在美国大多数乡村地区，医疗设备欠缺、医疗资源匮乏，为更好、更高效地实现包括医疗保险患者在内的人群护理，推动医疗卫生事业的发展，需要提高这些地区每位患者病例的可见度并改善其管理模式。eClinicalWorks EHR 的应用在云计算的助力下，提供全面和可自定义的文档，实现了多种人口健康工具的互操作，包括用于慢性护理管理（CCM）和过渡护理管理（TCM）的工具，实现实时监测患者的健康状况，预测患者健康风险及提供对应的措施。在此过程中，eClinicalWorks Cloud 对电子健康病历的管理承担重要角色和重要支持，因其在全国使用 9 个数据中心进行部署和托管，数据传输和内置网络实现了更为高效、安全和可靠的运转及使用，可以实时应对医疗健康机构所提出的有关保证医疗健康数据安全性和保障数据实时传输共享的更高要求。eClinicalWorks 满足了乡村医护工作人员提升工作效益的需要，其服务器基础架构和数据中心提供全天候监控，用户只要在线，即可以在 eClinicalWorks Cloud 的支持下随时随地进行工作，进行各项医疗业务处理，而不受网络流量或其他外在因素的影响，提高工作效率（图6-4）。

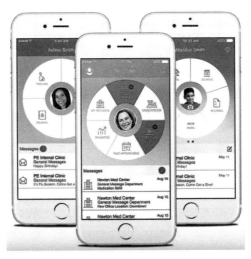

图 6-4　eClinicalWorks EHR

（图片来源：https：//www.eclinicalworks.com/products-services/the-eclinicalworks-grid-cloud/）

6.2 知"云"论世

云计算技术的根源可追溯至 1956 年 Christopher Strachey 有关"虚拟化"的观点，虚拟化为云计算系统框架提供了核心技术，是云计算的基础。虚拟化突破了时间、空间的界限，是云计算最为显著的特点，包括应用虚拟和资源虚拟两种。

虚拟化指通过虚拟化技术将一台计算机虚拟为多台逻辑计算机。在一台计算机上同时运行多个逻辑计算机，每个逻辑计算机可运行不同的操作系统，并且应用程序都可以在相互独立的空间内运行而互不影响，从而显著提高计算机的工作效率。虚拟化使用软件的方法重新定义划分 IT 资源，可以实现 IT 资源的动态分配、灵活调度、跨域共享，提高 IT 资源利用率，使 IT 资源能够真正成为社会基础设施，服务于各行各业中灵活多变的应用需求。

1963 年，美国国防高级研究计划局 ARPA（Advanced Research Projects Agency）与麻省理工学院启动了著名的 MAC 项目，开发"多人可同时使用的电脑系统"技术。1969 年，APRA 建立命名为 ARPAnet 的网络，利用无线分组交换网与卫星通信网，通过专门的接口信号处理机和专门的通信线路，连接美国的军事及研究用电脑主机。

2003 年，分布式文件系统（Distributed File System，DFS）被提出，成为云计算的最初计算雏形。

2006 年，出现了并行计算应用，是一种一次可执行多个指令的算法，目的是提高计算速度，以及通过扩大问题求解规模解决大型而复杂的计算问题。

2006 年 8 月 9 日，Google 首席执行官埃里克·施密特（Eric Schmidt）在搜索引擎大会（SESSanJose2006）首次提出"云计算"（Cloud Computing）的概念。2007 年，在《谷歌和云的智慧》（*Google and the Wisdom of Clouds*）中指出谷歌的新战略是"把惊人的计算能力放到众人手中"，这种惊人的计算能力被称作"云"。

亚马逊 AWS（Amazon Web Services）是亚马逊提供的专业云计算服务，于 2006 年推出，以 Web 服务的形式向企业提供 IT 基础设施服务。

微软紧跟云计算步伐，于 2008 年 10 月推出了 Windows Azure 操作系统，是在互联网架构上打造的新云计算平台，开始了公共云平台建设，由此拉开了云计算技术发展竞争的序幕。2020 年，微软 Build 正式推出微软医疗云 Microsoft Cloud for Healthcare，是微软第一个专门针对特定行业——医疗领域的云计算解决方案，旨在使用高级数据分析技术，通过简化跨应用数据共享，为医生和医疗机构提供更好的服务。

我国也掀起了"云"风暴，科技公司全面进入云计算应用开发领域，主流云计算产业由五大巨头构成，即阿里云、腾讯云、百度云、金山云、华为云，其中阿里云和腾讯云是目前国内智能医疗云平台最主要的提供和服务商。

2008 年 9 月，阿里巴巴内部云计算和大数据战略确立，"飞天"团队正式组建。2009 年，阿里软件在江苏建立首个"电子商务云计算中心"，云计算正式走入了中国；2011 年 7 月，阿里云官网上线，正式大规模对外提供云服务。

2010 年，"腾讯云"开始构建，腾讯云具有三大特点：①提供各种开发者熟悉的应用部署环境；②提供 Web 弹性引擎、云服务器、云存储、云监控、CDB、CMEM、CDN 等在内的云服务；③提供技术开发者施展舞台的空间，有助于创业者开发应用、推广品牌及进行各类合作。

2010 年，"华为云"开始依托大型通信系统部署云战略。

2012 年，百度开始构建"百度云"，着重利用"百度云"发展浏览器搜索内核及安卓移动端的百度服务。

同年（2012 年），"金山云"开始大力发展，"金山云"不仅可以充分满足传统意义上的云计算（IT 基础设施）需求，同时融合人工智能、高性能计算、物联网乃至边缘计算等领域的计算架构、计算理念和计算需求，从而更好地满足未来云计算与其他技术交叉融合发展的趋势。

医疗云计算的发展路径如图 6-5 所示。

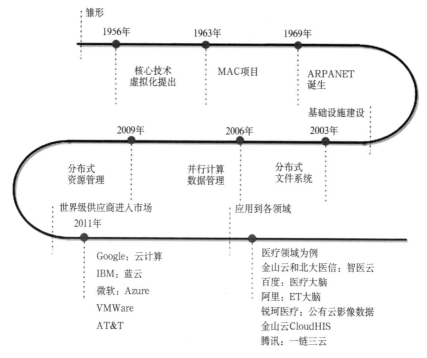

图 6-5 医疗云计算发展路径

　　智能医疗系统采用基于云的通信平台以实现虚拟视频访问。位于明尼阿波利斯的 Fairview Health Services 建立了一个远程医疗云平台，使医生能够对患者进行虚拟视频诊断，并安排后续视频访问。该公司拥有 10 家医院和 42 家诊所，在集中呼叫中心实现了支持语音、聊天和视频服务的功能，使得医生能够在家中为患者咨询，帮助药剂师通知患者服药，回答病情问题并确保正确的药物配置，口译员也可以直接接入视频链接，以在必要时帮助与患者的沟通。

　　2014 年，移动医疗平台好大夫在线成立，成为中国移动医疗最具代表性的平台。2015 年，云服务商与传统医疗信息化软件公司开始合作挖掘根据智能化的医疗服务模式，发展医疗云。传统医疗信息化公司缺少基础设施支撑，而云服务商很难独自攻克与医院系统对接这一最大难点。两者的优势互补，有利于双方降低成本，快速完成医疗云布局，占领市场。因此，云服务商与医疗信息化公司的结合也是目前我国医疗云的主要发展形式。

金山云：CloudHIS

金山云是国内第一家布局医疗云的云服务商。2015 年，金山云和北大医信签署战略合作协议，共同推出医疗混合云解决方案——智医云，并在北大人民医院落地实施，跨出了医疗云布局的第一步。

2018 年 7 月，金山云发布 CloudHIS，面向基层医务工作者、居民和管理者 3 类用户提供一体化云服务。在联通上级医院资源的同时，金山云 CloudHIS 支持借助人工智能技术，通过远程医疗手段，引进医生集团、专家协会等优质医疗资源作为有效补充，提供远程医疗解决方案（图 6-6）。

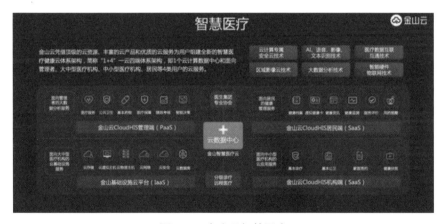

图 6-6　金山云智慧医疗

（图片来源：https://finance.qq.com/a/20180911/080751.htm）

腾讯：一链三云

2017 年年末，腾讯与东华软件开始在医疗、金融、智慧城市、公安等领域的多个层面展开战略合作。

2018 年 5 月，腾讯以 12.66 亿元入股东华软件，东华软件提供应用软件开发、计算机系统集成，以及信息技术服务能力和资源，结合腾讯云及其关联方的基础云计算服务能力，双方在产品和解决方案打造、商务渠道拓展、项目交付实施、项目运维服务等方面开展全面深入合作。在医疗信息化方面，东华软件整体实力处于行业前列，东华软件也成为腾讯云医疗信息化解决方案的战略支点。

2018 年 7 月，腾讯与东华医为科技有限公司联合发布面向医疗大健康行业的"一链三云"战略：健康链、卫生云、医疗云、健康云和六大联合解决方案（图 6-7）。

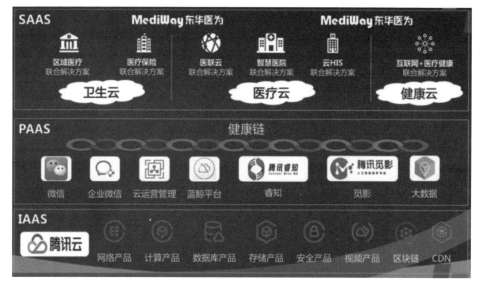

图 6-7 腾讯"一链三云"

（图片来源：https://www.leiphone.com/news/201807/40SHFqAmps7LIqdh.html）

阿里云 ET 医疗大脑

2017 年 3 月，阿里云推出一个开放人工智能系统——ET 医疗大脑。阿里云 ET 已具备智能语音交互、图像 / 视频识别、交通预测、情感分析等功能。阿里云 ET 大脑已经具备多项医疗能力，包括疾病特征图像识别、医生语音工作助手、医院内重疾症预警三大业务模块，未来其将向着患者虚拟助理及医生虚拟助手方向在医学影像、精准医疗、药物挖掘、新药开发、健康管理等领域全面发展（图 6-8）。

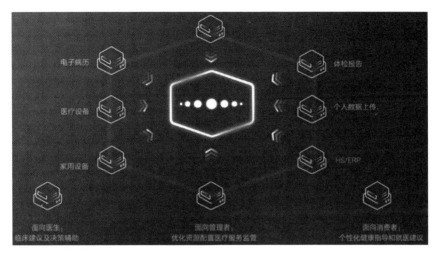

图 6-8 阿里云 ET 医疗大脑

（图片来源：https://et.aliyun.com/brain/healthcare）

在阿里云推进开放人工智能系统的同时，阿里健康的医疗 AI 与医院、政府展开落地合作。2017 年 7 月，阿里健康正式发布医疗 AI "Doctor You"，系统包括影像检测引擎、辅助诊断引擎、慢病管理引擎等。8 月 17 日，阿里健康与常州市合作医联体 + 区块链试点项目。10 月，阿里健康与浙江大学医学院附属第一医院合作医学人工智能实验室，三年内建设医联体数据平台、医疗人工智能影像辅助诊断平台、医疗大数据智能科研平台、医学人工智能临床决策支持平台。

6.3 从"云计算"到"医疗云"

6.3.1 为在线而生：云计算

CSA（Cloud Security Alliance，云计算安全联盟）比较精确地阐述了云计算的概念。

云计算是一个模式，是一种无处不在的、便捷的、按需的、基于网络访问的、共享使用的、可配置的计算资源（如网络、服务器、存储、应用和服务）。

云计算是一种颠覆性的技术，可以增强协作，提高敏捷性、可扩展性及可用性，还可以通过优化资源分配、提高计算效率来降低成本。

云计算模式构想了一个全新的世界，组件可以迅速调配、置备、部署和回收，还可以迅速地扩充或缩减，以提高按需的、类似于效用计算的分配和消费模式。

NIST（National Institute of Standards and Technology，美国国家标准与技术研究院）对云计算的定义重点强调了多参与者使用、共享云计算环境的观点。

云计算是一种能够便捷地按需访问共享可配置计算资源池（如网络、服务器、存储、应用、服务）的服务模式，并只需要很少的管理工作或服务供应商的交互就可以快速提供和发布这些服务。

Gartner咨询公司从商业角度对云计算进行了定义：云计算为一种计算方式，"利用互联网技术和大规模的IT计算能力，以'服务'的形式提供给外部客户"。

网格计算之父Ian Foster从技术角度对云计算进行了定义：云计算是一种大规模的分布式计算机制，由规模经济效应驱动，可根据用户需求通过互联网提供抽象的、虚拟的、可动态伸缩的计算能力、存储容量、平台和服务。

IBM在《"智慧的地球"——IBM云计算2.0》中阐述了对云计算的理解：云计算是一种计算模式，在这种模式中，应用、数据和IT资源以服务的方式通过网络提供给用户使用。

云计算是一种基础架构管理的方法论，大量的计算资源组成IT资源池，用于动态创建高度虚拟化的资源以供用户使用。

云计算的DNA

云计算的核心是可以自我维护和管理的虚拟计算资源，通常是一些大型服务器集群，包括计算服务器、存储服务器和宽带资源，它将计算资源集中起来，实现自动管理。用户可以动态申请部分资源，支持各种应用程序的运转，无须为烦琐的细节而烦恼，能够更加专注于自己的业务，有利于提高效率、降低成本和进行技术创新。

云计算 DNA 包含 3 个关键词：可扩展、服务和互联网。云计算需要连接计算、存储集群作为基础计算资源。因此，云计算是大型机计算、集群计算和网格计算技术的发展，是这些计算模式的商业实现。由云计算的 DNA 延展而来的云计算特征表现为 5 个方面。

弹性服务。服务的规模可快速伸缩，以自动适应业务负载的动态变化。用户使用的资源同业务的需求相一致，避免了因为服务器性能过载或冗余而导致的服务质量下降或资源浪费。

资源池化。资源以共享资源池的方式统一管理。利用虚拟化技术，将资源分享给不同用户，资源的放置、管理与分配策略对用户透明。

按需服务。以服务的形式为用户提供应用程序、数据存储、基础设施等资源，并可以根据用户需求自动分配资源，而不需要系统管理员干预。

服务可计费。监控用户的资源使用量，并根据资源的使用情况对服务计费。

泛在化接入。PC 电脑、平板电脑、智能手机等各种终端设备均可接入服务。

6.3.2 医疗云：让医疗在线

云医疗（Cloud Medical Treatment，CMT）是指在云计算、物联网、3G 通信及多媒体等新技术的基础上，结合医疗技术，以提高医疗水平和效率，降低医疗开支，实现医疗资源共享，扩大医疗范围，满足广大人民群众日益提升的健康需求的一项全新的医疗服务。

在互联网环境下，云计算为智能医疗提供的虚拟化计算资源，将实现按需资源供应，为各层级医疗用户提供一个可配置的资源运营环境。

虚拟存储技术。支持大量数据可并行同时写入，在不需要高端、昂贵存储设备的情况下，可满足智能医疗决策系统高可用性、水平扩展、安全性的要求。

水平可扩展架构。根据访问用户数量，增减相应的 IT 资源，通过虚拟服务器加入应用服务器群组，实现按需扩展；集中配置、管理采用云计算模式构建的医疗与健康平台，在云端为各个应用系统提供了统一的基础设施管理和维护，同时应用系统可在云端统一升级、维护和配置，避免传统客户端软件需分别维护与升级，降低了运维成本，易于管理。

服务可订阅化。基于云计算模式的用户自我服务能力，即医疗应用软件可随时被用户订阅并进行用户个性化定制，用户将其纳入自身的医疗与健康管理任务，增强自我健康管理能力。

医疗云基于云计算，将各层次的可共享资源进行统一管理和调度，形成动态易扩展且资源池虚拟化，向医院提供按需服务的新型 IT 基础设施的交付和使用模式。

基础设施即服务涉及硬件设备等基础资源，如医院服务器、存储虚拟化；平台即服务和软件即服务分别为医院提供应用程序运行环境和特定功能服务（图6-9）。业务应用部署在云端，医院无须大量硬软件设施就可获得及时高效的计算、信息传输和存储能力，降低引入技术、人才的成本。医疗云开放各种服务，医院、患者访问不受时间、空间、终端设备的限制。

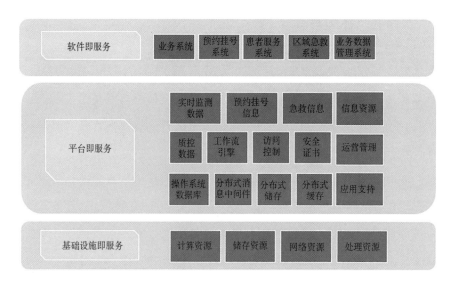

图 6-9 医疗云架构

国际数据公司（International Data Corporation，IDC）指出，医疗保健机构 2018—2019 年在云计算技术方面投资达 136 亿美元，与前一时期相比大幅增长。国外许多医疗保健组织也在通过各种方式使用云计算，使其更好地为自身的业务提供支持和帮助。

亚马逊 AWS（Amazon Web Services）云服务平台是亚马逊提供的专业云计算服务，于 2006 年推出，以 Web 服务的形式向企业提供 IT 基础设施服务。AWS 能够用较低的、根据业务发展来扩展的可变成本来替代前期资本基础设施费用，其提供服务包括：亚马逊弹性计算网云（Amazon EC2）、亚马逊简单储存服务（Amazon S3）、亚马逊简单数据库（Amazon SimpleDB）、亚马逊简单队列服务（Amazon Simple Queue Service）及 Amazon CloudFront。基于 AWS，美国可以面向南非地区 800 多个医疗机构提供远程医疗服务，医生能够从云端接入影像归档和通信系统 PACS（Picture Archiving and Communication Systems），以及病理切片、胃镜报告等资料，都可以基于云端调阅、传输、存储与处理。

制药公司 Allergan 在 AWS 云平台中运行 400 个产品网站和营销应用程序，供 1800 万名消费者和医疗保健提供者使用。随着公司的成长，还收购了其他药品品牌。Allergan 需要具有敏捷性，才能将这些品牌的网站快速添加到其产品组合中；同时，数字营销服务团队还需要有更高的敏捷性，以响应营销团队对启动新的在线活动和产品网站的日益增长的要求。为了提高灵活性和敏捷性，该公司决定利用 Sitecore CMS 平台将其网站产品组合迁移到云中，目前已将 400 多个营销网站和应用程序从传统托管提供商迁移到 AWS。

健康信息交换和医疗保健集成解决方案提供商 Orion Health 公司使用云计算来扩展其平台，已经能够处理数百万条患者记录。

医学图像解决方案提供商 Arterys 公司通过云计算在 10 分钟内渲染心脏的多维模型。4D 血流分析软件是 Arterys 公司开发的一款用于治疗心血管疾病的 MRI 分析软件，用于心血管疾病患者核磁成像图像数据分析。

生物技术厂商 Sequence Bio 公司使用云计算来分析遗传数据，识别疾病和遗传群体的模式，并帮助识别疾病和遗传群体的模式。

NexGen Healthcare 在云平台中运行其关键任务应用程序，如以患者为中心的"患者参与服务"，使得患者参与其中并实时知晓患者状况，推进与患者群体的接触与交流。

随着对于云计算、云迁移等服务的旺盛需求，我国云业务市场正走向成熟，劲头迅猛，在多个行业都得到了推广应用。医疗云的应用，有力地推动了我国医疗事业的发展，也大幅提升了我国医疗服务能力。

均衡医疗资源

医疗云可以帮助医疗机构以协作方式有效处理和交付医疗数据，并将数据分析成有意义的信息，有效地均衡医疗软硬件资源，其灵活性强，可以以更好的交互方式提供对应用程序和资源的实时和远程访问，为多地区间的医疗资源共享和医疗机构间的有效融通提供了可能性（图6-10）。

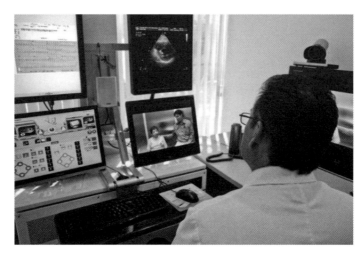

图 6-10　云平台辅助医疗成像

（图片来源：https://www.xsrjt.com/znyj/192013.html）

医联体云平台模式

2017 年，我国正式提出医联体建设，破除行政区划、财政投入、医保支付、人事管理的壁垒，形成 4 种医联体模式，即城市医疗集团、县域医共体、跨区域专科联盟与远程医疗协作网。

2020 年，国内开辟 5G+ 云医联体模式，以优化现有医疗资源，促进医疗资源共享和纵向流动，实现分级诊疗，缓解群众"看病难、诊断难"的问题。基于 5G 的医联体云平台能满足各种移动化场景下的就医需求，如疾病预防、健康管理、云医院开展远程手术等。通过不断完善远程指导、协同诊疗、合作共赢为主导的分级诊疗体系，医联体云平台在方便患者就诊、促进医疗资源上下贯通的同时，进一步推动医疗事业的创新与发展，最终实现患者和医联体成员单位的双赢。

医联体云平台是基于云计算的方式，在云端构建区域医疗机构联合体的平台，将同一个区域内的医疗资源整合在一起，通常由一个区域内的三级医院与二级医院、社区医院、卫生服务站组成一个医疗联合体。联合体的形式可以是纵向的多学科医联体或横向跨机构、跨区域的专科医联体（图 6-11）。医联体云平台能够切实落实国家分级诊疗制度，实现"基层首诊、双向转诊、上下联动、急慢分治"的医改目标。

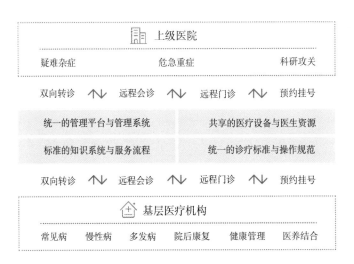

图 6-11 医联体云平台产品架构

（图片来源：https://www.neusoft.com/cn/products/2421/）

降低成本提高效率

通过使用云计算服务，医疗机构只需为使用的资料和服务支付费用，如存储、应用程序和基础设施服务，降低了患者就医的成本。同时，医疗云提供的集成化、集中化、基础化数据计算、存储与共享服务，使得医疗机构只需为使用付费，节省了医疗机构信息系统维护及数据管理的成本，同时也缩短了医疗 APP 应用开发的时间，为互联网医疗提供了支持。云解决方案将使医疗保健提供商能够将远程移动诊断设备放置在患者家中，将其连接到云平台，并持续使用应用程序（包括基于云的预测分析）对其进行监控（图 6-12）。

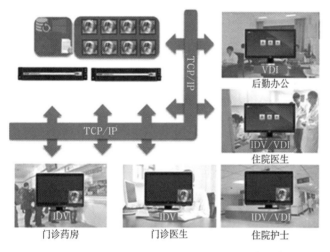

图 6-12　医疗云产品

（图片来源：http://www.ruijie.com.cn/fa/yl-ybg/61464/）

Inland Northwest Health Services 为全美 4000 位医生和 450 家诊所提供云计算医疗服务。云计算技术的运用，最大限度地消除了企业运营过程中的无效环节，让合作的医院及诊所具有更快、更连贯的表现和更高的运营效率。公司的 1200 台服务器中则有将近 95% 实现了虚拟化，有效地提高了公司对终端用户的了解与把控；物理空间的需求量降低了 28%，而存储能力却不降反增。

基于桌面虚拟基础架构 IDV（Intelligent Desktop Virtualization，IDV）的医

疗云桌面解决方案，在不改变医护工作者工作习惯的前提下，通过智能桌面虚拟化与 VDI 前端计算融合的技术架构，为医院搭建基于云服务的虚拟化办公平台，帮助信息技术部门缩短医院工作站故障维护时间，降低医疗终端整体拥有成本。其采用集中管控、分布运行的架构，克服了传统 PC 桌面难以集中及 VDI 桌面体验效果差等瓶颈问题，并能够利用其快速部署、远程维护等特性，确保就医办公环境快速上线，减轻运维压力，降低交叉感染的风险。

近年来，中国医疗云计算市场发展受到国家相关政策的扶持及业界人士的支持，总体呈现上升的发展趋势。

2015 年 3 月，国务院办公厅发布的《关于印发全国医疗卫生服务体系规划纲要（2015—2020 年）》提出开展健康中国云服务计划，积极应用移动互联网、物联网、云计算、可穿戴设备等新技术，推动惠及全民的健康信息服务和智能医疗服务，推动健康大数据的应用，逐步转变服务模式。

2016 年 6 月，国务院办公厅发布《关于促进和规范健康医疗大数据应用发展的指导意见》，将"实施健康中国云服务计划"列入重点任务，提出"健全检查、检验结果互认共享机制，全面建立远程医疗应用体系"。健康医疗云服务前景广阔，政府部门将积极推进新技术与医疗技术结合，支持安全、可信、可持续的智能型设备和软件系统研发。

2018 年 9 月，卫生健康委发布了《互联网诊疗管理办法（试行）》《互联网医院管理办法（试行）》《远程医疗服务管理规范（试行）》3 个文件，内容包括互联网诊疗的执业细则，互联网医院基本标准、监督管理等，为互联网医疗健康行业指明了发展路径，规范了行业的发展，使优质医疗资源可以有序高效地流动。

随着云计算服务模式和生态系统的日益成熟，医疗行业的云计算应用从最初的观望、尝试期进入快速发展阶段。同时，云计算技术逐步成熟，安全性不断提升，医疗行业对云计算的接受度明显提高。医疗云和虚拟化采购大单频繁出现，成功应用案例也不断增加。我国医疗信息化正处在从云计算 2.0 时代向云计算 3.0 时代过渡的阶段，截至 2018 年，已经有高达 35.6% 的三级医院部署了云计算，二级医院已经部署云计算的占比也已达 21.7%。私有云是目前医疗用户主选的云计算形式，主要因为各医院特别是大型三甲医院会将建设重点集中在科研、诊疗等方面的优势专科领域，建立自有优势的资源，但私有云被认为只是传统管理信息系统在硬件设备和计算能力上的升级，而不具备云计算的本质，即"数据的公共服务能力"。医疗机构对公有云的接受度也有所上升，一些中型医院、基层医疗机构、私营医院、诊所考虑到自身成本与规模，通常采取公有云的形式，并且倾向于采用 SaaS 解决方案。而医疗影像系统在云平台上的运行日益成熟，越来越多的医院正在计划将影像系统迁移到云平台。

6.3.3 "医疗云"的重点突破

存储的问题。根据国际互联网数据中心的评估报告，认定卫生服务数据未来将占人类数据的 40%。按照区域医疗卫生信息化的规划，要求建立国家、市级平台，并建立相应的数据备份体系，由此将形成卫生服务海量数据的存储压力。

计算的问题。卫生服务衍生业务众多，层次复杂，如建立的电子病历和健康档案需要在医疗服务中被实时调阅，面向诊疗辅助的智能提醒服务也要基于海量数据进行过滤、清洗处理，由此将使得数据中心面临巨大的信息处理与访问压力。

扩展的问题。在医院信息化的成本结构中，购买软硬件成本的占比很高，而实际用于开发的支出却很低，并且耗费时间较长。如果完全基于云开架设 IT 系统，几个小时就可完成基本框架。如果业务增加，则需要直接购买服务器，边际效益很低，而基于云计算的高扩展性，通过边际效益可实现成本下降。医疗卫生信息工程的覆盖范围需要扩展到各层级医疗机构。按照传统系统架构方式搭建的数据中心，主机、存储等架构缺乏弹性扩展的能力，扩容困难，难以满足业务发展的需求。例如，各类应用系统的可用性不佳，搭建在传统架构上的应用系统在用户快速增长或需要服务输出时难以实现自由订制、平滑输出，难以满足更广泛服务的需求；为了应对数据结构变化适应性不足的问题，在医疗卫生服务中，其管理的数据内容要不断扩充，要求区域数据中心整体数据建模能适应数据结构和内容的变化，而传统技术在大数据量下存在极大的问题。此外，在数据清洗中也同样困难重重。

维护的问题。医疗改革所带来的卫生行业 IT 建设的迫切性日益强烈，矛盾十分突出。如果用传统的 IT 建设模式，信息系统需要各医疗机构独立规划、独立建设，这样将要求配备足量的 IT 人员，建设众多的数据中心，从而导致系统运维压力。医疗云的建设，有效地解决了此类问题。

意大利的 Ospedale diNovara 投资了一套集成虚拟化平台，用私有云存储多数的关键数据，不仅将 IT 相关的电力成本降低了 25%，改善了基础设施的灵活性，还增强了安全性和可用性，快速实现更新维护。

我国国内医疗云服务商也推出了免维护的在线使用服务，提供 7 天 × 24 小时保障服务；在线服务、按需租用，提供全面的在线医疗信息服务，各医疗机构可按需即租即用；实现"一站式" IT 软硬设施租赁式、即开即用的云服务，医疗云为中小医院、基层医疗机构、连锁诊所、供应商、第三方机构提供基于云的各项医疗业务服务；终身免费升级优化，及时进行功能强化与版本升级，带动和帮助客户持续进行业务优化。

"云计算"带来的计算资源的虚拟化，为智能医院提供了基础，实现了医疗资源的按需供应，为各级医疗用户提供一个可配置的资源运营环境；虚拟存储技术支持大量数据可并行同时写入，在不需要高端、昂贵存储设备的情况下，可满足高可用性、水平扩展、安全性。在水平扩展方面，能根据访问用户的多少，增减相应的 IT 资源，即在需要扩展时，可以虚拟出新的服务器加入应用服务器群组；集中配置、管理、采用云计算模式建设的健康信息网，在云端为各个应用系统提供了统一的基础设施管理和维护，同时应用系统可在云端统一升级、维护和配置，避免传统客户端软件需分别维护与升级的问题，降低了运维成本，易于管理；而业务的可订阅化，则是基于云计算模式的用户自我服务能力，使应用软件可随时被用户订阅，医院也可将其纳入自身的业务流程，增强自身的业务能力。

6.4 颠覆传统

2016 年 10 月 14 日，埃森哲在其门户网站发表《云计算：利用数据获得更好的患者体验》（*Cloud computing：Harnessing data for a better patient experience*）一文，公布了其针对医疗行业云计算的管理咨询报告《医保新时代：云计算如何改变行业局面》，报告指出：云、移动互联网、大数据分析在更高层次上的聚合，有望不断加强云计算在医疗医保行业的地位和作用，进一步极大地改变医疗行业的现有面貌与未来行业发展态势。云计算对医疗服务多样化、碎片化和分散化的整合能力正将医疗服务带入一个新时代，同时医疗保健行业也主动加速向云计算迁移。医疗行业对于云计算有巨大的需求和热情，如云计算助力下形成的新的医疗成像解决方案等。云计算将进一步改变医疗服务的"游戏规则"。从全球看，在新加坡、西班牙、美国，云方案为医疗数据的分享和获取提供越来越大的支持，正在成为全球性的趋势，云计算从多个角度展示出助力医疗健康行业发展的潜力。从云产品应用的角度看，美国医生和职业者采用云电子健康记录（EHR）服务，现已覆盖 84% 以上的非联邦急性病医院。在 EHR 基础上，通过任何设备都可以将医疗数据上传到云平台上，从而实现数据共享。

云计算在医疗行业的应用，不仅推动智能发展，也推动了运营模式、医疗产品的研发和利用、协作及患者服务领域的升级。医疗数据的共享为个性化医疗服务提供了基础，云提供商对于数据安全和隐私控制的程度将成为关键因素。

远程虚拟化

随着云计算、人工智能等技术的发展，医疗行业现有数据中心正在向虚拟化、云化转型。与传统的医疗信息化系统架构相比，医疗云优势明显，能够提供应用业务的快速部署，实现网络的灵活调度，并通过分机存储满足业务使用场景，实现一种开箱即用的服务模式。随着云计算的高速发展，微软、高通生命、飞利浦、威瑞森（Verizon）通讯和美国电话电报公司 AT&T 等大型国际企业均已推出针对医疗行业、基于云计算的远程化与虚拟化的医疗数据管理解决方案。

推动医疗数据安全共享

在大数据环境下，医疗数据的保护问题在患者、医院甚至国家层面都极受关注，医疗保健涉及的安全概念与其他行业有显著区别，如"知情同意""数据访问历史"和"代理健康数据保管人"等概念在认证、授权、审计和披露方面的复杂性。从患者角度，个人医疗数据涉及隐私；从医院角度，医疗数据不能够随意共享，可能引发医疗事故及法律问题；从国家角度，全民医疗与健康的数据涉及国计民生，涉及人口健康的数据泄露会造成国家安全性威胁。因此，安全监视对于保护敏感数据并应对相关安全过程的特殊情况具有重要意义。医疗数据的共享和隐私保护是一把双刃剑，在保护医疗隐私的技术上，充分挖掘医疗数据价值，不仅能够有效推动医学科学的发展与进步，更能为全面提高医疗服务水平、有效均衡医疗资源提供积极的推动作用。

医疗云技术可以让患者的数字健康记录在全球范围内自由流动，方便被授权的人阅览。在权限保障下，医疗病历数据可以在云平台上传输分享，供业内人士参考利用。医疗影像数据也可在云平台上实时分享，方便世界任何地方的顶级专家提供诊断和推荐。而其强大的数据安全性是医疗数据共享的有力保障。由于可暴露于攻击的表面积减少，且能够对所有不同数据采用一致、领先的安全功能数据存储，所以公共云可能比内部数据存储更为安全。云服务提供商认识到，在许多更复杂的属性之间可以寻求平衡，如使用公共云的一般安全能力来遵守特定的本地安全规则的能力，因此，医疗云能辅助实现无数据泄露的医疗服务，提供安全的医疗共享服务。隐私保护的能力是医疗云取得成功的关键因素，需要云提供商以成熟的数据安全和隐私控制作为保障。

实现患者全面健康管理

在美国，86% 的医疗保健支出来自慢性疾病患者，慢性疾病的直接医疗费用每年超过了 7500 亿美元。在我国，《中国防治慢性病中长期规划（2017—2025 年）》中显示，我国慢性非传染性疾病在所有疾病负担中所占比重约为70%，已远超盛行症和其他危险所造成的疾病负担。针对慢性病患者的居家医疗，可以通过云平台将患者居家远程移动诊断设备链接起来，采用应用软件（包括基于云计算的预测分析法）对慢性病患者进行持续健康监测，使慢性病患者在家中就可以享受有效的医疗服务。

高通生命公司（Qualcomm Life）提供了基于医疗云计算的无线方案，对慢性病实施管理，分享可靠的医疗信息，对家庭健康监测提供支持。这种方案的更多采用将减少医疗专业人士探视患者、面对面询诊的次数，不仅节省服务提供商、保险企业和患者的时间和金钱（包括行政和财产成本），还减少了医疗保健行业中相关运输的碳排放和成本。

用于无线医疗终端的 2net™ 平台和集线器产品，通过基于云的解决方案将无线医疗终端互联，以方便终端用户、医疗服务提供者和护理者访问生物计量信息。2net™ 平台可以传输、存储、转换和显示医疗终端数据，为医疗终端、移动医疗应用和医疗服务机构构建了一个协同共用的生态系统。

除了不断将医疗与健康服务延伸至患者家中，医疗云在预防性干预和推动健康生活方式方面也具有推动作用，进而逐步提高公共健康的整体水平，减少患病率，延长大众寿命，不仅使患者受益，还能帮助医疗机构更专注医疗资源的构建和临床医学技术的研究。通过对医疗大数据的分析，构建患者数字画像，互联网医疗平台提供基础性支持，医疗云将成为实现全社会范围内的全面健康管理的重要基础。

6.5　基于云平台的智能医院

医疗云健康信息平台是将电子病历、预约挂号、电子处方、电子医嘱，以及医疗影像文档、临床检验信息文档等整合起来，建立一个完整的数字化电子健康档案（EHR）系统，并将健康档案通过云端存储，以作为今后对患者进行医疗诊断的依据；也可以将病例用于远程医疗和临床培训的依据。

在医疗云健康信息平台上，可以建立以视频语音为基础的"多对多"的健康信息沟通平台，建立多媒体医疗保健咨询系统，以方便居民更多、更快地与医生进行沟通，医疗云健康信息平台将作为医疗云远程诊断及会诊系统、医疗云远程监护系统及医疗云教育系统的基础平台。

我国第一家实体智慧"云上医院"是西安国际医学中心，是一家直接基于云进行设计、开发、搭建和管理的医疗机构。

英特尔、华大基因、阿里云的三方合作，建立了中国乃至亚太地区首个定位精准医疗应用的云平台。作为全世界最大的基因组学研究中心，华大基因将在基因组数据分析平台 BGI Online 的基础上，构建基因组学的数据中心和分析平台，促进精准医疗行业的发展。当本地计算不能满足用户面临的测序和分析需求时，阿里云所承载的公有云版 BGI Online 就将为其提供更具弹性的计算支持。英特尔则将为一体机和阿里云的平台提供涉及硬件和软件层面的核心计算技术支持，从而让 BGI Online 在一体机和公有云环境中都能轻松运转繁重复杂的海量基因数据测序任务，以更快的速度输出测序数据分析成果。

云平台分为 3 种类型——IaaS、PaaS 和 SaaS

① IaaS（Infrastructure as a Service），基础架构即服务模式。阿里云服务器（Elastic Compute Service，ECS）就是 IaaS 级别的云计算服务。

② PaaS（Platform as a Service），平台即服务模式。提供现成的运行时环境，在集成式云环境中开发、测试、运行和管理 SaaS 应用程序所需的基础架构和计算资源，如微软的 Azure 及国内的 SAE（Sina App Engine）。

③ SaaS（Software as a Service），软件即服务模式。提供了现成的软件，用户可以通过 Internet 访问软件应用程序，如 Apple 的 iCloud、Google 的 Google Doc，国内的百度网盘、企业级平台 Salesforce。

医疗机构争先进入云医疗领域，建设构建智能医院。医院从医疗问题的观望者转变为医疗问题的实践者，开始构筑基于云平台的智能医院。

智慧医院是智能医疗的重要组成部分，其在医院信息化的基础上，利用物联网技术、大数据和云计算，优化医疗服务流程，科学化管理决策，从而改善服务质量，提高医院成本效益。

云平台为智能医院提供基础框架，提供了一个共享、互动的平台，让数据分析在一个多层次的信息网中共享，不仅提升医疗数据中心的数据价值，同时优化数据分享的流程，提高工作效率。云平台在智慧医院中的多层次运营和管理中体现价值，如云患者管理系统、云档案存储系统、云病例管理系统及云医院信息公开系统。云计算技术的应用不仅可以使信息服务水平得到快速的发展，也可以使集成信息的质量和效率进一步提高，还为数据的安全性和保密工作提供了更进一步的保障。医院的运营成本也可以通过云计算技术得到有效降低，资源的利用效率进一步提高，传统医疗模式得到了改进和创新，在帮助患者解决医疗问题的同时，也促进了社会医疗保障工作的更进一步发展。

2018 年，英特尔公司推出了智能医院解决方案，基于英特尔®至强®系列处理器、英特尔®FPGA 和英特尔®Movidius 视觉处理器组合硬件平台的英特尔® OpenVINO™ 人工智能应用软件工具包，提供了高度灵活、全面的人工智能产品组合和多种优化的端到端完备解决方案。基于该解决方案，医疗领域的合作伙伴们得以充分发挥在各自领域的专业性，推动人工智能在智慧医疗的落地与进一步发展。英特尔在医学检测、医疗诊断、远程会诊及医院信息化方面推出诸多创新，与汇医慧影推出癌 AI 全周期健康，与华大基因共建精准医疗平台，推动数字化医疗，助力升级传统医疗设备，提高诊断效率，推动精准医疗发展，并打造智慧医院，提升医院 IT 运维效率，推动医院向信息化、智能化发展。

桐乡三院利用远程医疗，解决第二届世界互联网大会外国嘉宾看病难的问题。医院将所有 CT、DR 等影像资料上云，实现医学数据的云传输、云存储、云共享、云应用。患者在本地就可以得到国内外专家的诊治。小镇医院，通过落地云医疗，连接起了世界级的医疗服务能力。

浙江邵逸夫医院利用云计算，实现"首诊在基层、大病去医院、康复回社区"的分级诊疗制度，医生的资源得到最合理的分配。由阿里云与西安国际医学、东华软件联合打造的西安国际医学中心，部署 90% 以上云计算架构，成为名副其实的云上医院。2015 年，阿里云新增千余家直接的医疗机构合作伙伴，包括大型三甲医院、药厂、院内医疗器械和医疗穿戴公司。

6.6　新浪潮：医疗云的战场

云共享

云共享就是云资源的共享，包含了数据资源与软件资源两大类，同时云共享技术是以云计算技术为基础的。

2016 年，CloudMine 推出健康云，旨在超越为移动应用提供后台系统，以支持物联网应用，可以将可穿戴设备、传感器和医疗设备连接到一起，并将 EHR 数据与个人健康结合。2017 年 2 月，CloudMine 与 Redox 合作，在确保数据安全的同时，让用户无缝连接到众多临床系统，数字医疗开发人员和机构也可以通过新型 API 和 EHR 系统进行数据共享。

2016 年 10 月 11 日，百度依托开放云平台，将云计算、大数据和人工智能与传统医疗行业相结合推出百度医疗大脑，通过海量医疗数据、专业文献的采集与分析进行人工智能化的产品设计，模拟医生问诊流程，与用户交流，依据用户症状提出可能出现的问题，并通过验证给出最终诊断建议。百度医疗大脑在百度开放云的助力之下，形成两大优势：实现数据、信息、服务的匹配与分发及保障医疗数据的安全性。通过海量医疗数据的获取与共享，以及完整的数据分析，建立精准的用户健康画像，实现更精准的医疗匹配服务（图6-13）。

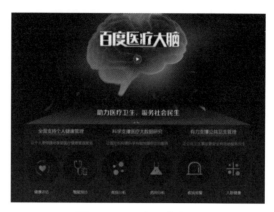

图6-13　百度医疗大脑

（图片来源：https://www.sohu.com/a/115988009_390793）

云医疗成像管理

医疗成像是人工智能在医学领域最受欢迎的应用场景，利用计算机视觉技术解决病灶识别和标注、靶区自动勾画与自适应放疗、影像三维重建这3种需求。根据IDC 2018年的健康观察数据，全球每年新增的图像数据超过450PB，图像存储量预计将在未来5年翻一番，这对智能医疗健康平台的数据存储和IT基础架构的扩展提出了挑战，但也为医疗云在医学成像领域的推广带来了新的机会。

埃森哲与AT&T进行合作，使得医疗成像在云计算的加入下形成先进的医疗成像云计算功能，在这一功能中，卫生专业人员，如心脏病专家和放射科医生能够对患者医疗图像（X射线、CT和MRI等）基于Web进行虚拟协作，从而加快患者护理。在数据的上传和共享允许用户实时访问和查阅，使关键的及时检测更新成为可能，显著降低技术成本，优化业务工作流程，从而创新医疗服务模式。

2017年2月，基于云的医学影像管理公司Ambra Health正式推出全球第一个专为医学成像设计的云开发平台Ambra for Developers。这一平台面向医学影像，能够利用新的 API 帮助医疗系统和医院的 IT 部门轻松地将图像扩展到其他应用程序中，如人口健康、报表工具等。许多具有前瞻性思维的公司可以迅速将 Ambra 成像技术与医疗应用进行整合，利用 Ambra 的云开发平台来改进诊疗解决方案，进而为用户提供更好的患者护理。Ambra for Developers 将一流的成像管理方案与应用程序构架无缝衔接，在深度学习、诊断决策、远程放疗、专业图像分析等方面产生良好成效。Ambra Health 上线以来在全球 50 多个国家和地区得到广泛应用，用户数量迅猛增长，并且已连续三年被 KLAS 评为医学影像交换解决方案的领导者（图 6-14）。

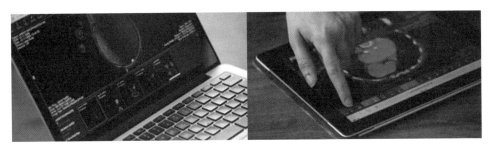

图 6-14 Ambra Health 产品

（图片来源：https://ambrahealth.com/platform/developer-tools/apis/）

医疗支付

"互联网＋医疗支付"是医疗服务在互联网环境下的全新功能与模式。患者可在任何时间段，通过自助机和线上支付平台，完成医保费用实时结算、门诊自费费用缴纳、住院费用预缴等支付业务，可在线查询患者的检验报告、住院日清单、门诊／住院缴费记录等信息。

基于医疗云的医疗支付从支付方式、支付渠道、产品设计等角度着手，进行了商业模式上的探索。在支付模式的创新层面，Carrum Health 提出捆绑式支付降低账单管理的复杂性；Access One 作为医疗信用卡公司推出信用记录，成为医疗版"花呗"。在支付渠道的创新层面，OODA Health 作为第三方医疗支付平台，建立实时支付系统，与医疗服务提供者建立合作关系，并充当处理账单文件的中间人角色，成为医疗版"支付宝"。在产品设计创新层面，Health IQ 以数据为导向，提出高健康素养者可以享受保费折扣。Sempre Health 建立了一个加强患者对护理计划依从性的处方药折扣支付平台，根据个人依从性和行为动态调整支付方式。我国早在 2014 年支付宝就宣布推出"未来医院"计划，力求解决医院看病挂号难、排队久等问题。同年 11 月，微信宣布通过"广州健康通"微信公众号，患者可以享受广州市 60 家医院的预约挂号、健康档案查询、微信支付等服务。

2017 年 3 月，基于云的电子病历提供商 CareCloud 宣布，将医疗保险和医疗补助服务中心（CMS）的基于价值的激励支付系统（MIPS）纳入其临床质量管理计划，对合格的临床医师、新型的临床质量管理模式进行整合，通过一个新型的担保计划使 MIPS 报告简化，为医生规避高额罚款。MIPS 担保计划，将作为其临床技术产品的一部分，更好地支持临床医生。自 2017 年 9 月 31 日起，只要企业的现有客户和新增客户使用的是 CareCloud Charts EHR 的最新版本，他们将不再受到医疗补助服务中心（CMS）的罚款。这一新型担保计划不仅能够更好地为临床医生提供支持，而且将 MIPS 转变成一个能够加强质量报告和护理管理水平的机会。基于价值的护理从根本上改变了医疗服务的付费方式，进一步加强了保障医疗质量和医疗费用报销之间的联系，帮助患者获得更好的就医体验。

ABILITY Network 是"云计算＋医疗"领域创新支付公司的典型代表，推出了"云计算＋医疗"简化理赔流程。通过基于 SaaS 模式的 myABILITY® 软件平台连接支付方和供应商，ABILITY Network 简化了付款方在线访问索赔处理和报销的管理。ABILITY Network 为用户提供整套的解决方案，支持从制药公司、设备制造商和诊断公司到患者护理点的实时便捷支付、索赔处理和报销。

药品临床实验数据管理

数据量的增加使医药企业需要一个全面的临床数据管理解决方案，以帮助其确保数据质量，提升临床试验的效率，同时支持多类型药物研发需求。通过数据流的自动化和数据的标准化，临床研究人员可以获取近乎实时的有关临床试验决策建议。用"医疗云"提供这些服务不仅能够降低购置成本，同时通过加快临床数据管理人员汇总及数据清理，并将数据转换成可交付的成果，实现了不同临床数据流来源间的标准化、可重用及可追溯。通过相互协调的工作流程，可以更快终止数据差异，缩短临床审查周期，提高整体数据质量。

2017 年 3 月，Oracle Health Sciences 推出了基于云计算的临床数据管理工作台，旨在通过简化临床研发中端到端的临床数据流，降低成本并提高临床开发的可追溯性，能够帮助制药公司和合同研究机构临床研究专家更好地整合、协调、分析种类和数量不断增多的临床医疗数据，提供全面的病例管理和安全报告服务。药物开发企业在平台上能够访问可靠的药物安全数据库，评估临床疗效，并做出更好的安全决策，确保成功注册审批，使更多治疗方式更快上市。

此外，Oracle Health Sciences 在一个单一平台上以极低的成本管理新型数据，通过模板、自动编辑检查及验证功能支持从数据源到数据提交的临床数据流，实现研究数据的采集、管理和分析，提高生产率并加快研发进度，为临床试验申办方提供了重要价值（图 6-15）。

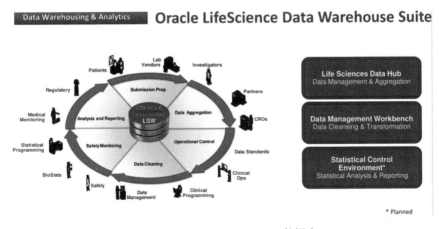

图 6-15　Oracle LifeScience 数据库

（图片来源：slideserve.com）

患者体验管理

患者体验管理是医疗与健康服务领域以病患为中心的创新理念。患者及其家人希望能够以易于理解和接受的方式与医生沟通，也希望在治疗中获得尊重，因此，患者体验管理对于建立有效的医患沟通体系、减少过度医疗、减轻患者可避免的痛苦及降低医疗成本具有重要作用。

2017 年 10 月，CareCloud 和 First Data 联合推出了一款名为 Breeze 的新型患者体验管理平台。围绕患者需求 APP 提供包括患者意见反馈、多科室间参与、精准数据更新、体系化规范化、与患者达成共识等一系列行动方案。患者能够在手机上轻松管理自己的医生预约情况，填写必要的保险和医疗表格，并随时随地支付、查看和管理各种支付账户余额，还可以使用数字化候诊室签到登记，安排下一次预约，提高了医疗机构的运营效率和患者满意度，降低了管理成本。

"若邻云诊所"依托云平台对医疗运营过程进行智能化管理，同时为客户带来满意的服务体验。平台设置完备的患者管理功能，提升就医体验，优化候诊时间，进一步改善患者与医护人员间的沟通效率。通过云平台的系统数据，精确分析各医疗产品的使用情况，充分发挥医护人员的主动性，为患者提供优质的医疗服务。支持建立患者教育随访体系，为患者建立专属健康标签及建立家庭健康档案关联，制定相应的医疗产品策略和健康生活方式建议，为患者家庭提供最佳的服务体验和医疗效果。根据随访结果，优化诊所经营，提升患者的满意度，分析患者的病情状况，优化诊疗路径，客户的满意度和转介率达到90% 以上（图 6-16）。

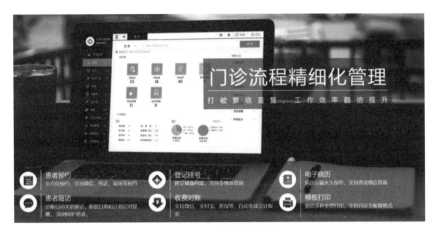

图 6-16 若邻云诊所

（图片来源：http://www.ruolinzs.com/）

电子健康记录

电子健康记录（Electronic Health Record，EHR）是个人的健康记录，这些记录运用电子设备（如计算机、健康卡等）保存、管理、传输和重现，提供用户访问，同时实现在多个设备和机构中共享。

云计算能将不同的医疗管理系统统一到一个后台管理平台。将 EHR 信息转移到云端环境后，云服务不仅有助于医院和各级诊所之间的 EHR 信息交流，而且可以使云环境作为医疗记录存储中心。转向云环境可以减轻医疗机构烦琐的基础设施管理工作，并最大限度地降低开发和维护成本。依赖互联网和云计算的迅速发展，EHR 的建设模式具备了从单一的桌面互联网转变至结合移动互联网及云计算的跨平台模式的可能性。

OpenEMR 是 2002 年开发的电子健康记录（EHR）系统，2018 年升级为 5.0.1 版本，提供了患者门户、机构账单、基本 FHIR 支持、DICOM 图像查看器、免费电子处方、提醒模块、群体治疗模块、活动目录支持及基于临床角色的菜单。

在线健康护理

医疗云可以发挥其平台优势，为各级医院提供在线健康护理解决方案及全面在线医疗信息服务，涵盖检查检验、数据处理、转诊会诊、慢病管理等领域和场景。医疗机构通过云计算在线实时获取患者信息，如患者身体状况、用药情况、医疗进度情况，云端运算系统可以将患者数据实时反馈给医生及其监护人，以确保患者可以在线获得应有的问题解答和照顾。医护人员可以对患者数据进行分析，对患者进行有效的管理、实时监测和健康预警，对患者的身体进行监督，对患者的治疗进行在线督促与提醒。

2017 年 10 月，健康 IT 公司 Wellbe 与 Physiotec 和 Staywell 开展合作，扩展了在线患者导航和参与平台。Wellbe 的 CarePlus 解决方案集成了 Physiotec 提供的在线康复计划和 Staywell 提供的全面的指南内容库，整合了来自合作伙伴的单项优势，为在线护理提供更先进的功能。在 Wellbe 云连接护理平台中，Physiotec 和 Staywell 根据项目需要为客户灵活地定制系统构架及内容，进而提高业务能力，为医院和诊所提供了所需解决方案，以满足消费者对基于价值的护理的期望。Physiotec 使医疗保健提供商将专门为临床开发的运动和康复视频添加到他们的连接护理系统中，使患者接受在线治疗。StayWell 则为客户打造了一个能为患者提供其需要的可靠的健康护理和最新的、指南性的教育内容系统。

医疗数据传输

医疗云使得数据可以实时存储、传输与处理，患者可以随时访问自己的医疗记录，医护人员可以随时调取和使用，以实时追踪患者病情发展。数据加密和标记化技术为云平台上的数据传输提供安全性保障，因此，云计算可以帮助保护传输数据安全，增强互操作性和协作性，改善患者护理效率。云平台的建设在有效保障不同主体间信息交流和数据传输的基础上，各参与者之间可以进行实时互动，从而各级医疗机构与医、患用户可以在一个立体化、多角度的系统中交流与协作。

2017 年 12 月，个人医疗数据分析公司 Zansors 发布了具有强大监护功能的云组件，将患者连续的生命体征参数实时传输到院内，以确保实时监测患者生命体征信息。通过该组件，传感器和应用程序能够使用 Direct 标准将医疗数据传输给医疗机构，保证用户能够安全地将个人健康数据传输给医疗团队。对患者生成的健康数据（PGHD）进行实时采集，并在急救过程中帮助现场急救人员快速发送信息报告到医院内，以便院内专家确诊和及时调配院内急救设施。针对紧急重病，医疗数据的远程快速传输能够确保院外的数据传到院内，院内医生能在救护车到达之前就了解患者状态，能给予危重患者全程的诊疗指导，并且可根据数据评估院外诊疗效果，进而赢得宝贵的早期救治时间，提高患者的生存率。

第七章 ●●···

线上线下的医疗融合

我们看到了正在到来的未来：智能手机在医疗领域开启主导作用，消费者将在未来医疗模式中扮演强大的角色。

——韩国三星电子前联席 CEO、IT 和即时通信部门负责人　申宗均

线上与线下的医疗融合以创新性医疗服务模式为智能医疗 3.0——全面健康管理提供了途径。在医疗服务链上的医生、患者、分级的医疗机构，以及医疗产业链上的企业都会融入以用户（患者）为核心的价值环中。利用 5G 提供的高速通信便利，智能传感设备提供的实时健康大数据获取能力，在线大数据分析提供的实时健康数据分析与预测、决策能力，云平台提供的超强计算与存储能力，加之互联网本身所展现出来的强大的医疗资源均衡能力，医疗服务可以跨越时空、穿越阻碍，深入医疗服务需求的"神经末梢"，更准确、更及时地满足患者全面健康与医疗需求，也将实现在线医疗服务平台与离线实体医疗机构的无缝对接。

7.1　O2O 医疗生态

西维斯健康公司（CVS Health Corporation，CVS）和沃尔格林博姿联合

公司（Walgreens Boots Alliance，Walgreens）是美国两家大型零售连锁药店和医疗保健公司，旗下拥有超过 9000 家药房，1100 多家医院，分别占全美药品零售市场份额的 38% 和 19%，成为美国社会药房的典型代表。

　　美国社会药房已构建了以患者为中心、线上线下相结合的医疗生态。患者在 CVS、Walgreens 等社会药房通过互联网医院与医生进行线上远程诊疗，医生为患者开具电子处方并实时传送到药房，执业药师对处方进行审核并提供专业药学服务；患者通过药房自主网上平台或第三方平台，采用在线医保或其他方式结算药品费用，由就近的定点药店为患者配送上门，或选择到就近定点药店自取；患者通过药房的移动医疗应用软件，针对特定的糖尿病、高血压、恶性肿瘤等疾病，获得个人基础健康数据监测、药物治疗管理、用药提醒、药学咨询等一系列专业服务。社会药房通过网上药房、移动医疗应用软件、远程医疗等为患者提供一系列专业的健康服务（图 7-1）。尤其是其打破了医院和药店相互独立、传统医疗体系中处方不外流的格局。实现了线上问诊、线下取药的融合，减轻了患者线下就医的负担。

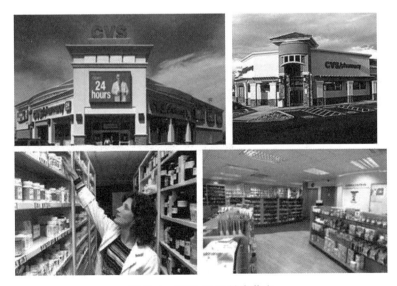

图 7-1　美国 CVS 社会药房

（图片来源：www.ruisy.com.cn）

7.2 线上移动医疗服务平台

据 FDA（Food and Drug Administration，美国食品药品监督管理局）颁布的《移动医疗应用程序指南》的定义：

移动医疗 APP（Mobile Health Application）首先是作为一种医疗器械，且要满足"被用来当作一个已受监管的医疗器械附件使用"或"将移动平台转化为一个已受监管的医疗器械"两种用途中的任意一种。

7.2.1 医疗在线：突破传统

传统的医疗服务中，医生和患者的地理位置相对固定，患者需要花时间专门去医院等机构进行医疗检测。在线的移动医疗 APP 具有快速、便捷、受场地限制小的特点，用户可以通过随身携带的手机，实时获取身体状态的相关参数或者获取在线医疗服务等，节约了时间和经济成本，通过 APP 即可完成网上预约挂号、在线问诊、购买、支付等。在在线远程医疗平台的支持下，患者可以在家中通过简单轻便的可穿戴医疗监护设备实现自我健康状况监测，并通过电脑终端和移动端连线医生，传送检测数据，完成普通门诊的全过程。

一种"类皮肤无创血糖传感器"打破了传统通过扎手指取血来测量血糖的方法，利用可以与人体自然共型贴附的"柔性电子器件"，对皮肤表面施加不会引起皮肤不良反应的电场，通过离子导入的方式改变组织液渗透压，调控血液与组织液渗透和重吸收平衡的关系，驱使血管中的葡萄糖按照设计路径主动、定向地渗流到皮肤表面。柔性电子（Flexible Electronics）是一种技术的通称，这种电子设备在一定的形变（弯曲、折叠、扭转、压缩或拉伸）条件下仍可工作，可做到随时随地检测血糖指标，并通过智能手机将数据反馈给患者，为患者提供实时血糖数据。智能手机和无线传感器的链接，使得辅助诊疗过程获得了实时在线患者血液数据，应用于血糖疾病患者治疗计划，直接将在线数据反馈到医院的大数据平台上，医院后台的数据评测系统对各项数据进行分析后能够迅速将结果反馈给用户，附带为用户提供医疗建议，完成全过程在线医疗服务（图7-2）。

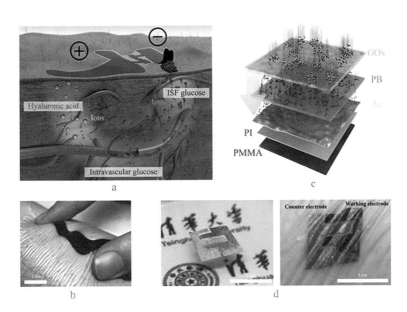

图 7-2　类皮肤无创血糖传感器示意

7.2.2　发展历程

近年来，在线医疗服务平台 APP 逐渐成为我国医疗卫生事业的重要补充内容，移动医疗用户数逐年递增，2015 年突破了 1 亿用户，2019 年突破 5 亿元大关，市场规模达 397 亿元，相关 APP 已经有 2000 多款。在线医疗服务平台 APP 的发展得益于互联网终端技术、大数据技术，以及国家政策的推动和支持。其发展过程，经历了多个阶段。

第一阶段：医院内部助手

20 世纪 90 年代中期，计算机技术与通信技术不断发展，特别是 2000 年后 3G 技术的推行，在线医疗服务平台进入第一阶段——医院内部助手，帮助医护人员更高效地管理患者信息。最初 APP 的功能十分有限，只限于移动查房、移动护士站等。由于医疗的特殊性，其使用场景也非常有限，用户对象大多为医务人员，没有大规模拓展到患者用户端。

此时的移动医疗 APP 主要作为医院内部系统的延伸，由医院等医疗机构主导开发，通过在医院信息化建设中应用无线网络、移动计算及智能识别等技术，以患者精细化管理为目的，提高远程监护水平。这类 APP 虽然有助于医院对患者的护理和医院的管理，但是极容易受到医院硬件和软件设备的限制，灵活性较差。第一阶段的相关应用软件有：北京大学人民医院（用于病患管理）、医生站（用于医学前沿研究）、ECC-guide（用于临床指南）等。

第二阶段：大众化健康助手

随着移动智能设备的普及、4G 网络技术的成熟、云计算设施的完善等，从 2014 年开始，我国在线医疗服务平台 APP 市场有了一定程度的起色，开始进入第二阶段——大众化健康助手。此阶段的 APP 主要是由政府机构、医疗机构、互联网企业三者独立或者合作研发，其功能向多样化发展，用户体验感更好。主要有功能型和平台型两种。其中功能型又可以细分为专门应用和大众型应用，主要以某项或某几项功能为主，如主诊医生（医生助手）、肝友汇（针对肝脏）、皮肤宝（针对皮肤）等都属于功能型应用。平台型应用整合了医疗资源，功能较为全面，如春雨医生（综合性平台）、好大夫在线（问诊平台）、国家医保服务平台（医保平台）等综合性平台。因此，也有很多人称 2014 是"在线医疗元年"。

第三阶段：自助式医疗终端

基于传感器和 RFID（Radio Frequency Identification，射频识别技术）设备的使用让智能手机有了扩展附件的支持，因而变成一台功能齐备的医疗设备。针对日益增长的心脑血管等疾病人群，在线医疗服务平台 APP 通过外接芯片设备，能实现多样的功能监测，实现更大范围的连接。在线医疗服务平台 APP 由此进入第三阶段——自助式医疗终端。通过智能设备采集用户的血压、体温、体脂、心率等生理指标数据，可以协助患者在慢性病的治疗过程中进行自我管理，实现疾病监测与预防。目前相关的 APP 有：米开宝宝（体温检测）、

kiwi 血压管理助手（血压检测）等。

第四阶段：虚拟医疗移动终端

未来的移动医疗 APP 将呈现两种发展方向：一类将结合 VR（Virtual Reality，虚拟现实），通过相关移动应用利用配套设备进行虚拟手术、虚拟人体解剖学习，也可远程连线与其他医生交流学习（图 7-3）。此外，患者群体也可利用 VR 技术与医生进行远程问诊等。另一类将作为未来智能急救系统的一部分，与地区综合性大医院结合，建立无线监护体系，将大医院先进的医疗技术、服务和中央监护无界域、无缝隙地扩展到社区、家庭、急救车，形成一种全新的基于网络的广域、流动的智能急救医疗体系。

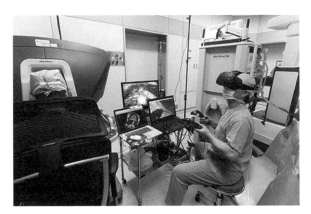

图 7-3　VR 系统可视化解剖人体结构用于远程医学教学
（图片来源：https://www.zhihu.com/question/46784184）

7.3　突破时空障碍：远程医疗

医疗资源区域分布不均是我国"看病难"的重要原因之一。基于互联网、云平台的远程医疗系统正在突破线下就医的时间空间阻碍，为缓解"看病难"这一民生问题做出努力，同时也成为应对"急、难、险"突发事件的重要手段。此外，远程医疗开启的远程医疗培训通道，也有效地帮助基层医生迅速成长。随着快速增长的远程医疗需求，借助全息影像、移动通信、遥感、遥控、智能检测等信息技术和智能技术的快速发展，以及专家资源不断充实，近年我国远程医疗发展迅速，加入远程医疗体系的医院越来越多，而且覆盖了医院越来越多的科室。

自 1995 年开始，经过 20 多年的发展，我国已经形成了较为完善的远程医疗平台和远程医疗服务系统。

1995 年，"远程医疗"这一概念进入国人的视野。

1997 年，国内首家远程医疗中心——中国人民解放军总医院（301 医院）远程医学中心成立。

2008 年汶川地震、2010 年玉树地震发生后，医护人员都使用了远程医疗参与救治灾区民众。

2013 年 12 月 6 日，按照中国人民解放军总后勤部和中华人民共和国卫生部（现中华人民共和国国家卫生健康委员会）的安排，301 医院远程医学中心、空军总医院、第二军医大学长海医院，与"和平方舟"号海上医院船远程连线，开展了对菲律宾灾区的人道主义远程救助，为 3 名菲律宾籍患者进行了救治。

2013 年，四川芦山、甘肃岷县漳县发生地震，301 医院远程医学中心为地震灾区开展远程会诊和手术指导达 93 例。该中心的服务范围已辐射到军队的海岛、边防哨所及边远贫困欠发达城乡地区，做到 24 小时响应。

2016 年，上海市委依托"上海市白玉兰远程医学管理中心"在云南 28 个受援贫困县开展远程医疗服务。以远程平台为核心，整合上海三级医院的优质资源，开展远程会诊与远程培训。白玉兰远程医学网对口援建站点数累计为 547 个，上海 30 余家沪上知名三甲医院为对口地区开展远程会诊，包括一对一、一对多远程病例讨论，远程动态心电分析及远程数字病理诊断等多种远程咨询服务。

2017 年，上海市委为日喀则市人民医院建成了远程医疗系统，接通日喀则市所属五县（江孜、萨迦、定日、亚东、拉孜）人民医院，逐步向基层辐射，实现集影像、超声等于一体，融合培训、会诊实时的远程医疗服务体系。"airface 智能移动远程医疗机器人系统"已在日喀则人民医院投入使用，实现了移动查房、移动教学功能。

中国远程医疗服务平台不断开展远程医疗援外活动，与美国、俄罗斯、赞比亚等国家开通了远程医疗服务平台的互联互通，打破了时间和空间的限制，将中国医疗带出国门。

2019 年 8 月 27 日，西安交通大学口腔医院远程会诊中心应邀与苏丹恩图曼友谊医院进行远程会诊，通过远程会诊系统传输的患者影像资料和检查结果，进行初步诊断和鉴别诊断，拟定右颌下区肿瘤扩大切除术＋术中冰冻病理检查＋右颈淋巴结清扫术的详细治疗方案，为苏丹患者进一步治疗提供了有力支持。

2020 年年初，新型冠状病毒肺炎（COVID-19）疫情肆虐全球，成为全球重要公共卫生安全事件。以钟南山院士为组长的高级别专家小组通过"广东远程医疗平台"为武汉、广州、深圳等地区的重症、危重症患者进行专家会诊，指导治疗。在国外疫情大暴发期间，通过远程医疗系统，国内专家应邀与美国专家进行了 5 次连线，并同英国、法国、伊拉克等国家及其他世界组织商讨防疫方案、远程会诊、介绍中国经验，为各国疫情早期的防控起到了关键作用。

从微观上，远程医疗使医生随访、疾病管理从院内延伸到院外，可全程做到可持续、可评估、可反馈，并帮助医生高效完成和患者的沟通，让患者参与到病程管理中来，方便回传疾病康复过程中的数据、复查结果。从宏观上，远程医疗可以有效均衡医疗资源，提高医疗效率，降低风险，在新冠肺炎疫情期间，远程医疗的采用在很大程度上减少了人员流动，减少了医生和患者之间的直接接触，在保证普通患者就医需求的情况下，为有效阻断新冠病毒传播做出了贡献。

7.4 在线医疗框架及应用场景

7.4.1 在线医疗核心技术

远程医疗的目标包括：以检查诊断为目的的远程医疗诊断系统、以咨询会诊为目的的远程医疗会诊系统、以教学培训为目的的远程医疗教育系统和以家庭病床为目的的远程医疗病床监护系统。构建远程医疗包括以下四大关键支持技术：

诊疗技术和临床检测。在医院就诊时，第一步就要对患病部位进行检测，现阶段各大医院的检测方式越来越丰富，如心电图、CT、B 超及核磁共振等，这些检测方式能够对病患的身体进行详细检查，以便更准确地确认患病原因。在远程医疗系统中，临床检测技术也是最基础的一项技术，但由于医患双方距离较远，医生无法直接获取病患的关键信息，这会对检测设备有更高的要求，利用计算机将这些检查信息传递给医生，医生也能够间接获得患者的检测结果。

远程通信。通信技术的发展，尤其是 5G 网络的布局，为远程医疗提高了强有力的数据传输保障。远程医疗中传输的医学信息主要有数据、文字、视频、音频、图像等。其中数据和文字的传输对通信技术的要求不高，但视频和音频信号的数据量较大，而且远程会诊和手术中需要音像同步，因此对通信要求较高。医学影像信息包括静止图像和动态图像。前者包括 X 光片、CT 成像等；后者指的是视频及一系列变化的图像。远程医疗中采用的通信技术通常有：交互电视、局域网、光纤网、卫星通信、无线蜂窝等技术。

云计算。云计算为医疗服务提供了变革所必需的基础设施，为在线医疗提供了公共计算服务。在线医疗服务与任何基于互联网平台的服务一样，有赖于海量医疗数据的获取、存储、处理与传输，云计算为在线医疗平台提供了大规模数据协作处理的可能，其共享数据与计算资源的能力使得在线医疗真正拥有了互联网的基因，也成为互联网医疗平台低成本、高效率、安全运行的有力支持。

人工智能。借助智能算法和强大的计算能力，与机器人协作配合，能够缓解目前医疗体系中医疗资源不足、分布不均、时间空间受限、高价值高水平专家经验得不到有效利用、缺乏智能设备辅助、慢性病难以管理等痛点。随着"互联网＋"的发展，人工智能技术与健康医疗服务深度融合，远程医疗服务也在不断扩展。人工智能助力远程医疗建立诊治网络，提高基层服务能力，更好地推动分级诊疗落地。AI能够帮助一个普通医生完成一台高难度的手术，或者把好医生的能力复制和放大，更有效地使用医疗资源（图7–4）。

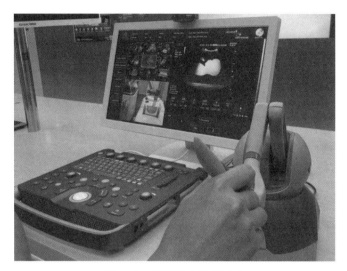

图7–4　远程医疗外科手术

（图片来源：http：//www.takungpao.com.hk/finance/text/2018/0626/179874.html）

7.4.2　远程患者监护平台

医疗健康行业正在转向基于价值的医疗服务，医疗服务提供方必须提前进行干预，以改善患者预后，缩短其住院时间并减少入院次数。以往，医生无法在患者离开医院后判别其是否有风险，而患者只能到医院进行现场复诊。

传统的远程患者监护平台（Remote Patient Monitoring Program，RPM）和远程医疗的诞生解决了院后健康管理的需求，缩短了不必要的复诊时间。但其解决方案持续依赖手动数据输入、不可靠的单点测量、较少的应用场景和较低的患者依从性，无法满足患者实时健康检测的需求。医疗传感器、可穿戴设备、智能手机应用程序等技术的出现，使患者可以将实时健康数据自动传输到RPM上。远程患者监护不仅使患者能够随时监控自己的健康状况，而且还为临床医生提供了主动评估危险信号并提供实时建议以便调整治疗方案的机会，医疗人员能够通过电子健康记录（Electronic Health Record，EHR）、电子病历（Electronic Medical Record，EMR）等信息来更有效地分诊，提早甄别那些需要早期干预的患者。

2019 年，美国 FDA 批准了 Current Health 的一款可穿戴式追踪设备，即远程患者监护平台（RPM），可作为二类器械用于患者出院后的治疗和康复服务。该款无线可穿戴设备以 ICU 级别的准确度实时进行远程监控。

Current Health 可穿戴式设备佩戴在上臂处，可以实时追踪测量患者的生命体征，类似于重症监护病房中的硬件。该设备使用世界上最大的生理数据集之一开发，采用专有算法不断分析数据，通过更早地检测患者体征衰退的潜在指标来获得患者的健康轨迹，从而加快干预速度。到目前为止，Current Health 已与包括 Mount Sinai（西奈山）在内的美国 6 个医疗系统合作，并获得了 FDA（Food and Drug Administration）的批准可在医院内使用，以跟踪患者运动、脉搏、呼吸率、温度和血氧水平（图 7-5）。

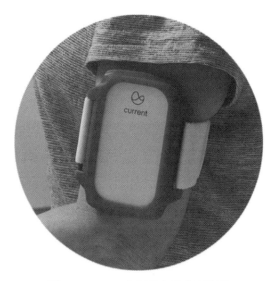

图 7-5　RPM 患者可穿戴式追踪器

（图片来源：https://www.xianjichina.com/special/detail_398154.html）

7.4.3 5G 远程手术

5G 通信技术带来的快速通信使得外科医师的手臂可以延伸至千里之外，使得优质医疗资源下沉，缩小分级诊疗差距，减轻患者经济负担。虚拟现实技术与网络技术结合，可以让医生对远程的患者进行"远程手术"。医生根据传来的现场影像来进行手术操作，而医生的每一步手术操作动作，可转化为数字信息传递至远程患者处，控制当地医疗器械的动作。远程手术系统按照患者体征数据并结合手术方案下达手术指令，该指令通过通信系统传送给手术现场的手术机器人，机器人根据指令对患者进行手术。医生可以通过视频和音频设备实时地了解手术执行的具体情况，并及时下达各种操作指令给手术现场机器人，直到整个手术结束。远程手术最大的问题是信号实时的互联互通，稍有延迟就可能会给患者带来不可逆转的伤害，需要端到端、大带宽、低时延的网络支持，从镜头到图像采集系统、采集患者端 PC 编码处理、通信网络、医生端解码处理显示器，总的时延不超过 100 ms 内，最佳在 50 ms 内。5G 网络的大带宽、低时延、高可靠性能够提供清晰的操作画面，可以实现医生控制手术臂，实施远程手术。随着 5G 网络基础设施的完善，远程手术也逐步走向应用阶段。

2019 年 3 月 16 日，中国人民解放军总医院第一医学中心与位于海南的解放军总医院海南医院神经外科之间，跨越近 3000 公里，成功完成了我国首例基于 5G 的远程人体手术——帕金森病"脑起搏器"植入手术，这也是世界首例 5G 远程颅脑手术（图 7-6）。手术要求将脑深部电极非常精准地植入到大脑治疗靶点（丘脑底核）。靶点位于大脑中心部位，体积约 $40 \, mm^3$，比黄豆还小，对于电极精准植入提出很高挑战。手术中没有常见的门诊检查设备，取而代之的是 1 套 5G 通信设备、2 块大屏幕、3 台电脑、4 个摄像头、5 个遥控器，医生在面前，"患者"在屏幕里。海南的医生在电脑上直接操控北京手术室内的医疗机器人，将微电极以 0.5 mm 间隔，逐步向脑内推进，微电极记录的脑内电生理信号实时反馈，通过屏幕呈现在海南办公室屏幕，凌至培教授通过键盘在电脑上发出微刺激的指令，对在北京手术室内的患者进行电刺激，观察患者症状改善情况及是否有不良反应，以保证本次手术的成功。手术用时近 3 个小时，术中磁共振扫描见脑内电极植入位置精确，达到手术预期，患者术后状态良好。

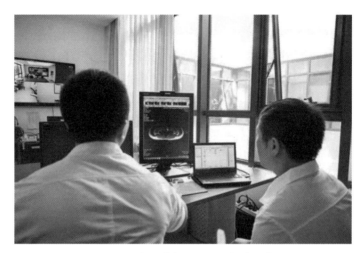

图 7-6 世界首例 5G 远程颅脑手术

(图片来源：https://baijiahao.baidu.com/s？id=1651340464761502361&wfr=spider&for=pc)

7.4.4 智能手机医生

智能手机医生是基于移动医疗类应用软件，为用户提供便捷、专业的医疗服务和健康知识普及，使患者足不出户即可实现对症状的预测和判断，以及对疾病的预防。智能手机医生以在线医疗平台为载体，按照形式和功能，可以分为医学知识和咨询类、寻医问诊类、预约挂号类、医药产品电商类、健康管理类、单科疾病类、医院及医疗保障类 7 种类型。根据 APP 主要研发者的性质，又可以分为由互联网企业、医疗机构、政府机关主导研发，以及合作研发 4 种类型。

医学知识和资讯类

以向大众和医生传递医疗前沿资讯，进行健康知识教育为目标。其中既包括独立的 APP，也有借助大众社交平台连通各医疗机构、医药企业、医生等医务人员和患者用户，打造"平台＋社区"的社交平台，如健康时讯、MSD Manual Home（默沙东诊疗手册）等（图7-7）。

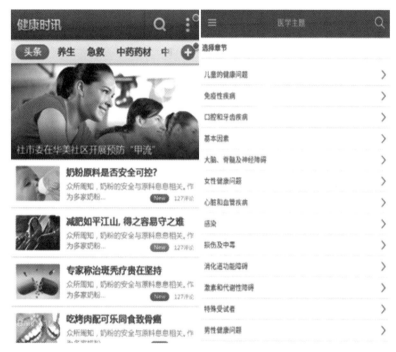

图7-7　健康时讯与 MSD Manual Home

寻医问诊类

此类 APP 包括医生端和患者端，具有患者自诊、智能导诊、医患沟通平台、患者互助平台、签约私人医生等功能，使医患交流更加便捷有效。例如，通过"春雨医生"的"春雨诊所（医生端）""春雨医生（患者端，原春雨掌上医生）"，患者可以随时随地免费提问，在三分钟内就会有公立医院医生给出快速回复；同时还可以便捷查找医生，直接进行在线图文咨询、电话咨询及预约线下门诊。

好大夫在线创立于2006年，包括医院/医生信息查询、图文问诊、电话问诊、远程视频门诊、门诊精准预约、诊后疾病管理、家庭医生、疾病知识科普等多个领域。截至2019年12月，已收录了国内9917家正规医院的61万名医生，累计服务超过 5800 万名患者。23 万名医生在平台上实名注册，直接向患者提供线上医疗服务。在活跃医生中，三甲医院的医生比例占到 78%。好大夫在线的互联网技术和平台帮助品牌医院将门诊中适应专业学科的精准病例引入进来，让基础病例释放到更加基层的医院，这样品牌医院的医生就可以在门诊量不增加的前提下，获得更加优质的病例，充分发挥其专业特长，掌握更多的病例，提高治疗水平。

预约挂号类

此类 APP 提供入院前服务（如智能导诊、预约挂号、查看医院内信息等）、院内服务（如诊中支付、预约检查、查看电子化验单报告等）和院外服务（如诊后随访、慢病管理等），其中很多应用都与大众常用的微信和支付宝等软件相结合，如微医（原挂号网）、就医 160、趣医院、健康之路。

医药产品电商类

此类 APP 为用户提供药品相关服务，如查看药品详情、安全使用说明等，还可以根据疾病症状或名称查询相关用药，能够通过定位给用户推荐附近药店，主要有自营 B2C 模式、平台 B2C 模式、第二方批发交易 B2B 模式。相关应用有：康爱多掌上药店、壹药网、叮当快药、丁香医生等。

健康管理类

在细分领域，针对不同类型的服务对象及其他细分功能，会有相应的APP，如母婴保健、女性经期管理、体检管理等。在综合性领域，主要是针对普通健康人群和亚健康人群的综合性健康管理，如体征测量、运动管理、建立健康档案等。用户除了在 APP 上完成自身健康信息管理外，还可以查看相关的健康咨询，相关应用包括：妈妈帮、健康云、爱康体验宝。

单科疾病类

单科疾病领域主要包括两个方面：一是需要长期进行密切监测管理的慢性疾病领域，如高血压、高血脂和糖尿病等，通常需要配合使用相应的智能监测设备，典型案例有"康康血压""掌上糖医"；二是普通的单科疾病领域，更多的是相关的社区资讯和在线咨询，如牙科领域、肿瘤领域，相关应用有牙医管家、肿瘤圈。

医院及医疗保障类

此类 APP 由各医院、国家医疗保障局，以及各省市医保中心等机构牵头研发。分为两类：一类是各医院设计的 APP，服务于医院医生和来医院就诊的患者，主要功能有预约挂号、科室（医生）查询、叫号查询、医院导航、个人健康信息档案、体检等；另一类是医保中心等机构开发的医保 APP，解决了医保难的情况，实现了线上医保。应用场景有：医院信息查询、医保账号查询、挂号、缴费、医保结算等。相关 APP 包括：北京协和医院、西南医科大学附属中医院、国家医保服务平台 APP、杭州医保等（图 7-8）。

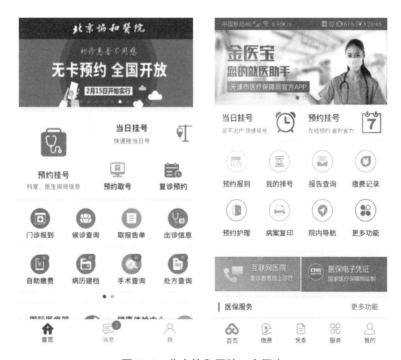

图 7-8　北京协和医院、金医宝

7.5 架构全新医疗服务模式

在线医疗服务平台力图将整个医疗体系搬到互联网上，形成完整的医疗生态圈，将医生、药品、患者、保险、医院、政府、第三方都纳入其中。在此过程中出现了 4 种主流商业模式。

分级诊疗模式：医疗资源有效配置

随着我国老龄化进程加快，居民医疗健康需求更富多样性。分级诊疗制度作为缓解我国看病 "乱、难、贵" 的重要举措，近年来备受关注。

分级诊疗是指根据患者疾病的轻重缓急及治疗的难易程度分级，不同级别医疗机构承担不同疾病诊治，逐步实现从全科到专业化的医疗过程，包括基层首诊、双向转诊、急慢分治、上下联动等，最终目的是形成"小病在基层，大病进医院，康复回基层"的理想就医格局。

当患者病情超出基层医生诊疗能力时，医生可用手机 APP 等客户端向上级医院进行预约、转诊，同时利用 VPN 链路访问上级医院，通过转诊服务器将转诊信息传递到上级医院，审核通过后上级医院对患者采取相应治疗，并进行电子病历、医院信息系统（Hospital Information System，HIS）系统数据的同步更新。反之，待患者病情稳定后上级医院按照同样的转诊流程，将患者转至基层机构进行康复治疗。这一过程利用互联网技术实现了医疗机构间的互联互通、信息交换与数据共享，双向转诊流程将更加高效、便捷、透明。

O2O 模式：线上线下医疗服务相结合

O2O（Online to Offline）模式，即通过将线上的资源共享、技术贯通与线下的人性化服务进行结合，通过互联网＋技术渗透到诊疗服务的各个环节，以提高医疗诊疗服务效率和质量，构建以患者为中心的覆盖诊前、诊中、诊后的线上线下一体化医疗服务模式。患者可通过在线问诊与医生进行病情交流、医学诊断，医生在线开具处方，同时实现电子处方，外流到实体药房，患者可以选择在线或者线下购药。从患者角度讲，一方面突破了地理位置的局限，只需通过互联网就可享受跨区域的优质医疗服务；另一方面，打破时间的限制，可以随时向医生进行健康咨询，从而获得更便捷、快速的医疗服务。线上线下医疗服务的融合为未来医疗打开新的格局。

健康检测管理模式：医养结合

医养结合是医疗与养老线上线下融合的新型典型模式。将现代医疗服务技术与养老保障模式有效结合，实现了"有病治病、无病疗养"的养老保障模式创新。基于可穿戴设备和传感器的健康监测管理模式，作为医院的"触手"，与患者随时随地连接起来，促使医养结合项目的落地实施。使用"互联网+"方式扩展医疗资源覆盖的广度和密度，提高医疗资源的服务效率，达到普通健康数据采集分析由计算机自动完成，慢性疾病随时监控、定期指导，突发状况通过穿戴式设备实时上报、及时处理。为居家养老提供24小时在线的医疗服务，实现院内院外健康监护同质化。由固定场所提供医疗服务，转变为随时随地在线监测患者健康状态。医生可根据实时数据分析，进行后续治疗方案的调整和线下的就诊。

智能驱动的在线医疗服务

图像识别、深度学习、神经网络等关键技术的突破带来了人工智能技术新一轮的发展，推动了以数据密集、知识密集、脑力劳动密集为特征的医疗产业与人工智能的深度融合。

在在线辅助诊疗方面，人工智能可以提高用户在线问诊效率，通过对患者的电子健康记录和生命体征数据进行分析，合理建议就诊科室，科学分流患者，减少在线医疗的压力。在影像识别方面，人工智能通过大数据技术，基于深度学习，可以对医学影像进行识别和分析。帮助医生定位、分析病情，辅助医生做出诊断，效率更高，提高在线医疗服务的准确率。虚拟现实与增强现实技术在在线医疗服务中起到重要作用。通过VR头戴设备和3D影像，可以直接把医疗影像显示在病患身体上，方便线上医生解释病理、讨论病情及进行浸入式医学教学。医生可以随时随地体验近距离的手术过程，提高线上治疗的准确性（图7-9）。

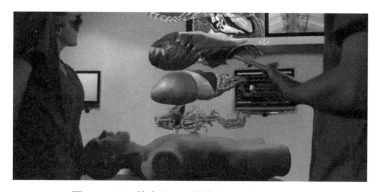

图 7-9　VR 技术和 3D 影像用于远程医疗交流

（图片来源：https：//www.sunya.biz/h-nd-80.html）

在线健康社区——Web2.0 时代医疗模式的重要创新

在线健康社区（OHCs）是用户基于互联网对健康或医疗相关信息进行知识分享、专家咨询和成员交流等活动的在线社交网络平台。

从患者的角度，在线健康社区强大的交流交互功能有助于自身健康管理；从医生的角度，在线健康社区有助于医学知识的交流创新；从整个社会医疗与健康管理的角度，在线健康社区有助于缓解医疗资源紧张的矛盾。在线健康社区最重要的表现是可以赋能患者，量化患者的疾病感受，改变了患者与医疗组织的互动方式，其所具有的社交特性在患者间形成健康行为的影响，有助于塑造患者自律的工作和生活态度，增强患者对于慢性疾病的自我管理能力及积极参与治疗的动力。

研究表明，16% 的网民愿意通过网络查找有相同健康问题的群体，并且患有糖尿病、癌症等慢性病的群体更倾向于在线搜寻疾病信息，参与交流互动。慢性病已成为危害我国人民健康的主要公共卫生问题，我国已进入慢性病的高负担期。中国 18 岁以上居民高血压患病率为 25.2%，患病人数为 2.7 亿。中国成人糖尿病患病率为 11.6%，患病人数 1.2 亿。随着居民个人健康意识增强，慢病健康管理需求也在快速增长。全科医生门诊患者以慢病老年患者居多，CDSS 能够基于患者信息和医学知识，帮助全科医生总结分析患病数目、病种及不同疾病的组合情况，提醒全科医生应重点关注的患者相关监测指标和可能出现的并发症，有助于全科医生正确评估患者病况，同时提供多元化、适宜的干预措施。

在线健康社区可以做到赋能患者，量化患者的疾病感受，将患者数据结构化、标准化为医学级别证据，改变了患者与医疗组织的互动方式。"在线虚拟医健社区"在广大患者之间的深度建设，使得其对社区成员的生活观念、工作态度和日常行为越来越产生深刻影响，用户主动分享个人经历、保健观点和疾病治疗期望。互联网虚拟社区能直接或间接地降低或节约社会医疗服务成本。

Patients Like Me 是 2004 年成立的在线健康数据共享平台，通过社区分享、交流、研究和病历数据分析，来为世界各地的患者提供相似病例搜索和相关治疗服务。在过去 10 年间，作为全球首个最大的病患社交网络，Patients Like Me 探索出了一条整合、分析、呈现个性化病患信息的方法，打造出一个直接面向 60 万消费者的健康网络平台。患者通过平台分享健康经验，获取新的健康知识。同时，社区中也有专业医疗人士为用户提供专业的医学知识（图 7-10）。

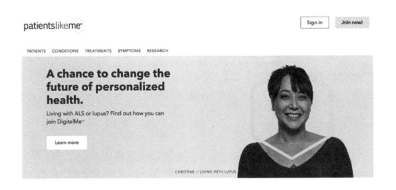

图 7-10　Patients Like Me 在线健康数据共享平台

（图片来源：https://www.sohu.com/a/255980677_640180）

Facebook 自 2014 年开始进军医疗健康领域。Facebook 创建了一个在线"支持社区"，把患有各种疾病的 Facebook 用户连接在一起。公司内部团队开发了"预

防保健"类应用，帮助人们改善他们的生活方式。此次新冠肺炎疫情，Facebook
首次在全球范围内启动社区帮助，自首次亮相以来，已有超过 10 亿用户通过信
息中心，以及 Facebook 和 Instagram 上的教育弹出窗口访问了卫生管理机构共享
的信息，超过 1 亿人点击以直接从来源中了解更多健康信息（图 7-11）。

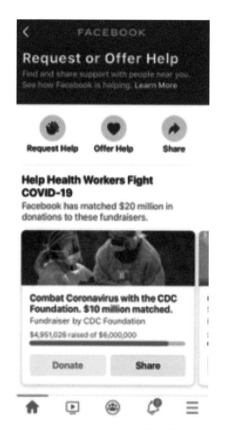

图 7-11　Facebook 启动健康社区帮助

（图片来源：https：//baijiahao.baidu.com/s？id=1662735051127399393&wfr=spider&for=pc）

丁香园论坛成立于 2002 年，是中国领先的面向医生、医疗机构、医药从业
者及生命科学领域人士的专业性社会化网络，提供医学、医疗、药学、生命科
学等相关领域的交流平台、专业知识、最新科研进展及技术服务。用户群体包
括 4 类：医生、医学生、健康用户和患者；从信息主题来看，丁香园论坛交流

的信息全部属于医疗领域；从社区整体氛围来看，丁香园论坛板块按照医学科属进行分类，整体上按照医学学科的特点为用户提供了专业的健康知识平台，涉及医学、临床及健康管理三大内容。

7.6　需求与技术双引擎驱动

智能化政策的引导、信息技术的推动及个性化医疗需求的提升，必将淘汰陈旧的医疗服务方式，线上线下医疗服务大融合也将成为新的趋势。而互联网表现出的强大的医疗资源均衡能力，也使得线上医疗更容易被用户接受，并迅速形成模式。对于一些常见病、慢性病，患者通过在线医疗服务，足不出户即可完成在线问诊、在线开处方、O2O 药品购买与配送，同时通过可穿戴设备的监护，实时了解病情变化，及时与医生线上沟通，获得最佳干预或治疗方案，将成为常态。

7.6.1　触发的动力

2020 年年初，新冠病毒暴发，为避免人员聚集及尽可能较少接触，依托移动互联网平台构建的非接触式医疗服务系统，通过 O2O 的方式整合线下医疗资源，并与社保平台打通，在新冠肺炎疫情期间为普通患者提供安全高效的常规医疗服务。通过线上问诊、线上处方、物流配送药品、预约挂号等线上服务，缓解了疫情期间医疗机构的诊疗压力，避免了患者聚集及可能的感染风险。春雨医生、丁香园、协和医院等推出的线上诊疗，通过“非接触式”医疗服务，满足了普通患者的就医需求。新冠肺炎疫情也成为我国线上医疗全面覆盖的重要触发动力。据卫生健康委规划信息司统计，疫情防控期间，卫生健康委属管医院互联网诊疗次数比去年同期增长 17 倍，一些第三方平台互联网诊疗咨询增长 20 多倍。浙大医学院附属邵逸夫医院疫情期间共收到线上咨询超过 16.8 万条，

23.8 万人次进行在线健康咨询，12 120 人次享受到慢性病药品配送服务。

2020 年 1 月 21 日，丁香园便率先上线"全球新冠病毒最新实时疫情地图"，为超过 37 亿人次用户、媒体、政府、从业人员提供及时准确的疫情数据，并为超过 7 万人次境外医务工作者提供相关临床诊疗经验分享。1 月 24 日，丁香园针对武汉地区的推出义诊服务，并逐步覆盖到全国多个重点区域。随着海外疫情的发展，丁香园第一时间主动通过浙江省外事办等政府部门，为西班牙、意大利等多个国家的华人华侨提供疫情防护科普与健康咨询服务，目前已累计为超过 60 万人次提供健康咨询。

2020 年 1 月 25 日起，通过主流互联网平台开展疫情期间的在线义诊以来，春雨医生服务咨询人数超过 5 万人，共有 2.1 万名医生参与义诊，解决了存在轻微发热、咳嗽等感冒症状，但又不是新冠肺炎的用户的焦虑。在解决疫情期间看病难的同时，还减轻了疫情防控工作的负担。

2020 年 2 月 3 日，银川市卫生健康委第一时间组织 19 家互联网医院，搭建网上远程诊疗平台，充分发挥线上诊疗的优势，为银川市民提供免费在线诊疗服务，进行医疗服务资源共享，让广大群众足不出户即可进行在线咨询，患有普通感冒等相似症状的患者，如发热、咳嗽、乏力等，可通过在线咨询功能及时确认病情，排除隐患。

2020 年 3 月 2 日，天津市医保局印发通知，疫情防控期间，全面推行"网上办""掌上办""电话办""邮寄办"等非接触式"不跑腿"医疗服务办理。

2020 年 3 月 16 日，北京小汤山医院再次启用，云知声"智能语音电子病历系统"被采用，解决了医护人员由于防护措施严密造成的操作电脑不便，以超过 98% 的病历录入语音识别准确率，有效避免了医护人员频繁接触电脑的接触式感染风险，通过非接触性的口语录入方式，在门诊病历书写、住院病历书写、医技科室检查检验报告书写等多场景为医务人员实时录入医疗文书。

7.6.2 "数字原住民"的推动

数字原住民（Digital Natives）意为"90后""00后"甚至再年轻些的这代人，他们一出生就面临着一个无所不在的网络世界，对于他们而言，网络就是他们生活的重要组成部分，在数字化环境中生存，是他们从有自我认知开始就习以为常的生活方式。

随着"90后""00后"成长为网络用户的主流，数字原住民的印记，使他们更适应、更认可"互联网＋"的生活模式，他们使用互联网传感设备的意愿很高，使用能力也很强，有着使用互联网设备的本能。（如本书第三章在线医疗平台用户画像分析中显示，其21～30岁的用户占26.84%，31～40岁的用户占12.82%。）O2O医疗模式经过近20年的努力，已开始被广泛认可。一个发力线上，一个发力线下，医院将物联网、可穿戴设备、信息化管理等专业解决方案引进来，互联网将信息技术收集、软件体验、信息交互等融合协同，共同实现数字化医疗。

7.6.3 资本的热度

互联网与医疗行业的融合产生了互联网医疗，互联网医疗就是把互联网作为技术手段和平台，为客户提供医疗咨询、疾病风险评估、在线疾病咨询、健康指标监测、健康教育、电子健康档案、远程诊断治疗、电子处方和远程康复指导等形式多样的健康管理服务。

互联网医院商业模式。互联网医院是实体医院的线上模式。根据卫生健康委2018年7月印发的《互联网医院管理办法（试行）》，互联网医院必须有实体医疗机构作为线下支撑，互联网医院所能开展的科室设置和诊疗科目不得超出所依托的实体医疗机构的科目范围。互联网医院可以提供慢性病和常见病复诊，可以开具电子处方。诊疗流程包括：线上分诊、线上问诊、线上处方、线上支付、线上配药和康复管理。互联网医院的意义在于分散流量、方便患者、促进医疗资源公平分配。运营收入来自其提供的远程诊疗服务的挂号费和诊疗费。

互联网在线问诊平台商业模式。其与互联网医院有着本质的区别，前者主要满足消费医疗需求，以盈利为导向；后者是医疗机构主体的延伸。在线问诊平台一般包括：家庭医生服务、健康需求服务（如基因检测等）、健康商城、健康管理与互动等业务。以平安好医生为例，2019 年收入贡献最大的业务是健康商城业务。健康商业和健康需求服务合计占到 2019 年收入的 70% 以上。其原因在于受政策限制，只能提供健康咨询服务，而不能进行诊疗服务，不能开具处方。

互联网药品电商商业模式。主要有 O2O、B2B、B2C 几种模式。O2O（Online to Offline）提供的是最基础的线上与线下的医药买卖服务；B2B（Business to Business）实现医药企业与医疗机构和企业的对接，其关键在于压缩渠道成本；B2C（Business to Customer）模式下医药电商在向患者售药的同时还提供健康咨询、用药提醒等服务。

互联网医疗保险商业模式。总体来说，互联网医疗保险的商业模式尚处于早期探索阶段。要么与健康保险公司合作，成为其中的一项增值服务，从而为保险公司减少保费开支；要么被纳入保险报销的行列，成为保险公司进行用户数据采集的终端入口。

医疗数据 + 社区。传统医疗模式与互联网医疗模式最重要的区别之一就在于是否具备高效的数据搜集和分析能力，传统医疗模式中，医疗数据主要来源于医院的信息化系统，但是这种信息化系统封闭不开放，数据的利用率比较低。互联网医疗可以对医院之外患者的体征数据进行跟踪，从而获得连续性、跨区域性的医疗数据。一个成功的互联网医疗服务，需要一个关系密切的社区的支持，社区商业模式可以让人们找到更多的同类，一起交流与分享，为患者挑选医院、科室及医生，从而让患者对社群产生较强的黏性。这样互联网医疗企业在保证患者群的同时，还可以拓展很多业务。

在资本投入中，经过互联网医疗发展的阶段，整个行业进行多轮洗牌，投资热度也逐步回归理性。自互联网医疗概念诞生以来，在我国迄今已有 20 余年的发展，虽然这个过程跌宕起伏，但仍在艰难前行中摸索出了可行的商业模式，发展过程可以归结为以下 4 个阶段。

起步期（2000—2013 年）。2000 年丁香园等网站的上线，代表着互联网医疗行业的兴起。之后的 13 年间，寻医问药、春雨医生等企业的成立，揭开了我国互联网医疗行业的发展序幕。

狂热期（2014—2015 年）。2014 年一系列利好政策、大量资本的蜂拥而至，使互联网医疗迎来了快速发展。2014 年，互联网在线问诊、线上售药、线上挂号等都得到了迅速的发展。2015 年，在线问诊和在线买药紧密结合，进一步打通了在线求医、买药等多个环节，构建互联网医疗新生态。2014 年中国互联网医疗市场规模达到 29.5 亿元。2014 年年底，全国已经有近 100 家医院上线微信全流程就诊，超过 1200 家医院支持微信挂号，服务累计超过 300 万患者，为患者节省超过 600 万小时。2015 年中国互联网医疗市场规模达 42.7 亿元，增长率为 44.7%。其间，BAT 三大巨头积极布局在线医疗，百度战略投资"健康之路"（医护网）；阿里巴巴则从药品开始切入构建医药电商，并借此从药品 O2O 扩展至医疗 O2O，建立起完整的医药生态闭环；腾讯在投入 7000 万美元到丁香园后，又以 1 亿美元领投挂号网。据微信官方发布的数据显示，2016 年我国互联网医疗市场已初具规模，为 650 亿美元。

寒冬期（2016—2017 年）。由于商业模式始终难以落地，在资本对互联网医疗的投资热度逐步趋于理性的同时，国家政策支持力度也有所降低。基于此，纯互联网平台企业发展受阻，整体行业发展较为缓慢。2015 年是边界扩张、百花齐放的一年，出现了井喷式的 764 个投资案例，334.5 亿元的融资额。大量的跨行业参与者带来了新的技术、新的理念与资本。但这也为 2016 年和 2017 年泡沫破裂进入寒冬埋下了雷区。2016 年是模式证伪、追求本真的一年，投资笔数达到 749 笔，略有下降，融资额再创新高，达到了 391 亿元。传统的投资人开始涉足创新投资，具有较高技术含量的基因测序领域受到重视。2017 年是寒冬更甚、强者恒强的一年。再创新高的融资额 525 亿元，对应的项目数量却只有 536 项，大量的资本向头部企业集中，单笔融资额不断地攀升。行业内部已经拥有了足够多的参与者，且存量市场的产品模式大同小异，新创项目拿到融资的可能性越来越小，服务创新领域趋于成熟。

拐点期（2018—2020 年）。国务院办公厅于 2018 年发布《国务院办公厅关于促进"互联网＋医疗健康"发展的意见》（国办发〔2018〕26 号），互联网医疗的行业地位得以确立。国家发布一系列推动互联网医疗加速应用的政策，促进行业迎来发展的春天。2018 年新建互联网医院 55 家，截至 2019 年 11 月，新建互联网医院 148 家。特别是 2020 年年初新冠肺炎疫情暴发，极大地推动了我国线上医疗、非接触式医疗方式的快速、全面展开，成为 O2O 医疗被广泛认知、广泛接受、广泛使用的真正起点。阿里健康、平安好医生、微医、丁香园、春雨医生等多个互联网医疗平台纷纷推出抗"疫"专页，提供免费在线问诊、医药物资供应、防疫知识科普、疫情进展公布等服务。短期内，各大互联网医疗平台的用户访问量和在线问诊量呈几何倍数增长。截至 2020 年 2 月 10 日，疫情期间平安好医生平台的累计访问人次达 11.1 亿，APP 新注册用户量增长 10 倍，APP 新增用户日均问诊量是平时的 9 倍，相关视频累计播放量超 9800 万次。截至 2020 年 2 月 29 日，微医互联网总医院全国访问量超过 1.2 亿人次，累计提供了 147.5 万余例咨询。

互联网医疗线上和线下相融合的态势已十分明显。2019 年我国互联网医疗初创项目数量增长平稳，热度不减。对于初创企业，截至 2020 年 3 月 6 日，共产生 2330 个互联网医疗项目，其中从种子轮到 A 轮项目 697 个，从 A＋轮至上市前项目共 393 个，有关概念上市公司 71 个。在成熟公司中，除了先天具有互联网基因的互联网医疗平台之外，传统医疗健康公司正在进行互联网化转型及跨界经营，头部企业大额融资频现，阿里健康融资 20 亿元，叮当快药获得 C 轮融资 6 亿元，京东健康获得 A 轮 10 亿美元的融资。

第八章

智能的"魔眼"：计算机视觉

放射学在人工智能领域绝对处于领先地位，病理在某种程度上也处于这种优先地位。这是因为图像分析是人工智能"更容易"实现的功能之一。计算机视觉非常先进，它可以缩小很多差距。

——临床数据科学研究 MGH & BWH 中心策略与运营主管、哈佛大学医学院放射学副教授 Katherine Andriole 博士

现代医疗体系中，医生执行复杂治疗过程中的每个行为步骤，都依赖于大量的快速思考和决策，同时需要借助医学图像来辅助诊断人体内是否有病灶，对病灶的轻重程度进行量化分级。计算机视觉借助机器学习、深度学习等方法，应用专业医师种类丰富、深度钻研的医学知识，提取医学领域的特征工程，可以对医学数据，包括影像、传感器数据，做出高准确率的医学判断。作为感知智能的重要部分，计算机视觉为现代智能医疗辅助技术提供了重要影像信息及准确的影像识别判断，提升了智能医疗系统辅助医生深度感知患者病情的能力，成为智能医疗系统的"魔法之眼"。自动辨识图像中的病灶区域和正常组织器官是医学图像分析的基本任务，人工智能正在逐渐超越影像科医师的眼力极限，

更快、更准地进行图像配准。

8.1　"魔眼的直视"：AI 医学影像成像与识别

人工智能通过计算机视觉技术对医疗影像进行快速读片和智能诊断，成为 AI 在医疗影像识别方面的主要应用。医疗影像数据是医疗数据的重要组成部分，计算机视觉技术能够通过快速准确地标记特定异常结构，提高图像分析的效率，以供放射科医师参考。图像分析效率的提高，让放射学家腾出更多的时间聚焦在需要更多解读或判断的内容审阅上，从而缓解放射科医生供给缺口问题。

2020 年年初，在我国抗击新型冠状病毒肺炎疫情阻击战中，搭载最新"腾讯觅影"AI 的应急专用 CT 装备奔赴湖北，先后部署到武汉各医院中。"腾讯觅影"AI 辅助诊断新冠肺炎的解决方案，在患者 CT 检查后最快 2 秒就能完成 AI 模式识别，1 分钟内即可为医生提供辅助诊断参考。由于胸部 CT 影像能直接反映肺部病变情况，不但排除疑似病例要做 CT 检查，治疗期的患者平均每 5 天也要做一次 CT 检查。一次胸部 CT 检查能产生 300 张左右的影像，医生只靠肉眼阅片将耗费 5 ~ 15 分钟，导致抗疫前线影像科医生的工作量巨大。AI 参与诊断参考，能协助医生把检查效率提高数倍，让患者得到更及时的治疗（图 8-1）。

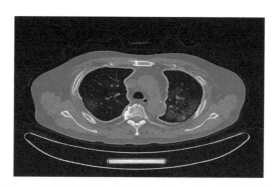

图 8-1　AI 对 CT 图像进行自动分割：深色阴影为肺部，
内部浅色阴影为新冠肺炎磨玻璃样病灶

（图片来源：https://www.ithome.com/0/474/228.htm）

8.2 计算机视觉

1982 年，马尔（David Marr）《视觉》一书的问世，标志着计算机视觉成为一门独立学科。计算机视觉的研究内容，大体可以分为物体视觉（Object Vision）和空间视觉（Spatial Vision）两大部分。物体视觉在于对物体进行精细分类和鉴别，而空间视觉在于确定物体的位置和形状，为"动作"（Action）服务。

在计算机视觉 40 多年的发展历史中，出现了大量的理论和方法。总体上经历了 3 个阶段：马尔计算视觉（Computational Vision）、多视几何与分层三维重建（Multiple View Geometry and Stratified 3D Reconstruction）和基于学习的视觉（Learning Based Vision）。

马尔计算视觉

马尔的计算视觉在理论和研究视觉方法论上，均具有划时代的意义。马尔的计算视觉分为 3 个层次：计算理论、表达和算法，以及算法实现。其理论认为，图像是物理空间在视网膜上的投影，所以图像信息蕴含了物理空间的内在信息，因此，任何计算视觉计算理论和方法都应该从图像出发，充分挖掘图像所蕴含的对应物理空间的内在属性。算法部分是马尔计算视觉的主体内容，从图像到三维表达，要经过 3 个计算层次，即从图像得到一些基元（Primal Sketch），再通过立体视觉（Stereopsis）等模块将基元提升到 2.5 维表达，最后提升到三维表达。

多视几何与分层三维重建

多视几何理论于 2000 年已基本完善，之后的研究主要集中在如何提高"大数据下鲁棒性重建的计算效率"。大数据需要全自动重建，全自动重建需要反复优化，反复优化需要花费大量计算资源。因此，如何在保证鲁棒性的前提下快速进行大场景的三维重建成为计算视觉的重点。Hartley、Faugeras 将多视几何理论引入计算机视觉中，提出了分层三维重建理论和摄像机自标定理论，丰富了马尔三维重建理论，提高了三维重建的鲁棒性和对大数据的适应性，有力推动了三维重建的应用范围。计算机视觉中的多视几何研究，是计算机视觉发展历程中的一个重要阶段和事件。

基于学习的视觉

基于学习的视觉是以机器学习为主要技术手段的计算机视觉。其经历了两个阶段：21 世纪初以流形学习（Manifold Learning）为代表的子空间法（subspace method）和当前以深度神经网络及深度学习为代表的视觉方法。流形学习理论认为，一种图像物体存在的"内在流形"（Intrinsic Manifold）是该物体的一种优质表达，流形学习就是从图像表达学习内在流形表达的过程。深度网络是前馈网络（Feedforward Networks），目前深度学习和深度网络在图像物体识别方面取得了"变革性"成果，如在静态图像物体识别方面。

计算机视觉是一门关于如何运用照相机和计算机来获取我们所需的被拍摄对象的数据与信息的学问。形象地说，就是给计算机安装上眼睛（照相机）和大脑（算法），让计算机能够感知环境，是使得人工智能具有视觉感知能力，即感知智能的技术。计算机视觉包含很多任务，如图像分类（What），目标是为图像赋予一个或多个语义标签；目标检测（What & Where），目标是找到图像中物体的类别及所在位置；图像语义分割（What & Where），目标是找到图像中物体的类别并精确勾勒出其所在位置；图像实例分割（What & Where），目标是当多个同类物体存在时将其一一区分出来。以上计算机视觉的任务由粗粒度到细粒度可分为：图像分类 → 目标检测 → 图像语义分割 → 图像实例分割。

计算机视觉在各个领域有着广泛的应用，包括：医疗成像分析被用来提高疾病预测、诊断和治疗；人脸识别被用来自动识别照片里的人物，在安防及监控领域被用来指认嫌疑人；在购物方面，消费者可以用智能手机拍摄下产品以获得更多购买选择。在医疗领域，计算机视觉发挥着重大的作用。病理切片图像是临床癌症诊断的金标准，但是人工阅片的准确性会受到医生主观性的影响。随着全切片数字化图像的出现，可以帮助医疗人员更加准确地对病理切片进行分析研究。同时，计算机视觉还可以进行白细胞检测，更好地识别出检测过程中细胞间的差异性，以及目前致力于开发的观察腺体的计算机视觉系统，能使人们更好地发现及控制癌症扩散风险。

8.3 医学影像识别发展历程

医学图像分析最初采用边缘检测、纹理特征、形态学滤波，以及构建形状模型和模板匹配等方法。这类分析方法针对特定任务而设计，被称为手工定制式设计方法。

深度学习是以数据驱动的方式分析任务，能自动地从特定问题的大规模数据中集中学习相关模型特征和数据特性。与针对特定问题而显式地手工设计模型不同，深度学习方法可直接从数据样本中隐式地自动学习医学图像特征，其学习过程本质上是一个优化问题的求解过程。通过学习，模型从训练数据中选择正确的特征，使其在测试新数据时做出正确决策。因此，深度学习在医学图像分析中起着至关重要的作用。得益于不断提高的计算能力和持续增长的可用数据量，以及深度学习模型及其算法的不断改进，近年来深度学习不断取得重大进展。其实质是通过构建多隐层的机器学习模型，利用海量的样本数据训练，学习更精准的特征，最终提高分类或预测的准确性。深度学习在计算机视觉领域的巨大成功，激发了计算机视觉的全面应用，尤其是在医学影像分析中的使用。Medical Image Analysis发表的文章对深度学习在医学图像分类、检测和分割、配准和检索等方面的研究进行了详细的归纳。

自医学影像数字化以来，研究人员一直致力于计算机辅助诊断系统（Couter Aided Diagnosis，CAD）的研究。从基于规则的专家系统到"手工特征"，再到深度学习，已有许多方法被成功运用于医学影像成像，其中 CT、MRI 是关注度最高的图像类型。核磁共振成像（Magnetic Resonance Image，MRI）、正电子发射断层扫描（Positron Emission Tomography，PET）、计算机断层扫描（Computer Tomography，CT）、锥形束 CT、3D 超声成像等医学影像技术目前已广泛应用于临床检查、诊断、治疗与决策（图8-2）。

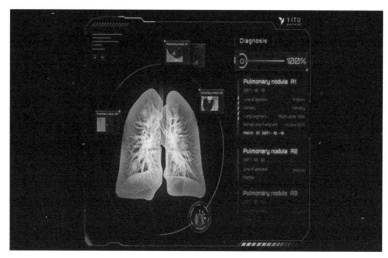

图8-2 计算机辅助诊断系统

（图片来源：https://www.sohu.com/a/236079224_505926）

据预测，医学人工智能的市场将会在 2024 年达到 100 亿美元的规模，涉及诊断、治疗、预防等各个环节。随着人们健康意识的提高，海量影像数据被飞快地产生，IBM 的研究人员估计，目前大约 90% 的医疗数据是图像数据。到 2020 年，我国医学影像市场的规模将达到 7000 亿元，医疗机构对于能够快速读取、判断、处理影像数据能力的需求也十分巨大。医学影像分析也独立出来，为医疗机构和个人提供专业的第三方医学影像分析服务。国内专业医学影像服务公司雅森科技已经具备了对脑部的核磁、PET、SPECT、脑电等不同种生物医学影像的分析能力，可以从不同的数据中抓取特征，完成对阿尔茨海默病、癫痫、帕金森等特定脑病的多维度分析。

8.4 "魔眼"看人体：医学成像

2017 年 2 月，基于云的医学影像管理公司 Ambra Health 正式推出全球第一个专为医学成像设计的云开发平台 Ambra for Developers。这一平台面向医学影像，能够利用新的 API 帮助医疗系统和医院的 IT 部门轻松地将图像扩展到其他应用程序中，如人口健康、报表工具等。许多具有前瞻性思维的公司可以迅速将 Ambra 成像技术与医疗应用进行整合，利用 Ambra 的云开发平台来改进诊疗解决方案，进而为用户提供更好的患者护理。Ambra for Developers 将一流的成像管理方案与应用程序构架无缝衔接，在深度学习、诊断决策、远程放疗、专业图像分析等方面产生良好成效。Ambra Health 上线以来，在全球 50 多个国家和地区得到广泛应用，用户数量迅猛增长，并且已连续三年被 KLAS 评为医学影像交换解决方案的领导者（图 8-3）。

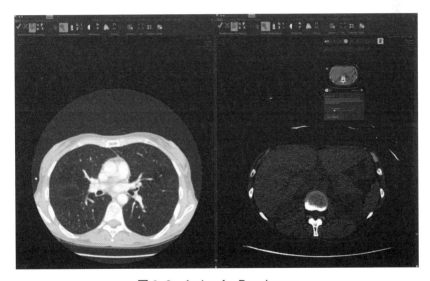

图 8-3 Ambra for Developers

（图片来源：https://www.sohu.com/a/219534163_481782）

2017 年 11 月，作为医疗影像仪器和深度学习领域的先驱者，深度学习影像分析公司 Zebra Medical Vision 宣布将所有已发布和尚未发布的放射算法将在 Google Cloud 上启用。商业模式透明化的趋势促进了健康产品在全球的推广应用。

8.4.1　医学影像识别

医学图像识别在临床诊断、图像引导手术和模式识别中起着重要作用，同时也构成了医疗数据的重要组成部分（医疗大数据有 80% 来自医疗影像数据），是智能医疗知识推荐研究中必不可少的分析对象。影像数据具备结构化程度高、数据处理难度小的优势，非常适合进行机器学习。作为 AI 在医疗领域的成型产品，智能医学影像识别已经在各种应用场景实现小范围推广，且显示出了较高附加值。其典型应用是 Watson for Oncology 的肿瘤辅助诊断治疗产品。而基于医学影像的智能识别，全球该领域的创业公司达 1000 多家，是适合 AI 技术发挥其所长的医学应用领域。同时，智能图像诊断算法也相对成熟。自 2012 年深度学习技术被引入图像识别数据集之后，其识别率近年来屡创新高，2015 年百度在 ImageNet 的比赛中识别错误率仅为 4.58%，高于人类水平。

数字成像技术生成不同类型的医学图像，常见的模态包含计算机断层扫描（Computer Tomography，CT）、磁共振成像（Magnetic Resonance Image，MRI）、正电子发射断层扫描（Positron Emission Tomography，PET）、超声图像、X 射线和其他混合模式的图像。

CT 图像

采用断层扫描的医学成像方法，利用 X 射线对人体某部位一定厚度的断面进行照射扫描，探测器接收 X 射线并变成电信号，电信号通过模拟转换器转化为数字数据，计算机根据这些数据重建相应人体断面的 3D 图像。CT 图像广泛应用于对中枢神经系统疾病的诊断，对头颈部疾病、胸部疾病、心脏血管和腹部盆部疾病的诊断也很有价值，但其无法提供清晰的软组织和病灶影像。

MRI 图像

核磁共振（MR）是一种生物磁自旋成像技术，利用原子核自旋运动的特点，在外加磁场内，经射频脉冲激后产生信号，用探测器检测并输入计算机，经过处理转换在屏幕上显示图像，可以应用于患者全身系统的成像诊断。应用效果最佳的是颅脑及其脊髓、心脏大血管、关节骨骼、软组织及盆腔。MRI 图像包含丰富的解剖学信息，尤其在软组织信息的显示上具有优势。

PET 图像

将生物生命代谢中必需的物质，如葡萄糖、蛋白质、核酸、脂肪酸，标记上短寿命的放射性核素（如 18F、11C 等）注入人体，通过该物质在代谢中的聚集反映生命代谢活动的情况，利用放射性元素标记的示踪剂衰变时发射的正电子信息成像。PET 图像广泛应用于肿瘤的检查，能够鉴别恶性肿瘤、良性肿瘤及正常组织，还可以应用于心血管病和精神系统疾病的诊断。PET 图像具有灵敏性高的优点，当 CT 和 MRI 不能明确诊断时，PET 图像可灵敏地发现病灶所在，而且能够全身显像。但 PET 图像通常缺乏组织器官的解剖结构影像，临床 PET 系统的空间分辨率远低于 CT 和 MRI 系统。

超声图像

利用超声声束对人体进行扫描，对反射信号接收处理，从而获得体内器官的图像。经过不断地与前沿信息技术的结合，超声诊断技术出现了实时成像、超声全息摄影、穿透式超声成像、超声计并机断层坂影、三维成像、体腔内超声成像等技术。超声图用来判断脏器的位置、大小、形态，确定病灶的范围和物理性质，提供一些腺体组织的解剖图，鉴别胎儿的发育情况，在眼科、妇产科及心血管系统、消化系统、泌尿系统的应用十分广泛。

X 射线

利用数位几何处理后重建的三维放射线医学影像，通过单一轴面的 X 射线旋转照射人体。由于不同生物组织对 X 射线的吸收力不同，可以采用计算机的三维技术重建出断层面影像，经由窗值、窗位处理，可以得到相对的灰阶影像。如果采用计算机软件将影像再进行堆栈，即可形成立体影像。X 射线广泛应用于骨科、肺部、乳腺和心血管等临床疾病的检测和辅助诊断，优点是可以提供很高的空间分辨率（0.5 mm），缺点是软组织对比度较差。

8.4.2　智能医学影像分析的任务

智能医学图像分类与识别

智能医学图像分类与识别是基于人工智能技术，对 X 射线、计算机断层扫描、磁共振成像等常用的医学影像学技术扫描图像和手术视频进行分析处理的过程，主要包括智能影像诊断、影像三维重建与配准、智能手术视频解析等。智能影像诊断可利用机器学习的方法对疾病进行病理分类，提高诊断准确率；智能器官识别、血管分割等方法可为影像三维重建提供构架，为疾病的诊断和治疗提供帮助；智能手术视频解析能够帮助外科医师学习、理解外科手术，进一步指导手术过程。自动识别图像中的病灶区域和正常组织器官是医学图像分析的基本任务。基于深度学习的智能医学图像分类，已经在医学图像筛查、目标或病灶的检测与分类中达到很高的准确率。

图像筛查是深度学习在智能医学图像分析领域中最早的应用。通过将一个或多个待检查图像作为输入，采用训练好的模型对其进行预测，进而输出一个表示是否患某种疾病或严重程度分级的诊断变量。

智能目标或病灶的检测与分类可以自动对疾病进行判断，如对乳腺病灶进行良恶性分类。通过预处理方法识别或标记出图像中的特定区域，再对特定区域进行目标或病灶分类。为保证分类的精确性，不仅需要分析病灶外表的局部信息，还需分析位置的全局上下文信息。

智能医学图像定位与检测

人体组织器官解剖结构和病灶区域的定位是临床治疗计划和干预流程中非常重要的预处理步骤，定位的精度直接影响治疗的效果。图像目标定位任务不仅需要识别图像中的特定目标，而且需要确定其具体的物理位置。

智能图像目标检测任务是把图像中所有目标识别出来，且确定它们的物理位置和类别。图像的目标区域（Region of Interest，ROI）或病灶检测是医疗诊断的关键支持，在计算机辅助检测系统中已有较长的研究历史，通常设计成自动检测病灶，用以提高检测准确率或减少专家的读片时间，其自动诊断过程分两个步骤：在全图像空间中进行定位 ROI；在感兴趣区进一步识别出小病灶区。目前，大多数基于深度学习的目标检测系统采用卷积神经网络（CNNs）执行像（体）素分类任务，再采用后处理方式确定目标。

边缘检测在图像处理、图像分析和计算机视觉领域等方面有着重要的作用，广泛应用于图像分割、目标识别、工业检测和计算机视觉等领域。边缘是指图像中局部像素灰度呈现阶梯变化或屋顶变化的那些像素的集合。边缘智能检测的方法包括基于空域的检测（灰度直方图、基于梯度），基于变换域的边缘检测（小波变换、多尺度几何分析、基于数学形态学、基于模糊理论）及基于智能计算的边缘检测（遗传算法、蚁群算法、人工鱼群算法、蜂群算法、神经网络）。

异常检测是识别某种类型的疾病（如肿瘤）的过程。智能化异常检测可以用于对乳房摄影图像中的异常进行检测和分类、对脑 MRI 和膝关节 MRI 图像进行分类、对肺结节进行良恶性分类。

乳腺癌诊断一般是进行乳房 X 射线摄影，由放射科医生进行检查评估，易产生误诊和漏诊现象。Google Health 通过人工智能解决疾病诊断不准确的问题。谷歌的乳腺癌检测模型通过扫描乳房 X 光片，将假阴性的数量减少了 9.4%，对于目前漏检率为 20% 的乳腺癌检测来说，是一个充满希望的飞跃。其人工智能模型将 7.6 万多名英国女性和 1.5 万多名美国女性的乳房 X 射线摄影作为训练数据集，训练人工智能深度学习模型。通过对 25 856 张英国女性的乳房 X 射线摄影和 3097 张美国女性的乳房 X 射线摄影进行结果测试发现，该人工智能模型检测结果要比人类放射科医生的诊断结果好很多，同时还可以识别出医生遗漏掉的患有乳腺疾病的 X 射线影像。该人工智能模型假阳性率（误诊率）比放射科医生低 5.7%（美国）和 1.2%（英国），假阴性率（漏诊率）比医生低 9.4%（美国）和 2.7%（英国）。

研究者邀请了 6 名放射学专家与 AI 一起读了 500 张乳腺钼靶来进行对比。结果显示，AI 模型的诊断能力更好，6 名专家的平均 AUC 为 0.625，而 AI 系统的 AUC 为 0.740，比专家高 11.5%。在双读过程中利用这款 AI 系统可以将核片医生的工作量减少 88%。人类和 AI 系统所漏诊的肿瘤是互补的。AI 模型"读"出了被 6 名专家漏诊的肿瘤：一枚右乳内下象限的小型不规则、伴微小钙化的肿块；但 6 名专家也一致对 AI 模型漏诊的肿瘤做出了正确的诊断：一枚位于右乳内下象限的致密肿块。AI 模型发现的肿瘤比人类发现的更具侵袭性（图 8-4）。

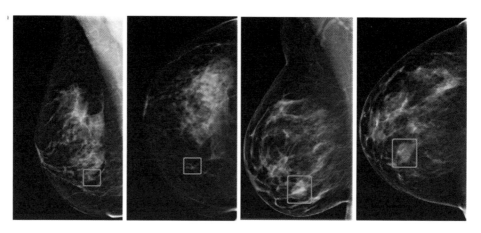

图 8-4　乳腺癌诊疗

（图片来源：International evaluation of an AI system for breast cancer screening）

医学图像分割任务

图像分割是将像素分类的过程，基于特定标准，如像素组或颜色，以及对比度和纹理的一些固有特征，将图像划分为多个非重叠区域。分割的任务通常被定义为识别构成感兴趣对象的轮廓或内部的一组像素集。

医学图像分割是医学图像处理与分析领域复杂而关键的步骤，目的是将医学图像中具有特殊含义的部分分割出来，提取特征，为临床诊疗和病理学研究提供可靠依据，辅助医生做出准确诊断。医学图像分割的信息包括器官的形状、体积、相对位置和异常检测。由于医学图像具有较高的复杂性且缺少简单的线性特征，从医学图像中自动分割出目标是个艰巨的任务，此外，分割结果的准确率还受到部分容积效应、灰度不均匀性、伪影、不同软组织间灰度的接近性等因素的影响。

8.4.3 智能医疗影像识别的"内核"

机器学习实现了机器本身自动化。通过机器学习，计算机能够自动生成模型，进而自动做出判断。深度学习属于机器学习的子集，得益于海量数据的出现及计算能力的提升，复杂度很高的算法得以落地使用，并在边界清晰的领域获得比过去更精细的结果，大大推动了机器学习在实践中的应用（图8-5）。2018年2月，《麻省理工科技评论》揭晓2018年"全球十大突破性技术"榜单，对抗神经网络（GAN）位列其中。

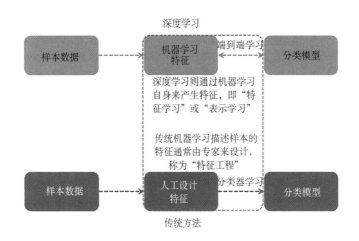

图8-5 深度学习与传统方法的区别

卷积神经网络

2015年，基于深度卷积神经网络（Convolutional Neural Network, CNN）的计算机视觉系统在 ImageNet 1000 挑战赛中首次超越了人类专家的图像识别分类能力。CNNs是有监督的深度神经网络的框架，利用空间相对关系减少参数数目以提高训练性能，是第一个真正的多层结构学习算法（图8-6）。

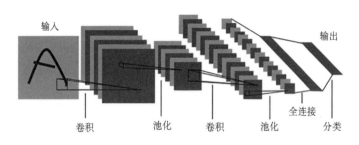

图 8-6　卷积神经网络框架

在智能影像识别中 CNN 已逐渐成为必须技术，如 Kooi 等在 4.5 万张乳房 X 射线图像的数据集上训练 CNN 模型，并与传统的基于手动设计特征的模型比较。结果表明，在低灵敏度下，CNN 模型性能更优，在高灵敏度下，两者性能相当。

卷积神经网络使计算机能够高效且全面地处理图像，而且不需要将图像分解成多个部分。由于计算机计算能力与存储技术的进步，在 2012 年左右这一技术取得了初步成功。Facebook 利用这类深度学习技术来识别照片中的人脸。但是科学家们仍努力将这些网络应用到生物学领域。

谷歌利用深入学习来发现基因组中的突变，科学家们将 DNA 的字母序列转换成计算机可以识别的图像，然后在 DNA 片段上训练神经网络，最终开发了 Deep Variant（深度变异）工具，可以发现 DNA 序列的小变化。

西雅图艾伦研究所的细胞生物学家们使用卷积神经网络将光学显微镜下捕获到的细胞的平坦灰色图像转换成 3D 图像，其中一些细胞的细胞器被标记为彩色。这种方法消除了对细胞进行染色的需要，起初这个过程需要更多时间及更复杂的实验设备，还可能会损坏细胞，之后这一技术被优化，可以使用数据（如细胞的轮廓等）预测更多细胞部分的形态和位置。

深度卷积神经网络

深度卷积神经网络（Deep Convolutional Neural Networks, DCNN）属于多层范畴内的神经网络，采用稀疏式连接，其优势是可以深入分析该神经网络层与层之间的相关性，在提取具有因果关系的数据的过程中效果显著。在图像识别、语音识别、语义分析等领域都比较适用。以肺癌 PET-CT 图像为例，每一卷积层的偏执项及权重矩阵等参数相同，对图像中进行特征提取计算，最终得出输入端的特征图。这种权重共享模式最大的优点是可有效降低网络架构中的参数，大幅减少在网络中的计算成本（图 8-7）。

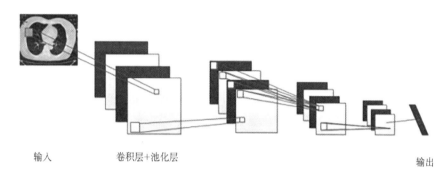

输入　　　　　　卷积层+池化层　　　　　　　　　　　　　　　　输出

图 8-7　深度卷积神经网络框架

深度学习可以用于计算机视觉等各个领域的分类和特征学习，包括有监督学习和无监督学习。在组织病理学图像对结肠癌分类的任务中，具有标注的数据很少，已有研究提出使用袋级标记数据来预测实例级数据的框架，以此来进行结肠组织病理学图像分类，还有将深度学习的特征表示与 MIL 框架相结合，对结肠组织病理学图像进行分类，该算法将训练与最小的手动注释和良好的特征表示相结合，使用深度 CNN 学习成功地从少量数据中学习到具有强区分性的特征。

3D 卷积神经网络

3D CNN 能够更有效地捕捉时间与空间的数据。3D CNN 能够对连续的 3 帧影像进行卷积操作，通过 3D 卷积捕捉多个连续的帧组成一个立方体，再输入该立方体运用卷积核计算。在这个架构中，卷积层中的特征 map 会和上一层的多个连续帧相连接，从而达到捕捉运动信息的目的（图 8-8）。

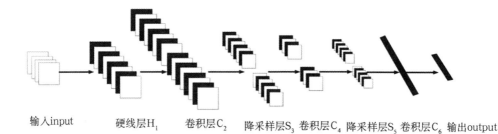

输入input　　　硬线层H_1　卷积层C_2　　降采样层S_3 卷积层C_4 降采样层S_5 卷积层C_6 输出output

图 8-8　3D CNN 结构特征

在医疗图像中，对特定的组织或结构的精确定位对临床治疗意义重大，与最终效果紧密相关。定位需要分析 3D 体素信息，算法将 3D 图像看成 2D 正交图像的组合，对每个轴上的 2D 图像分类，将 3D 空间的定位任务转化为对 2D 图像进行二分类的问题，以使用典型深度学习算法完成运算。

在 3D 医学图像中，股骨远端骨骼的解剖标志的准确定位对于膝盖手术计划和生物力学分析非常重要。但标志识别过程通常手动进行，也可能使用插入的辅助工具进行，既耗时又缺乏准确性。为此，基于影像识别的自动定位方法被用以确定 3D MR 图像中股骨表面上初始几何界标的位置。基于卷积神经网络分类器和形状统计数据结果，使用窄带图切割优化来实现股骨表面的 3D 分割，最后根据表面网格的几何提示，将解剖学界标定位在股骨上。临床实验表明其有效、高效、可靠地分割了股骨并定位了解剖标志。

传统的机器学习方法要求挑战手工功能以描述 ROI 和背景之间的差异。深度卷积神经网络（CNN）通过自动从原始图像中查找分层特征表示来缓解这种情况。利用此特征检测 2D 图像切片中的解剖 ROI，将其定位在 3D 中。

在 100 例低剂量非造影剂增强型非 ECG 同步筛查胸部 CT 扫描中，通过手工标注在 3 个解剖 ROI（心脏、主动脉弓和降主动脉）周围划定矩形边界框定义参考标准。使用 3 个 CNN 的组合自动识别每个解剖 ROI，每个 CNN 分析一个正交图像平面。尽管单个 CNN 会预测给定平面中是否存在特定的 ROI，但其结果的组合在其周围提供了 3D 边界框。每个 CNN 的分类性能，以接收器工作特性曲线下的面积表示，≥ 0.988。自动确定的围绕心脏、主动脉弓和降主动脉的边界框的 Dice 得分中位数分别为 0.89、0.70 和 0.85。通过基于 CNN 的 2D 图像分类对解剖结构进行精确的自动 3D 定位是可行的。

胶囊网络

胶囊网络（Caps Net）是深度学习先驱 Geoffrey Hinton 在 2017—2018 年提出的概念，旨在克服当前图像识别方法（主要是卷积神经网络 CNN）的缺陷。一是难以识别精确空间关系，如图 8-9 所示，尽管嘴巴的相对位置发生了改变，CNNs 仍会将其识别成人脸；二是无法从新的视角去理解对象，对于同一行为，胶囊网络在识别同一物体的不同视角中的表现要比 CNNs 出色。

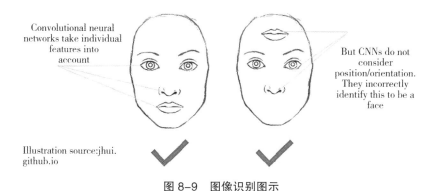

图 8-9　图像识别图示

（图片来源：https://www.iyiou.com/intelligence/insight66787.html）

堆叠自动编码器

堆叠自动编码器（Stacked Autoencoder，SAE）是特殊的两层神经网络，当多个自动编码器堆叠形成深度 SAE 时，表现能力显著提高。若对 SAE 中的各层加以稀疏性约束，可构成栈式稀疏自编码器（Stacked Sparsely Autoencoder，SSAE），使模型具有一定的抗噪能力，且模型泛化性更好（图 8-10）。

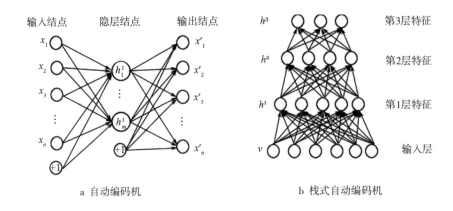

图 8-10 基于 RBM 的深度模型

从乳房 X 射线照片中可以提取一组手工制作的特征，并将响应直接或间接地与乳腺癌风险相关联，对乳房 X 射线照片风险进行自动化评分。在对乳腺密度分割和风险评估任务中，将 SAE 与 CNN 结合，并采用无监督学习方法对卷积稀疏自动编码器模型进行学习。pre-train 提出了一种从未标记数据中学习特征层次的方法：当将学习到的特征用作简单分类器的输入时，可以解决两个不同的任务：乳房密度分割和乳房 X 射线摄影纹理评分，模型在多个尺度上学习特征。为了控制模型的容量，引入了一种新的稀疏正则化器，其结合了生命周期和总体稀疏性。临床数据表明，模型易于应用且可以推广到许多其他细分和评分问题。

8.5　"魔眼"赋能 AI+ 医疗

8.5.1　发现异常：是什么？在哪里？

2020 年 2 月 15 日，阿里达摩院联合阿里云针对新冠肺炎临床诊断研发了全新 AI 诊断技术，可以在 20 秒内准确对新冠疑似病例 CT 影像做出判读，通过 NLP（自然语言处理）回顾性数据，使用 CNN 卷积神经网络训练 CT 影像的识别网络，AI 可以快速鉴别新冠肺炎影像与普通病毒性肺炎影像的区别，准确率达到 96%。AI 能直接算出病灶部位的占比比例，进而量化病症的轻重程度，大大提高诊断效率，减轻医生压力（图 8-11）。系统基于最新的新冠诊疗方案及多个权威团队发表的关于新冠肺炎患者临床特征的论文，与多家机构合作，率先突破了训练数据不足的局限，基于 5000 多个病例 CT 影像样本数据，学习训练样本的病灶纹理，开发全新的 AI 算法模型。在 CT 影像识别算法的基础上，阿里还开发了辅助诊断算法，可以根据患者基本信息、症状、实验室检查结果、流行病学史、影像报告等多维信息，进一步辅助医生制定科学的治疗方案。目前已在国内 160 多家医院上线，累积临床诊断病例超 26 万例。在全球，阿里云在 21 个地域部署 63 个可用区，服务覆盖 200 多个国家和地区。

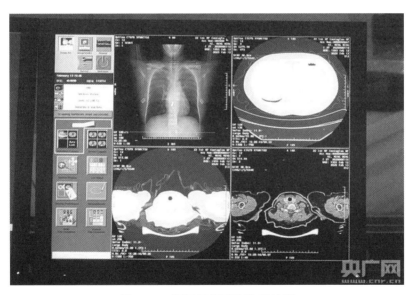

图 8-11 阿里云新冠肺炎 AI 诊断

（图片来源：http://www.cnr.cn/shanghai/tt/20200319/t20200319_525022482.shtml）

8.5.2 量化测量：病灶多大？平均密度为多少？

测量具体病灶的大小与深度神经网络的分割问题具有类似的任务环境。机器的主要任务是通过分析某张或某个序列影像来分割出影像中所有属于某种病灶的像素点。例如，输入脑出血 CT 影像，机器对图像进行分析后，精确勾勒出所有出血区域，然后基于勾勒的出血区域计算出出血量。分割任务可以看作是对每个像素的分类任务。在医学影像诊断临床工作中，基于机器学习，在患者影像学检查方法和流程制定、影像成像、自动化解析影像和结构化报告、图像质量分析、检查放射剂量预估等方面，在临床的量化测量过程中可能会起到积极的作用。

NIH 临床中心最新公布了一个迄今规模最大的多类别、病灶级别标注临床医疗 CT 图像的开放数据集 DeepLesion，该数据集由 4427 名独立的匿名患者、10 594 次 CT 扫描（平均每位患者有 3 次随访）、32 735 个带标记的病灶实例，共 928 020 张 CT 横切图像（512×512 分辨率）构成。研究人员在此基础上训练深度神经网络，创建了一个具有统一框架的大规模通用病灶检测器，能够更准确、更自动地衡量患者体内所有病灶的大小，实现全身范围的癌症初步评估。未来，NIH 临床中心还将构建一个囊括各种不同病灶的标注数据集，并在此基础上设计一个能够检测多种病灶的深度学习模型，从而更准确、自动地衡量患者体内所有病灶的大小，实现全身范围的癌症评估（图 8–12）。

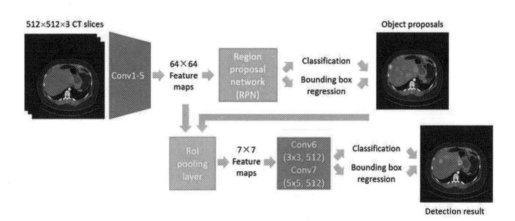

图 8-12 基于 DeepLesion 构建的通用病灶检测流程

（图片来源：https://www.sohu.com/a/247370164_100024677）

8.5.3 鉴别诊断：确认患了什么病?

医学影像的鉴别诊断与深度神经网络中最常见的分类问题相当。机器的主要任务是通过分析某张或某个序列影像来判断该影像属于几种疾病中的哪一种。当输入肺结节 CT 影像，机器对图像进行良恶性分类，输出结果可以为一个类别名称（如恶性结节）和机器判断的属于这个类别的概率。评价机器鉴别诊断的效果主要依靠准确率、灵敏度、特异度、受试者工作特征（ROC）曲线下面积（AUC）等医学研究领域的常见变量。

科大讯飞研发了人工智能医学影像辅助诊断系统，2016 年 6 月以来，该系统通过学习 68 万张肺部 CT 影像资料，已在省立医院 CT 室辅助医生诊断了约 11 000 人次的 CT 影像资料，诊断准确率达 94%。

腾讯觅影在食管癌早筛方面落地，利用腾讯觅影的图像识别、深度学习等领先的人工智能技术，辅助医生对食管癌进行早期筛查，发现准确率高达 90%，帮助患者更早发现病灶。腾讯觅影利用腾讯优图在大数据运算、图像识别与深度学习方面的先进技术，提高对于肺结节的检测敏感性与准确度：根据测算，其对早期肺癌的敏感度（识别正确率）达到 85% 以上，对良性肺结节的特异性（识别正确率）超过 84%，对于直径大于 3 mm、小于 10 mm 的微小结节检出率超过 95%，可帮助放射科医生大幅提升肺部 CT 的早癌筛查能力。DA 批准心脏核磁共振影像 AI 分析软件 Cardio DL，这款软件将深入学习用于医学图像分析，并为传统的心脏 MRI 扫描影像数据提供自动心室分割的分析，与传统上放射科医生需要手动完成的结果一样精准。

8.5.4 多影像配准

图像配准的目的是实现多个同一模态或不同模态影像中目标物的匹配。为保证诊断的准确性，医生通常要将同一患者的多张不同医学影像放在一起进行对比分析。机器对多幅不同医学影像同时定量分析，首先要实现多幅图像的严格对齐，即图像的配准。

医学图像配准是指对于一幅医学图像寻求一种（或一系列）空间变换，使它与另一幅医学图像上的对应点达到空间上的一致。这种一致是指人体上的同一解剖点在两张匹配图像上有相同的空间位置。配准的结果应使两幅图像上所有的解剖点，或至少所有具有诊断意义的点及手术感兴趣的点都能够匹配。应用医学图像配准技术的达芬奇手术系统通过使用 3 个机械手臂的机器人对患者进行手术，不仅手术创口非常小，还能实施一些人类很难完成的手术；在控制终端上，计算机可以通过几台摄像机拍摄的二维图像还原出人体内高清晰度的三维图像，以便监控整个手术过程。目前全世界共装配了 3000 多台达芬奇机器人，完成了 300 万例手术。

8.6 AI 成像赋能智能医疗

医学影像是疾病诊断的主要路径之一，在传统的医疗模式中，医生需要仔细观察患者的医学影片，才能对疾病进行准确的判断。医疗影像成像技术的发展及医学影像检测方法的广泛使用，积累了海量的医学影像数据，医生平均需要花费 10 ～ 15 分钟来进行有效的诊断和报告，但当医生读完 10 个影像片子时（医生尤其是放射科医生每天花费在读取医学影像报告上的时间数据），会出现视觉疲劳，容易造成误诊与漏诊。人工智能通过模拟人类的思考方式来对图像进行识别，可以大大减少医生的工作量，缓解医疗资源紧张的情况。

美国食品药品管理局（Food and Drug Administration，FDA）正在给 AI 医疗影像识别设备开绿灯。自 2014 年以来，美国共有 80 家 AI 影像与诊断公司完成了 149 项融资交易。2018 年 4 月，FDA 批准了无须专家补充意见进行筛查糖尿病视网膜病变患者的 AI 软件 IDx-DR，其识别率达到了 87.4%，对未患病的识别率也达到了 89.5%（图 8-13）。此外，FDA 批准了初创企业 Via.ai 的 CT 扫描与潜在中风症状通知软件 Viz LVO，以及识别肺部与肝脏损伤的 Oncology AI

软件包。

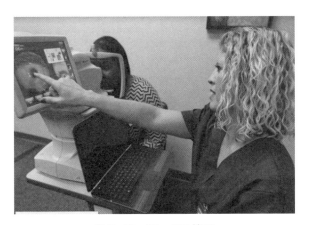

图 8-13 IDx-DR 使用

(图片来源:https://www.eyediagnosis.co/)

Healthy.io 的第一款产品 Dip.io 利用传统的尿液分析试纸来监控若干尿路感染:用户用智能手机拍摄试纸照片,计算机视觉算法就能根据不同的光照情况和相机品质对结果进行校正,产品可检测感染及怀孕相关的并发症(图 8-14)。Dip.io 已在欧洲、以色列得到商用,也已获得 FDA 放行。

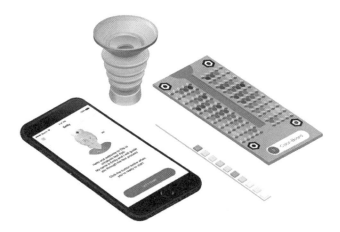

图 8-14 Healthy.io 的第一款产品 Dip.io

(图片来源:https://baijiahao.baidu.com/s?id=1662188625950772034&wfr=spider&for=pc)

2018 年被称为我国"医疗 AI"落地之年。上千家三甲医院引入了 AI 产品。140 余家从事医疗 AI 的企业中，近 120 家在做医学影像业务。现有的医疗影像识别产品有腾讯"觅影"、阿里云和讯飞医疗等，都处于蓬勃发展时期。

按照疾病部位划分，我国目前的医疗影像识别产品主要集中在肺结节等胸部 AI、骨关节疾病 AI、心血管疾病 AI 和眼底图 AI 筛查等。

现阶段市场上的肺结节产品基本上实现的是肺结节的检出功能，为临床提供结节鉴别诊断的量化信息，如大小、体积、位置，部分 AI 产品甚至可以精确定位到肺段，少数 AI 产品具备结节的良恶性的提示，以及图文报告。

DR 是骨科疾病的常规检查，具有方便、实用、经济的优点，通过 DR 实现骨关节疾病的早期发现，获得早期干预机会是医师的重要临床诉求。借助深度学习技术，可实现对 DR 图像更为精准的特征点检测、定位，进行髋关节部位的测量与可视化，通过分割及测量结果对骨关节炎进行分类，获得更优表现的精度和程度预测。一次影像诊断中可获得更为全面的医疗信息，如通过卷积神经与软件工具，进行病变检测、程度判别、角度与径线数据测量及灵活调整工具应用等，来进一步改善医师 DR 诊断量大、临床测量费时费力、难以支撑临床判断等痛点。

随着临床科学技术的不断发展，CT 和 MRI 技术在心血管疾病诊断中也发挥出了越来越重要的价值。冠心病影像学技术在心肌灌注、心功能、冠状动脉斑块性质、冠状动脉狭窄及心肌活动评估方面的诊断价值不断提升。目前 AI 可智能识别影像中的心脏结构，并进行自动血管分割，实现影像三维重建，为疾病的诊断和治疗提供帮助；国际上近 2 年更多地采用多中心研究数据进行机器学习，通过 AI 来增加传统危险分层中的预后信息，综合评估患者术前术后风险，提高心血管事件风险预测能力，提升 AI 在卫生经济学方面的应用价值。

基于眼科医师极度紧缺、培养周期长，以及随着国民经济发展水平和人民生活水平的持续提高，全社会对于健康医疗服务总供给提出了新的要求，健康医疗服务面临新的机遇和挑战，AI 为国民眼健康和慢病眼底并发症的筛查和预防带来了新的动力。在过去几年，眼科领域的研究成果不断登上顶级学术期刊，并率先通过 FDA 审核，在产品形态上出现了单一病种识别、多病种识别、全眼底覆盖等 AI 产品，获得了眼科医师和从业者的普遍认可，并且已经展开大范围应用。

第九章

智能的"倾听"：语音交互

智能语音识别是较为理想的一种人机交互方式，能够让机器通过识别和理解，把人们的语音信号转变为对应的文本或命令。

——美国人工智能学者 Alejandro Canovas

人机交互（Human-Computer Interaction，HCI）是人与计算机之间使用某种对话语言，以一定的交互方式完成确定任务的人与计算机间的信息交换过程。

在 AI 领域，让机器知道人类"要做什么、怎么做"是人机交互的关键。互联网与智能硬件的普及，改变了互联网的入口方式，语音是最简单、最直接的交互方式，是通用的互联网输入模式。语音识别通过语音口令唤醒程序指令，并根据语音准确快速地记录执行，优化了人机会话交互界面，提升了机器与用户沟通的效率和效果，实现了更好的用户激励。语音识别系统通过更人性化的表达方式，或优美或幽默的语调拉近了机器与人之间的距离，消除了人对于初次使用智能设备的恐惧感与心理压力，实现了更人性的人机交互。

智能语音、聊天机器人等对话式人机交互体验界面正在改变智能医疗领域，并通过建立语音资料库和语音识别模型，结合语音识别处理方法，将智能语音识别技术与医疗场景进行结合。通过识别医生与患者的语音并转化为文字，形成对应的操作指令，实现通过语音控制设备的目的，辅助临床工作，提升临床工作效率与质量，创新医疗服务模式。

9.1 了解你的"心声"——医疗服务机器人

Orbita 是一款可登录 AmazonEcho 智能音响，支持谷歌、苹果、微软的智能语音系统的机器人，能够完成对用户查询的记录，并通过智能语音进行用药管理（图 9-1）。

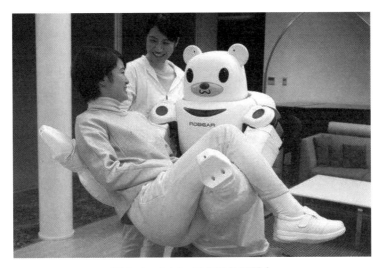

图 9-1 Orbita 医疗服务机器人

（图片来源：http://qd.ifeng.com/a/20161021/5075886_0.shtml）

即时查询。结合时间、地点、个人情况等多种因素，聊天机器人提供更贴切、更快捷的即时查询功能。机器人自动确认时间，用户无须专门输入，机器人即刻反馈用药种类，告知用量。如果患者忘记了要吃哪种药片，机器人会用语音为其描述药片外形特点。

自动记录。许多健康类 APP 需要记录饮食、健身、用药等细则，文本输入十分烦琐，用户很难日复一日地坚持。机器人采用语音模式，只需要用对话方式向机器人说明，由机器人在后台处理记录。用户告知机器人已经吃好药，机器人听到后自动进行后台数据记录。

Orbita 期望将语音交互解决方案贯穿于医疗服务产业生态中。一方面，Orbita 通过加载到智能硬件终端的解决方案来面向用户；另一方面，帮助医疗服务提供方、家庭医护组织连接管理患者。凭借更有效的语音数据采集，为医疗保险公司等医疗支付方提供数据收集、挖掘与分析工具。2017 年 2 月，Orbita 宣布了与联想智慧医疗达成合作的消息，双方在医疗领域共同搭建基于语音的家庭慢病管理、诊后管理服务。

Orbita 与非盈利医疗组织 Commonwealth Care Alliance（CCA）一起进行一项试点应用。CCA 为其会员提供包括个人护理服务在内的社区性医疗健康服务。在比较烦琐的护理人员雇用、日程安排、患者跟踪方面，Orbita 通过智能语音模式处理个人护理服务流程，向超过 100 个 CCA 会员提供服务。

9.2　语音识别技术与发展

语音识别（Automatic Speech Recognition）以语音为研究对象，通过语音信号处理和模式识别让机器自动识别和理解人类口述的语言，与声学、语音学、语言学、信息理论、模式识别及神经生物学等具有密切关系，是让机器通过识别和理解过程把语音信号转变为相应的文本或命令的技术，包含特征提取、声学模型、语言模型及字典与解码四大部分，本质上是一种模式识别过程，将未知语音的模式与已知语音的参考模式逐一进行比较，最佳匹配的参考模式被作为识别结果。

9.2.1 语音识别发展历程

随着模式识别技术的发展，语音识别经历了从数字发音系统，基于大数据与深度学习的精准语音识别，到与智能移动终端相结合、走向大众化应用 3 个主要阶段。

数字发音系统

语音识别的研究最早可以追溯到计算机出现之前，19 世纪 20 年代生产的"Radio Rex"玩具狗是第一个与语音有关的实际应用，人类能够使用语音对其进行简单的控制，当呼唤这只狗的名字时，它能够从底座上弹出来（图 9-2）。

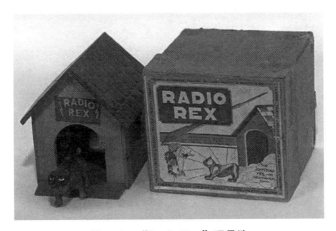

图 9-2 "Radio Rex"玩具狗

（图片来源：https://www.itouchtv.cn/article/495828c59a38d85d454355cf392489f8）

真正意义上的语音识别系统 Audry 诞生于 1952 年，通过基于语音波形中的共振峰来跟踪语音信号进行识别，识别率可以达到 98%，称得上是第一个成功的语音产品。同时期还产生许多相关应用，如语音打字机，但都因遇到了关键技术瓶颈而没有进一步发展。

20 世纪 70 年代，随着对自然语言研究的深入，语音识别在小词汇量、孤立词的应用中获得了长足的进步。此时提出了语音识别领域举足轻重的 HMM 技术，以及矢量量化技术。Rabiner 对 HMM 进行了数字模型工程化研究，将其与语音识别进行了交叉应用，使得 HMM 成为主流技术。

实现精准语音识别

20 世纪 90 年代，语音识别逐渐从实验室研究转向市场。1997 年，IBM 开发出一款具备"纠错机制"的 Via Voice 汉语语音识别系统，其学习能力超强，识别率最高可达 95%，并且能够识别连续语音。Via Voice 世纪 1.0 版也在 2000 年被《纽约时报》评选为当年全球十大最受欢迎的顶尖商务软件。

2009 年以来，得益于深度学习研究的突破及语音大数据的积累，语音识别技术得到了突飞猛进的发展。深度学习提高了声学模型的准确率。微软的研究人员使用深层神经网络模型后，语音识别错误率降低了 1/3，成为近 20 年来语音识别技术方面最快的进步。

成为人机交互主流界面

2010 年至今，智能移动终端的普及从多个渠道积累了大量文本语料或语音语料，为语音识别模型训练提供了基础，语音识别的相关核心技术取得突破性进展，可用性不断提高，使得构建通用的大规模语言模型和声学模型成为可能。

语音识别的大众化普及产品 Siri，来源于美国国防部高级研究规划局（DARPA）的 CALO 计划，是一个让军方简化处理繁重复杂的事务，并具备认知能力进行学习、组织的数字助理。民用版 Siri 虚拟个人助理成为苹果 iPhone 的一项语音控制功能，让手机变身为一台智能机器人，利用语音识别、逻辑处理、文本到语音转换软件相结合，为用户通过语音与智能手机进行交互提供了便利。

智能语音识别技术开始为用户提供便捷的人机交互体验，逐步成为移动互联网的基础服务及用户获取信息的入口。通过语音输入可以调用 APP，如天气预报、地图导航、资料检索，还能够提供对话式的应答服务。

2012 年，智能语音开始快速普及，全球相关产业的规模也得到大幅提升，总体规模达到 24.4 亿美元。中国语音技术相关产业的总体规模也达到 101.4 亿元，年增长率为 63.6%，在全球智能语音识别技术相关产业中的比重不断增长。

2015 年开始，智能语音交互进入全面应用阶段，拉动了语音医疗产业的发展。

9.2.2　语音识别的关键技术

语音识别的核心是让机器把语音信号转变为文本，再通过理解转变为指令，目的是赋予机器人听觉特性，使其能够理解人的意图并做出正确反馈行为。语音识别系统由声学识别模型和语言理解模型组成，分别对应语音到音节和音节到字的计算。一个连续语音识别系统包含特征提取、声学模型、语言模型和解码器 4 个部分。

语音输入预处理

对输入的原始语音信号进行处理，滤除掉其中不重要的信息及背景噪声，并进行语音信号的端点检测（也就是找出语音信号的始末）及语音分帧处理。

语音信号特征提取

去除语音信号中对于语音识别无用的冗余信息后，保留能够反映语音本质特征的信息进行处理，并用一定的形式表示出来，即提取出反映语音信号特征的关键特征参数形成特征矢量序列，以便用于后续处理。

声学模型训练

将海量语音、语言数据库进行信号处理和知识挖掘，获取语音识别系统所需要的"声学模型"和"语言模型"。声学模型是对声音的建模，能够把语音输入转换成声学表示的输出。根据训练语音库的特征参数训练出声学模型参数，在识别时将待识别的语音特征参数与声学模型匹配，得到识别结果。

语言模型训练

语言模型用来计算一个句子在语法上是否正确的概率，能够有效地结合汉语语法和语义的知识，描述词之间的内在关系，从而提高识别率，减少搜索范围。对训练文本数据库进行语法、语义分析，经过统计模型训练得到语言模型。

语音解码和搜索算法

针对输入语音信号，根据训练好的声学模型、语言模型及字典建立识别网络，根据搜索算法在该网络中寻找最佳路径，确定语音样本所包含的文字。根据语音识别的模型，将计算机中存放的语音模板与输入的语音信号进行特征比对，根据搜索和匹配策略，找出最优匹配模板，再根据此模板，查表得到识别结果。

9.3　智能医疗语音识别

9.3.1　基础医学语料库

医疗知识系统包含各类疾病、症状、药品及其他医学术语，是语音对话系统的基础，帮助完成语音识别、病历纠错。

医学语音资料库及数据库

中文医疗语料库可提供更加完备和详尽的医疗词汇和词义搭配信息，通过语料库对词汇进行分析，找出医疗用语的词频和词的搭配等统计规律，使医疗语音识别更准确高效。现有医疗语音数据包括基础语音数据、医学语音数据、医学数据库中的音频资源。此外，还要收集、整理医院医疗文本，主要包括临床电子病历、检查报告、记录，将文本信息标注成汉语拼音，并进行存储。

陆军军医大学第一附属医院将放射科、胸心外科门诊、皮肤科门诊、口腔科门诊、超声科、急救部等科室的医学语音进行收集存储，已形成 7 万多字的医学语音库。基于医疗语音数据库，结合医疗大数据软硬件平台，利用云计算、大数据和机器学习进行大规模的训练，定制符合医疗应用场景的医学语音识别模型，从而实现具有自主学习能力的语义库。医疗语料库的建立有利于形成统一的标准和规范，提供医疗语音识别的参考标准和依据。

具有自主学习能力的语义库

基于医学语音资料库及数据库建立具有自主学习能力的语义库，包括医疗语音模型、语义理解规则及个性化数据优化。医疗语音模型是基于多种机器学习模型对语音资料库进行语音训练，定制化处理医疗信息，形成覆盖各种医疗应用场景的信息语音模型。语义理解规则是结合海量通用文本数据、医疗文本数据及历史医疗数据训练语言模型，深度自适应优化，形成语义规则。为让系统听懂医生的话，首先要对整段病例资料、医疗文本资料进行梳理，让系统对专有语料进行训练和学习。再对医学专业字符词库、常用病病症、药品名称、操作步骤进行深度定制开发，可以实现高标准、高识别效果、符合医生文字转写需求的语音识别模型。同时，针对专科医生的专科特色语言，进行专属语音识别模型开发，进一步提高识别准确度。此外，医生还可根据自己的语言习惯，在系统中添加常用的词汇。

2015 年 8 月，北京协和医院与合作开发伙伴共同申请了医疗语音录入软件著作权。2016 年 3 月，对随机抽样产生的135 例、超过 2.5 万字的样本分析显示，北京协和医院智能语音录入系统在安静环境下识别准确率超过95%，每百字仅需医生手动修改 2 次。从试点病房到东单院区，再到西单院区，语音录入系统迅速推广，于2016 年 9 月在病房全面上线。

9.3.2 融合语音识别处理

融合语音识别处理技术利用语音信号数字化及数字编码、语音检测技术，对采集到的医疗语音信号进行特征参数的提取和预处理。医疗语音信号数字化及数字编码是将医疗语言信号转变成数字信号，同时对语音信号数据编码进行压缩，减少数据大小，减小反应时间，提高服务效率。语音检测技术主要实现从连续采样得到的数字信号中检测出语音信号段和噪声段，判断医生和患者语音的开始和结束，从而得到有效的语音信息。语音信号特征参数提取的目的是通过特征提取，将语音转化为随时间变化的语音特征矢量序列，语音识别引擎对该语音特征矢量进行分析，从而解决口音识别问题。通过融合语音识别处理技术，实现大量病历文本信息的录入，同时实现通过语音调取患者病历、图像等数据的人机交互需求，形成智能语音识别的创新应用体系。

9.4　智能医疗语音虚拟助手

"虚拟语音助手"以提高医生工作效率为目标，同时服务患者，既能为患者提供医疗咨询、自诊、导诊等服务，也能帮助医生查阅资料，根据口述医嘱将患者基本信息、检查史、病史、检查指标、检查结果等形成结构化电子病历，大幅提升了医生的工作效率。医疗领域中的虚拟助理属于专用型虚拟助理，基于专业领域的知识系统，通过智能语音技术（包括语音识别、语音合成和声纹识别）和自然语言处理（包括自然语言理解与自然语言生成），实现人机交互，解决诸如语音电子病历、智能导诊、智能问诊、推荐用药及衍生出的更多需求。

2017 年 12 月，超声语音助手进行了试用，支持插入、修改、删除，以及光标移动、换行、撤销等常规编辑命令，单个医生就可以完成从叫号、图像采集、编辑报告到打印报告的全流程语音命令操控。应用免唤醒技术，语音录入可以一直开启，在检查过程中，系统智能过滤医生与患者的对话，只记录和执行医生口述的与报告有关的内容。使用移动无线麦克风替代病房、门诊场景的鹅颈麦克风，彻底解放超声医生的双手，专注于操控超声仪器（图 9-3）。

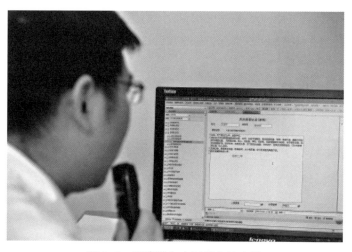

图 9-3　语音输入在医疗中的应用

（图片来源：http://zbjq.chinadevelopment.com.cn/zbqyj/2018/04/1253634.shtml）

　　2018年1月，北京协和医院开始在门诊试用语音录入系统，以配合门诊电子病历系统的上线。同年7月，患者APP语音助手上线。在北京协和医院官方APP首屏正下方点击语音小图标，即可通过语音查询医生、挂号、导航等。APP语音助手还提供简单的分诊功能，根据患者说出的症状，语音助手可帮助患者找到挂号科室。

　　Electronic Caregiver 2019年1月推出增强现实（AR）"虚拟护理员"Addison Care，通过终端自动拨打患者电话，真人真音与患者进行出院随访沟通，并有效地采集患者回答的信息，将患者的回答语音自动转录为文字记录，帮助医疗保健专业人员监控病患健康状况，确保患者按时服药，并在发生问题时预警（图9-4）。

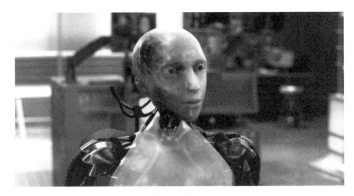

图 9-4　"虚拟护理员"Addison Care

（图片来源：https://baijiahao.baidu.com/s？id=1621611854721616362&wfr=spider&for=pc）

　　2019年，徐汇区卫生事业管理发展中心、上海交通大学、思必驰共同启动了"徐汇家庭医生智能语音助理项目"，以鲁棒语音识别和结构化处理的电子病历生成为关键技术，联通医疗服务机构的诊前预约、问诊行为记录、诊后医嘱及原始病历系统，形成以患者为核心的综合健康管理平台，可以实现在居民家庭场景下的慢病随访、提醒用药、健康宣教等功能。

9.4.1 语音录入

智能医疗语音识别通常作为医疗辅助系统中执行人机交互的子系统而存在。基于语音识别和医疗大数据可以实现电子病历与检查报告智能语音录入、移动护理智能语音录入、非接触式智能语音数据交互。实现病历信息快速录入和输出，降低了医生的工作强度，将医护人员的时间集中在治疗过程本身，提高工作效率与质量。根据临床科室、医技科室的实际工作特点，提供操作便捷、实用高效的语音识别应用工具，辅助临床工作，提高医疗效率，创新医疗模式。借助语音交互技术的电子病历系统将实现高效诊疗和数据共享。

电子病历语音录入

医生的工作任务通常比较繁重，除了与患者沟通交流，还要花费大量时间和精力书写病历和医疗文书。语音识别技术将医生和患者的对话自动转录成文本，可以帮助医生腾出时间来为更多患者服务，提升工作效率。同时，语音录入病历将医患交互数据以结构化的方式存储下来，成为智能医疗系统的基础数据积累，便于后期查询和对病情的智能化分析，更可以使得经验丰富的医疗专家的诊断病例能够被实时记录，形成高水平病例库，为培养医学人才提供帮助。

医患纠纷是医疗行业的一大难题，因为缺少医生在诊断和用药的过程中的证据使得纠纷难以判断。医院现行管理信息系统只记录患者的基本信息，简单描述患者症状、医生诊疗及用药行为。现在正在推进"双录"机制，即录音、录像，作为解决投诉纠纷的证明材料。语音录入病历不仅能够将医生和患者的对话转成文字和结构化的数据进行存储，便于后期查询和智能化分析，同时也会保留原始的录音文件，作为处理医患纠纷的证明材料。

Practice Fusion 的电子病历平台提供了填写病历、绘制医疗图表、预约行程、开电子处方、处理账单、整合实验室数据等功能。在对患者进行治疗的过程中，对医疗过程中的语音进行连续记录，并将患者在不同诊所的健康信息汇集到Practice Fusion 上，医生不仅可以查看患者的病历记录，还可以了解治疗过程中患者与医生间的沟通，为医患纠纷问题提供充实的证据（图 9-5）。

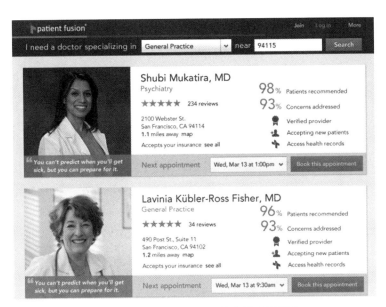

图 9-5　Practice Fusion 的电子病历平台

（图片来源：https：//www.cn-healthcare.com/article/20130410/content-433702.html）

借助语音交互技术的电子病历系统将实现高效诊疗和数据共享，Nuance 已在医疗语音技术领域深耕多年，Dragon Medical 成为全球语音病历龙头，基于其语音技术的解决方案在美国医疗机构中覆盖率超过 72%，每年帮助美国医生记录 1 亿名患者的数据，语音识别准确率高达 99%。

我国从 2016 年前后已开始逐步试点落地医疗语音识别技术，科大讯飞至今已与 301 医院、瑞金医院、北京大学口腔医院、安徽省立医院等实施合作协议。"基于语音的门诊病历采集系统"是讯飞医疗智能语音的主要产品之一，其产业规模及市场占有率居全国首位。

电子病历与检查报告智能语音录入系统与门诊、住院医生工作站与医技报告工作站集成，可以将医生说话内容转录成文字信息，录入门诊病历、住院病历、检查报告等文本输入位置。语音录入系统功能支持插入、修改、删除等常规编辑命令，也支持部分复杂的操作，如光标移动、换行、撤销等。

Premier Health 医疗中心花费了 160 万美元来开发与 Epic 集成的语音识别软件，帮助医生减轻工作负担，每天节省 90 分钟左右的时间。由于更高效的工作流程，这个软件帮助 Premier Health 节省了约 130 万美元的医疗费用（图 9-6）。

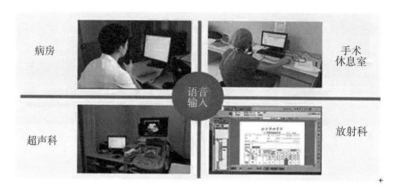

图 9-6　Epic 集成的语音识别软件

（图片来源：https://www.sohu.com/a/108765344_374886）

移动护理智能语音录入

移动护理智能语音录入与移动护理工作站集成，通过个人数字助理（Personal Digital Assistant，PDA），护士在病床旁可以通过语音的方式将患者的体征状况输入语音识别系统，由语音识别系统转录成文字，录入护理信息系统。语音系统支持护理类表格信息智能化、结构化填入，如血压、脉搏、呼吸等数据。

9.4.2　非接触式智能语音交互

智能语音技术会成为人类主流的人机交互方式之一。语音交互充分抓住了人类不方便使用手和眼睛的场景，创造了全新的伴随式场景。通过语音交互使医生可以做到"一心二用"，极大地提高了医生的工作效率。临床医生、科研工作者、普通患者通过口述检索条件，系统获取特定参数，与各工作站交互，获得满足检索条件的相关数据，包括患者基本信息、检查、检验、医嘱、影像等。

随着医疗智能设备的普及，用户群逐步向老年人和儿童、残障人士等特殊人群扩展，原有的触控交互方式出现弊端，如老年人视力下降、手指也不够灵活，儿童的动作准确性低、残障人士行动不便等，而这些用户正是拥有较大医疗服务需求的用户。非接触式智能语音数据交互通过语音实现非接触式数据获取，极大方便了用户，尤其是特殊用户的使用（图9-7）。

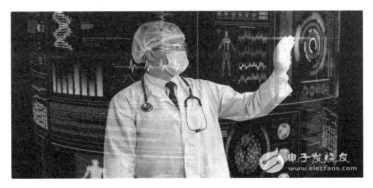

图9-7　非接触式智能语音交互

（图片来源：http://www.elecfans.com/rengongzhineng/592029.html）

2019年，云知声公布"医疗+AI"的战略及其实践路径，正式推出了以语音为切入点，面向诊疗服务前、中、后不同阶段与场景的系列AI产品与解决方案，包括医疗语音交互解决方案、智能病历生成系统、智能病历质控系统、智能候诊解决方案。通过语音录入，系统进行确认并自动检索，无须手动录入与查询，即可将医生和患者所需的信息在显示屏中进行展现。该产品先后在全国100多家医院落地，在超过500家医院完成测试。

9.4.3　智能医疗问答系统

智能问答系统

智能问答系统（Question Answering System，QAS）是信息检索系统的一种高级形式，它能用准确、简洁的自然语言回答用户用自然语言提出的问题。

其研究兴起的主要原因是人们对快速、准确地获取信息的需求。问答系统是人工智能和自然语言处理领域中一个备受关注并具有广泛发展前景的研究方向。

问答系统的发展

1950 年，在计算机诞生后不久，Alan Turing 提出了著名的图灵测试，以测试计算机是否具有智能。1991 年，Hugh Loebner 设立了 Loebner Prize，用于奖励第一个通过图灵测试的系统。10 多年来，出现了 PC Therapist、Albert 等优秀的聊天机器人系统，它们提出的技术对开放域问答系统具有很好的借鉴价值。

早期还有一些基于知识库的问答系统，包括基于本体的问答系统、受限语言的数据库查询系统、问答式专家系统等。这些系统虽然能在特定的领域中达到比较好的性能，但是其仍然受到语言限制，即只能使用少数几种问题语言模式，一旦采用比较随意的语言，质量就会明显下降；另外，还受到知识限制，即系统通常只能回答某个特定领域中的专业性问题。

问答系统的研究受到强烈的关注。为了推动开放域问答系统的发展，信息检索评测组织（Text REtrieval Conferenee，TREC）1999 年设立了开放域问答的评测任务，也是 TREC 中历时最长的评测任务。其他的一些著名评测组织，如 NTCIR 和 CLEF 也设置了问答系统评测的任务。

智能问答系统的应用

由于门诊人数较多，医院在门诊投入大量人力进行导诊服务，而患者也常常存在"知症不知病""知病不知科"的困惑和诉求。智能问诊能够解决医疗领域普遍存在的医患沟通效率低下与医生供给不足两大难题。将智能问诊系统应用于医疗中，将积累的无序语料信息进行有序和科学的整理，建立基于知识的分类模型；并以一问一答的形式，精确地定位医生与患者所需要的提问知识，通过与用户进行语音交互，为用户提供个性化的信息服务。智能问诊系统还包括了"预问诊"和"自诊"两大功能。"预问诊"是患者在完成挂号后，访问搭载的智能问诊系统，根据患者的语音，自动在系统界面上输入相关信息，待患者确认后，自动生成患者的基本信息、症状、既往病史、过敏史等信息，生成初步诊断报告，将其推送给医生，减少医患沟通内容，缩短问诊时间，提升医患沟通效率。"自诊"则是患者在手机或 PC 端通过语音等人机交互的方式完成智能问诊，生成诊断报告给患者参考。

导诊

导诊是指在患者就诊时初步了解其就医需求，向患者提供就诊科室、医生的建议。由于医院科室划分越来越专业，患者在挂号时往往不知道应该挂哪个科室，因此，医院设置了导诊员，在患者挂号就诊前为患者提供就医指导。目前，医院的导诊岗位大都安排护士或非临床医生担任，由于缺乏临床知识，其给出的就诊建议容易出现偏差，造成患者多次挂号、排队等问题。利用语音识别，就诊者只需要在医疗问答系统中说出自己的病情，系统将为患者推荐就诊的科室，并以语音的形式引导用户到达目的地，减少了医院的沟通成本，保护了患者的隐私。

2018 年，腾讯发布了首款智能医疗语音引擎——腾讯睿知，以帮助医疗机构将精确的导诊服务前置于到院挂号、就诊前，提高医疗服务效率和患者就医体验。智能导诊分为 3 个阶段：从海量文献中抽取医学知识，这一抽取过程相当于学习和记忆医学知识；对所抽取的知识进行理解与加工，比对医学专业术语与患者语言，推理症状与疾病间的对应关系和问答逻辑；结合医生专业特长与诊疗经历，构筑全面、详细、实时的医生画像，通过智能人机对话为患者匹配最佳医疗资源（图 9-8）。

ASK MAYO CLINIC（AMC）是梅奥医疗集团的医生总结出的一套智能问诊系统。系统设置了全面及有序的问题，患者就诊前，可与智能问诊系统进行语音对话，通过回答问诊系统的提问，患者在就诊前能对病情做出适当评估，进行自我护理。就诊后，通过向智能系统描述症状的变化，也能得到相应的医疗指导。AMC 广泛应用于梅奥医疗集团的各级医疗机构和预约热线，以及美国的保险公司和大型企业，使患者在遇到不适时可以及时获得有效的医疗帮助。

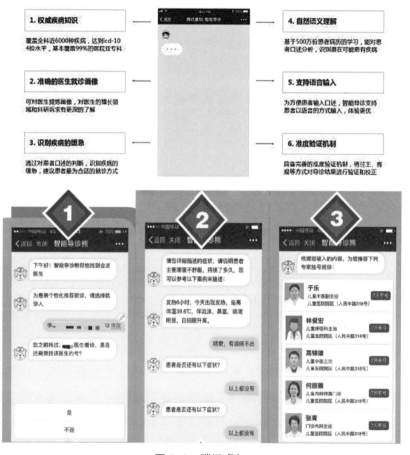

图 9-8　腾讯睿知

(图片来源：https://www.sohu.com/a/232403567_564023)

惠每医疗集团通过引进 AMC 并开发了惠每智能问诊系统，不仅可以帮助患者及时有效就诊，更可以帮助各级卫生服务机构和保险公司有效地识别患者，把患者分诊到合适的医疗场所和相应的专家体系中。同时，惠每智能问诊系统也规范了医生和客服热线的问诊流程，防止严重疾病的漏诊，保障患者安全。

预问诊

医生需要深入了解患者的病情，才能够给予正确的治疗方案。对于患者而言，希望能够尽快得到治疗，以缓解身体不适。以患者就医过程中的交互行为作为切入点，打造了以一个集科研辅助、临床辅助、智能交互为一体的智能诊疗系统。从患者预约挂号开始，系统就可以提供导诊＋预问诊的服务。预问诊过程中，基于医疗语音识别系统，对患者的症状进行询问，并全程根据患者主诉症状，模拟医生来展开相关的询问，在对患者的既往病史和过敏史等进行交流询问后，系统会将患者与系统的对话内容按照病历书写的规范整理成一份预问诊报告，并传输到医院信息系统中，从而帮助医生提前了解患者情况。对于患者在使用过程中的语言，如患病时间、诱因、症状位置、颜色、频率等，预问诊系统会基于深度学习技术去理解，并将其翻译为标准的医学语言进行存储导出。

英国国家医疗服务体系（NHS）与亚马逊合作推出名为"亚历克莎"的智能问诊音箱。这位虚拟医生提供了大量关于各种病症的症状描述和治疗方法，并根据 NHS 所提供的信息来回答患者提出的健康问题（图9-9）。

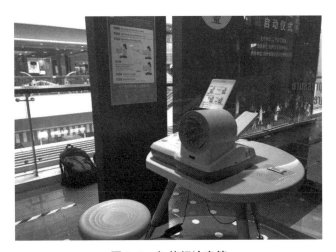

图9-9 智能问诊音箱

（图片来源：http://hangzhou.zjol.com.cn/jrsd/bwzg/201903/t20190326_9757798.shtml）

自诊

通过建立疾病圈，根据疾病圈建立起基于疾病特征的疾病自诊知识问答题库，并建立起一种基于疾病圈数据信息的问答平台，为患者或其他人提供相关准确的医疗知识并加强其理解和记忆，为患者自己或家人在辅助配合治疗方面提供科学的依据。该平台不仅可以通过日常的提问方式增强人们的医疗常识，并且还能方便于不便使用文字录入方式的老人。

9.5　声控

在医疗语音识别系统中，系统中的语音识别技术通过获取、识别用户输入语音，将语音指令传到控制箱中，并通过语音识别得到相关的文字，然后根据文字转化为相关的操作指令，再截取当前显示界面，通过图像识别获取操作指令的目标在当前显示界面的位置，模拟相应的触屏动作完成操作指令，从而实现通过语音控制设备的目的。用户可以利用语音来控制设备，并且无须对安装在设备上的各种应用软件进行修改，提高了操作的便捷性，增加了易用性。

在医疗耗材管理中，语音识别技术与智能柜结合，利用声控方式帮助医院科室实现耗材日常智能化、数字化管理，简化耗材取用过程，实现对高值耗材的监管和追踪，提高了医疗设备与耗材管理操作的便利性，减轻了医护人员的工作量。

9.6　智能医疗语音识别的趋势

针对超声、影像、病理等特殊场景，利用"智慧医疗语音录入系统"，根据医技科室的特殊性，专门定制语音模板（结合医技科室通用文本数据、医疗文本数据及历史医疗数据制定专业的语义规则，形成语音模板）、双屏锁定光标（当主机连接多个屏幕时，不同的屏幕有不同的功能，当需要在其中一个屏幕内操作时，需要将光标锁定在该屏幕内不划出去）、脚踏板录入（部分医疗设备在使用时需要手脚并用）等解决方案，医生可直接通过语音进行模板化的录入，语音直接定位、修改，甚至可以完全解放双手。

自然语言处理

用自然语言与计算机进行通信，这是人们长期以来所追求的。因为它既有明显的实际意义，同时也有重要的理论意义：用户可以用自己最习惯的语言来使用计算机，而无须再花大量的时间和精力去学习各种计算机语言；人们也可通过它进一步了解人类的语言能力和智能的机制。

自然语言处理（NLP）是计算机科学领域与人工智能领域的重要方向，研究实现人与计算机之间用自然语言进行有效通信的理论和方法，是融语言学、计算机科学、数学于一体的科学。这一领域的研究将涉及自然语言，即人们日常使用的语言，NLP 的研制能有效地实现自然语言通信的计算机系统，特别是软件系统。

由于医疗信息和患者的病史以自由文本格式保存在病历里，自然语言处理可以帮助医生从庞大的记录中萃取出关键信息，并将文本转化为可使用的知识。以消化科内窥镜检查报告为例，基于自然语言处理技术的结构化实现方法，利用现有的自然语言处理技术，引入消化科内窥镜检查术语标准 MST（Minimal Standard Terminology），实现了从胃镜的叙述性检查报告到基于 MST 的结构化报告的转化，表述准确率达到 92.3%。

更智能的人机交互

人机交互技术（Human-Computer Interaction Techniques）指通过计算机输入、输出设备，以有效的方式实现人与计算机对话的技术。人机交互技术包括机器通过输出或显示设备给人提供大量有关信息及提示请示等，人通过输入设备给机器输入有关信息，回答问题及提示请示等。人机交互与认知学、人机工程学、心理学等学科领域联系密切。人机交互也指通过电极将神经信号与电子信号互相联系，达到人脑与电脑互相沟通的技术。

新一代人机交互可实现智能医疗设备的地理空间跟踪、患者动作识别、远程医疗、触觉交互及语音问答。新一代语音识别将着重于语言障碍人士的无声语音识别及眼动跟踪技术，如采用基于脑电波的人机界面技术，即脑机系统，以及针对有语言和行动障碍人士开发的"意念轮椅"。

更智能的声音感知

以语音识别和计算机视觉为代表的感知智能正在取得突破性进展，可以准确判断不同场景，实现直播与场景、产品类型与场景、产品与服务场景等的匹配，从而实现用户、声音、服务、场景的智能对接。当视频从单屏、多屏走向跨屏，最终走向无屏全息显示时，声音的沉浸、交互式的场景体验将会更加重要。

声音是弥漫的、泛在的，智慧声音行业要向用户提供全沉浸、全场景、强互动、体验良好的声音解决方案。Facebook 和亚马逊都在自己的智能音箱产品中加上了视频屏幕，即适应未来声音与视频汇流带来的高智能入口趋势。亚马逊利用人工智能技术让自己的智能音箱 Alexa 能够通过声音线索如咳嗽等声响，感知用户的身体、情感和行为状态，并利用用户的人口统计和行为信息做出判断和推荐。由交流障碍引起的社交孤立是一个很严重的社会问题，交流和社交障碍会对一些人的生活带来毁灭性打击，甚至引发其他一些健康隐患，如抑郁或者早逝。利用这种智能的语音识别技术，能够识别医疗场景下的碎片化声音，如咳嗽、帕金森综合征及某些自闭症患者的语言，并将这些断断续续的信息变成可以理解的语言，改变人们的生活。

9.7 智能医疗系统语音识别技术难点

凌乱的数据和遗留系统

人工智能以数据为基础。医疗卫生领域的数据大量而凌乱，对 AI 的数据获取与判断产生影响。常规机器语言和人工智能系统以固定长度的特征向量为输入量，以进行预测，而医疗卫生领域存在大量非结构化数据，如医疗系统中的图像和注释。处理医疗数据的 AI 系统需要应对大量非结构化医疗数据。

隐私和安全

随着智能医疗的不断突破发展，对医疗数据的使用将不断深入，医疗数据隐私保护的重要性日益凸显。医疗数据关系到个人的隐私保护，医疗实验数据、科研数据不仅关系到数据主体的隐私、行业发展，甚至关系到国家安全。在医疗人工智能领域中，解决语音数据隐私问题有 3 种方式：对语音数据进行加密，以确保仅拥有相应权限的人员才能查看语音数据；对语音数据进行匿名化或标记化，以便人工智能系统永远看不到任何个人可识别信息；在本地执行所有处理工作，这样数据永远不会离开医疗机构。

VisualDx 公司发布了基于人工智能的诊断工具 DermExpert，用于识别皮肤状况。应用程序安装在 iOS 移动设备上，医生对患者的皮疹进行拍照并立即进行评估，无须将任何数据传输到第三方或云端。

第十章 ●·····

智能的模仿与超越：医疗机器人

我们即将进入一个机器人自动化的时代。机器人是未来发展的方向，是计算机与物理世界进行交互的方式。我们会实现高质低价的平民远程医疗，无论何时何地，远程医疗和虚拟护理都可以为人们提供帮助。

——手术机器人之父王友仑

机器人系统伴随着信息技术的发展，智能性不断提升，从起初仿真人类的简单动作到超越人类行为和感知的极限，成为人类重要的工作助手。如今，机器人技术与医疗技术的融合大幅提升了医疗水平，在微创手术、医学影像、药物挖掘、营养学、护理诊断、康复治疗、可穿戴、风险管理和病理学方向上，机器人正在发挥重要的作用。

10.1 "达芬奇"的艺术

达芬奇手术机器人是全球最成功且应用最广泛的手术机器人，由 Intuitive

Surgical 公司于 1999 年研制成功。2000 年，达芬奇正式获得美国食品药品监督管理局（FDA）认证，成为第一台 FDA 认证的内窥镜手术机器人。2003 年，Computer Motion 公司和 Intuitive Surgical 公司合并，达芬奇成为市场上唯一得到 FDA 认证的外科手术机器人。达芬奇代表着当今手术机器人最高水平，由 3 个部分构成：医生控制系统、三维成像视频影像平台及由机械臂、摄像臂和手术器械组成的移动平台。实施手术时，主刀医师不与患者直接接触，通过三维视觉系统和动作定标系统操作控制，由机械臂及手术器械模拟完成医生的技术动作和手术操作（图 10-1）。

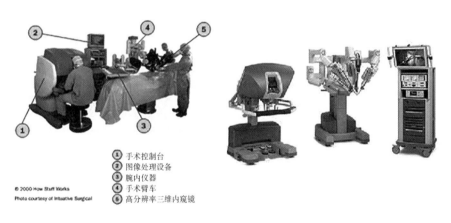

图 10-1　达芬奇手术机器人

（图片来源：https：//m.sohu.com/n/468552919/？ mv=3&partner=liantong）

足够灵活

与人的手臂一样，达芬奇机械臂也有肩、肘、腕 3 个关节。人体的肩、肘、腕活动角度有限，当到达极限时动作就必须重新调整，而达芬奇的 3 个关节可以上下左右任意移动。达芬奇 7 自由度的"EndoWrist"手腕，直径只有 0.5～0.8 厘米，可以自由旋转 540°，能够在狭窄的人体胸腔、盆腔中自由弯曲、旋转，实施抓持、切割、缝合、打结等动作。为了满足不同的手术操作需求，达芬奇"手"的品种丰富多样，如超声刀、电凝刀、剪刀、镊子、钩子等，用以开胸、缝合、止血等，而传统手术器械则退居二线，成为替补。

足够精准

即使外科医生拥有高超的技术，仍无法克服手臂的生理性震颤。达芬奇可以滤除不必要的颤动，用机器的稳定性使手术全程处于更安全、更精准的状态。身高近两米的达芬奇，"手艺"却精细得可以操作绣花针，在其帮助下手术追求的切口变小、创伤减少、出血降低、血管损伤减轻等最高目标正逐步达成。以前列腺为例，位于尿道口和膀胱接口处，部位很深，传统的开放手术需要很大的切口，但达芬奇只需要开几个 1cm 左右的小孔，出血量也更少，大大减少了患者的失血量及术后疼痛，住院时间也明显缩短，有利于术后的康复。事实上，在美国有超过 90% 的前列腺癌根治切除术都是由机器人辅助完成的。

足够开阔

达芬奇手术机器人进行手术时不仅切口细小，且内窥镜还能传回高清 3D 视频，为主刀医生创造"钻进"患者肚子的"即视感"。数字变焦功能使其能在不继续向患者体内推进的情况下，将手术视野放大 10 倍以上。和普通的内窥镜手术不一样。首先，内窥镜剥夺了医生直接使用工具的直觉，却没给他们 3D 立体感；其次，腹腔镜技术难度远超预期，学习曲线很长。达芬奇在视觉上拓展医生视野的同时，3D 影像弥补了 2D 平面影像欠缺的距离感。

足够安全

机器人的帮助使传染病患者的手术也更容易、更安全。例如，艾滋病患者全身免疫功能低下，难以耐受大创口手术治疗，达芬奇完全克服了这一点。传统手术过程中，医生需要做很多防护措施，既影响视线，也影响手感，在某些突发状况下，可能根本无法防范感染。而机器人手术过程完全处于患者腹腔内，基本能够防范病毒以血液和体液方式传播，保障医生安全。

10.2　机器人

1967 年在日本召开的第一届机器人学术会议上，森政弘与合田周平提出了机器人的定义："机器人是一种具有移动性、个体性、智能性、通用性、半机械半人性、自动性、奴隶性等 7 个特征的柔性机器。"

美国机器人工业协会的定义：机器人是一种用于移动各种材料、零件、工具或专用装置，通过可编程动作来执行各种任务，并具有编程能力的多功能操作机。

日本工业机器人协会的定义：机器人是一种带有记忆装置和末端执行器的、能够通过自动化的动作而代替人类劳动的通用机器。

国际标准化组织的定义：机器人是一种能够通过编程和自动控制来执行诸如作业或移动等任务的机器。

我国科学家的定义：机器人是一种自动化的机器，所不同的是这种机器具备一些与人或生物相似的智能能力，如感知能力、规划能力、动作能力和协同能力，是一种具有高度灵活性的自动化机器。

10.2.1　机器人的发展历程

1920 年，捷克作家卡雷尔·凯佩克（Karel Capek）发表了科幻剧本《罗萨姆的万能机器人》。凯佩克把捷克语 "Robota" 写成了 "Robot"，"Robota" 是奴隶的意思。该剧预告了机器人的发展对人类社会的悲剧性影响，引起了人们的广泛关注，成了"机器人"一词的起源。

第一代机器人——示教再现型机器人

1947 年，为了搬运和处理核燃料，美国橡树岭国家实验室研发了世界上第一台遥控机器人。1962 年，通用示教再现型机器人 PUMA 研制成功，其通过一个计算机控制一个多自由度的机械，通过示教存储程序和信息，工作时把信息读取出来，发出指令，使机器人可以重复地根据人当时示教的结果，再现出这种动作。

第二代机器人——感觉型机器人

示教再现型机器人对于外界的环境没有感知，操作力的大小、工件是否存在、操作是否正确，机器人并不知道。为此，20 世纪 70 年代后期，感觉型机器人开始研发。这种机器人拥有类似人的感知能力，如力觉、触觉、滑觉、视觉、听觉等，能够识别操作对象的形状、大小、颜色。

第三代机器人——智能型机器人

20 世纪 90 年代以来发明的机器人带有多种传感器，可以进行复杂的逻辑推理、判断及决策，在变化的内部状态与外部环境中，自主决定自身的行为。

10.2.2　机器人领域核心技术

脑机接口技术

能使人类用意念控制机器，带有一点科幻的味道。此技术通过对神经系统电活动和特征信号的收集、识别及转化，使人脑发出的指令能够直接传递给指定的机器终端，在人与机器人的交流沟通领域有重大创新意义。

敏感触觉技术

赋予机器人可以感觉的皮肤。该技术采用基于电学和微粒子触觉技术的新型触觉传感器，能让机器人对物体的外形、质地和硬度更加敏感，最终胜任医疗、勘探等一系列复杂工作。当前顶尖的天空探索机器人就运用了这种技术。

柔性机器人技术

即软体机器人，其最大的特点就是采用柔韧性材料制造，可以在最大范围内任意改变自身形状，能到达很多一般技术无法企及的地方，实现检测。例如，某些重要的管道检查、医疗诊断、侦查探测等领域都有它们的身影。

情感识别技术

该技术赋予机器人类似人类的情感，即"心理活动"的产生。这样可以对人类情感甚至是心理活动进行更有效的识别，使机器人获得类似人类的观察、理解、反应能力。当然，这一部分的界限比较模糊，也比较危险，但是在辅助医疗康复、刑侦鉴别等领域具有无可比拟的优势。

虚拟现实机器人技术

用虚拟现场代替真实现场，人类就可以完成很多目前无法完成的事情，这也意味着将危险完全隔离。该技术可实现操作者对机器人的虚拟遥控操作，在维修检测、娱乐体验、现场救援、军事侦察等领域都有广阔的使用价值。

机器人云服务

机器人本身作为执行终端，通过云端进行存储与计算，即时响应需求和实现功能，突破单机模式限制，有效实现数据互通和知识共享，将可以为用户提供无限扩展的功能服务。

10.3　医疗手术机器人的诞生

在20世纪80年代，西方七国首脑会议就确定了国际先进机器人研究计划（International Association of Reiki Professionals，IARP），此后机器人与计算机辅助外科被单独列为一个专题，各国开始致力于发展主从式微创手术机器人系统。美国国防部高等研究计划局已经立项，为未来战场伤员医疗开展机器人化、智能化的手术系统研究；欧盟将机器人辅助外科手术及虚拟外科手术仿真系统作为重点研究发展计划之一；法国国家科学研究中心开展了医疗外科仿真手术等研究工作；德国、日本、意大利、新加坡等国家的医疗机器人技术也发展迅速。伊索曾有过每年完成数万例手术的辉煌，ROBODOC也曾被北美、欧洲、亚洲、大洋洲多个国家和地区应用。

第一台手术机器人 Puma 560

第一台手术机器人的应用可以追溯到1985年。美国洛杉矶医院的医生使用Puma 560完成了机器人辅助定位的神经外科脑部活检手术。但Puma 560并不

是一台专用的手术机器人，它其实是一台关节式的臂式工业机器人。这是首次
将机器人技术运用于医疗外科手术中，是一个具有划时代意义的开端。但是当时
生产该机器人的公司为了安全考虑，曾禁止该机器人被用于手术（图10-2）。

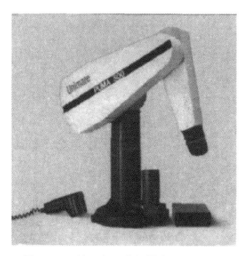

图 10-2　第一台手术机器人 Puma 560

（图片来源：https://www.wendangwang.com/doc/46522ddbcb07a89cb6a7a260/2）

第一台真正的医疗机器人 ROBODOC

20 世纪 90 年代初诞生了专门用于外科手术的医疗机器人，ROBODOC 就
是其中的代表。1986 年，美国 IBM 的 Thomas J. Watson 研究中心和加利福
尼亚大学合作开发，于 1992 年成立了 Integrated Surgical Systems 公司，推出
第一个被 FDA 通过的手术机器人——ROBODOC。ROBODOC 可完成全髋骨
替换、在髋骨置换及修复和膝关节置换等手术。在髋关节置换中，对股骨的调
整精确度达到 96%，而医生的手工精确度只有 75%（图 10-3）。

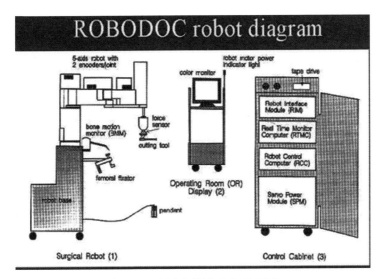

图 10-3　医疗机器人 ROBODOC

（图片来源：https：//robot.ofweek.com/2016-01/ART-8321203-8420-29048943_4.html）

最早商业化的手术机器人 AESOP

真正走向商业化道路的手术机器人是美国 Computer　Motion 公司研发的伊索系列机器人———一种可由手术医师声控的"扶镜"机械手，以避免由于扶镜手生理疲劳所造成的镜头不稳定。伊索可以模仿人的手臂功能，实现声控设置，取消了对辅助人员手动控制内窥镜的需要，提供比人为控制更精确一致的镜头运动，为医生提供直接、稳定的视野。1997 年，伊索在比利时布鲁塞尔完成了第一例腹腔镜手术。伊索成为 FDA 批准的第一个清创手术机器人，直到 2014 年，外科医生应用伊索已在全球做了超过 7.5 万例微创手术。

拥有内窥镜的医疗机器人 ZEUS

到 1998 年，伊索配备了腹腔镜，逐渐进化成了宙斯（ZEUS）。它可以遥控操作，是一个完整的手术器械机器人系统。宙斯分为 Surgeon-side 系统和 Patient-side 系统。Surgeon-side 系统由一对主手和监视器构成，医生可以坐着操控主手手柄，并通过控制台上的显示器观看由内窥镜拍摄的患者体内情况。Patient-side 系统由用于定位的两个机器人手臂和一个控制内窥镜位置的机器人手臂组成，医生可以声控操作腹腔镜的手臂，同时用手操作其他两个机械手臂进行手术。宙斯在一台输卵管重建手术中就已初现微创优势，通过患者腹部只有几根筷子粗细的小切口供内窥镜和机械臂出入（图10-4）。

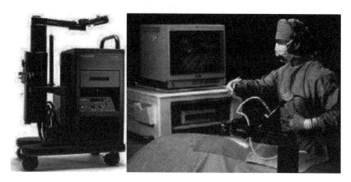

图 10-4　医疗机器人 ZEUS

（图片来源：https：//www.72byte.com/special/201610216614？　year=2016&month=09）

第一次远程机器人手术 ZEUS

著名外科学家雅克·马雷斯科和美国纽约著名外科医生米歇尔博士协同合作，利用宙斯系统完成了对身在法国斯特拉斯堡的 68 岁女患者的胆囊摘除手术（图10-5）。整台手术耗时仅 48 分钟，患者术后 48 小时内恢复排液，无并发症出现。马雷斯科教授认为，这是外科史上继微创技术及电脑辅助应用后的第 3

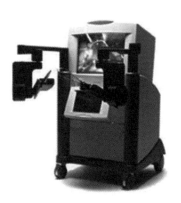

图 10-5　远程机器人手术 ZEUS

（图片来源：https：//www.sohu.com/a/115123129_119709）

次变革，成功引入"全球外科技术共享"理念，无论医生在何处，都能参与任何地方的手术。这台具有开创性特质的手术被称为"林德伯格手术"。

10.4　医用机器人之父

外科手术机器人是一种集诸多学科于一体的新型医疗器械，是当前医疗器械信息化、程控化、智能化的一个重要发展方向，在临床微创手术及战地救护、地震海啸救灾等方面有着广泛的应用前景。

王友仑博士是外科机器人手臂的发明人，2011 年当选美国国家工程院院士。1989 年，王友伦研制出用于医学外科手术的声控机器人手臂，2002 年创办 inTouchHealth，提供世界领先的外科手术机器人和远程学设备（图 10-6）。

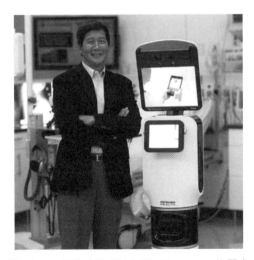

图 10-6　王友仑和 RP-VITA Presence 机器人
（图片来源：https://www.douban.com/note/525739320/）

在微创手术中，医生通过内窥镜等设备在患者体内开展治疗，在电视屏幕上就可以看到病理构造，这项技术极大地提高了外科手术的成功率。微创手术成为 Computer Motion 公司的主题。王友仑在 1989 年开始研究"伊索"

（AESOP，自动最优定位内窥镜系统），并于 1997 年研制成功。1994 年 10 月，第一代 AESOP1000 诞生，1996 年 11 月，第二代 AESOP2000 推出。1999 年 1 月，一种具有语言识别能力的机器人——荷美中央声控机器人诞生，手术医生在手术前把各种指令记录在一张声卡上，手术时只需将这张声卡插入机器人的控制盒，医生就能用声音直接控制内窥镜的运作。

10.5 手术机器人的新发展

医疗机器人是集医学、生物力学、机械学、机械力学、材料学、计算机图形学、计算机视觉、数学分析、机器人等诸多学科为一体的新型交叉研究领域。医疗机器人主要用于伤病员的手术、救援、转运和康复。由于医疗领域的特殊性，对于安全、准确性要求更高，因此医疗机器人也呈现出独特特征。

更强的环境适应性。医疗机器人的作业环境一般在医院、街道、家庭及非特定场景，因此，医疗机器人要具有移动性与导航、识别及规避能力，以及智能化的人机交互界面和远程控制能力。

更好的人机交互。医疗机器人的作业对象是人、人体信息及相关医疗器械，需要综合工程、医学、生物、药物及社会学等各领域的融合。以人作为作业对象的医疗机器人，其性能必须满足对状况变化的适应性、对作业的柔软性、对危险的安全性及对人体和精神的适应性等。

更高的卫生标准。医疗机器人的材料选择和结构设计必须以易消毒和灭菌为前提，安全可靠且无辐射。

更顺畅的接口。医疗机器人之间及医疗机器人和医疗器械之间具有或预留通用的对接接口，包括信息通信接口、人机交互接口、临床辅助器材接口及伤病员转运接口等。

Verb Surgical 平台

谷歌母公司 Alphabet 生命科学部门 Verily 与制药巨头强生联手，旨在建立一个能够结合机器人、高级成像、机器学习、大数据和先进器材的平台，这样医生就能使用开放和侵入的程序。换句话说，它们的目标就是给予医生更多选择。医生能够根据需要在部分手术程序中使用 Verb Surgical，或者全程使用它。谷歌和强生都非常关注大数据，一份金融分析数据显示：从大数据中记录和分析程序能够真正让机器人手术程序得以复制，让它得到更大范围的应用。

TransEnterix 设备

加拿大手术机器人公司 TransEnterix，原本计划自其先前产品"蜘蛛"微创腹腔镜手术设备（SPIDER Surgical System）进一步研发手术机器人 SurgiBot，但遭到美国食品药物管理局（FDA）的否决。后来转而专注于 2015 年以近亿美元购并意大利 SOFAR 公司所取得的 ALF-X 手术机器人。最近，TransEnterix 向意大利米兰的一家医院销售了第一台产品。相比达芬奇外科手术系统，TransEnterix 设备更便宜，并且有着达芬奇外科手术系统没有的功能，如眼球追踪软件和触觉反馈。

Sport Surgical 系统

Titan Medical 开发的 Sport Surgical 系统，将手术台、单切口摄像头、多铰接仪器结合，并于 2017 年在美国发布。Titan 机器人系统旨在将机器人手术精细化，让机器人能够进行微小部位的手术，包括胆囊切除术。

Flex Robotic 系统

Medrobotics 的 Flex Robotic 系统提供喉部手术的机器人协助视觉系统，让手术更加灵活，操作更加便利。系统可以让机器人到达医生到达不了的地方，帮助喉部患病者解除病痛。

单孔蛇形柔性从操作手

美国哥伦比亚大学（Columbia University）近十年一直致力于研发一款单孔蛇形柔性从操作手，利用 Da Vinci 主手控制平台，实现主从控制。该系统将内窥镜与手术器械集合在一个管道内，当管道进入人体后，才展开使用，实现了单孔手术的可能。并且，由于该系统为柔性结构，大大提高了设备的灵活性

（图 10-7）。

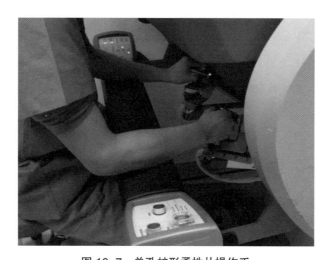

图 10-7　单孔蛇形柔性从操作手

（图片来源：http://blog.sina.com.cn/s/blog_64b3ff1e0100hk5r.html）

20 世纪 80 年代中期，技术革命的第三次浪潮冲击着全世界，机器人技术起到先锋作用。我国的医疗机器人是近十年发展起来的。当要对眼球、神经、血管等精细部位进行手术，对人脑的定位和钻孔，对人进行心脏瓣膜手术和搭桥手术时，都需要机器人来辅助，以帮助克服手术时间长、精细程度高时，医生容易疲劳及感知能力不足等导致的手术失误。

机器人系统 CRAS

海军总医院与北京航空航天大学联合开发的机器人系统 CRAS 是国内手术机器人系统的先行者，已完成第五代的研制和临床应用。系统选用 PUMA260、262 机器人作为系统辅助操作执行机构。第一代机器人于 1997 年 5 月首次应用于临床。第二代于 1999 年研制成功，实现了无框架立体定向手术。第五代机器人自动定位功能更加先进，实现了视觉自动定位，使手术误差更小，手术操作更加快捷安全（图 10-8）。该系统能通过互联网实施远程操作手术。2005 年 12 月 12 日，在北京与延安之间利用互联网成功进行了 2 例立体定向手术。

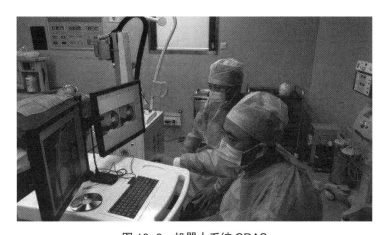

图 10-8 机器人系统 CRAS

（图片来源：https://www.ishuo.cn/show/1172413.html）

微创腹腔外科手术机器人系统

微创腹腔外科手术机器人系统由哈尔滨工业大学机器人研究所研制成功，并通过国家"863"计划专家组的验收。据哈工大机器人研究所的研发人员介绍，国产微创腹腔外科手术机器人系统具有我国自主知识产权，研究人员针对微创外科手术的多种术式，在手术机器人系统的机械设计、主从控制算法、三维（3D）腹腔镜与系统集成等关键技术上都进行了重要突破，并申请了多项国家发明专利。这个项目的突破被看作是打破了进口达芬奇手术机器人的技术垄断，将加快实现国产微创手术机器人辅助外科手术。

"妙手 S"手术机器人

"妙手 S"手术机器人由天津大学、中南大学等单位联合研发。具备自主知识产权的"妙手 S"机器人在中南大学湘雅三医院成功完成 3 台手术，宣告国内首例国产机器人手术已成功开展。"妙手 S"是天津大学研发的具有自主知识产权的微创外科手术机器人系统，较国外同类产品有 3 点技术优势。第一是运用了微创手术器械多自由度丝传动解耦设计技术，解决了运动耦合问题，固定、防滑、防松，更有利于精度保持。第二是实现了从操作手的可重构布局原理与实现技术，使机器人的"胳膊"更轻，更适应手术的需要。第三是运用系统异体同构控制模型构建技术，解决了立体视觉环境下手—眼—器械运动的一致性（图10-9）。天津医院的手术医生在准临床应用中，也表明了该系统操作灵活方便，可完成复杂的缝合打结动作操作，对直径1 mm的血管缝合质量有明显的提高。

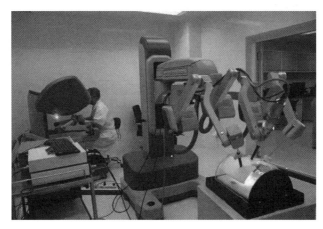

图10-9 "妙手S"手术机器人

（图片来源：http://zjnews.china.com.cn/yuanchuan/2016-12-03/111694.html）

外科手术机器人系统NSRS

香港理工大学成功研发了全球首台内置马达外科手术专用机器人系统NSRS，并已成功应用于动物实验。NSRS内置马达驱动机械臂，可经由单一切口或自然腔道进入人体进行各类腹腔或盆腔手术。NSRS运作精确，并能提供良好的力度反馈，为微创外科手术领域开创了新的一页。

接骨机器人系统

哈尔滨工业大学机器人研究所联合北京航空航天大学机器人研究所、北京积水潭医院、哈尔滨医科大学附属第二医院联合研发出一款具有大、小两种类型的接骨机器人系统。系统注重实用化应用，采用框架式结构，解决了以往需要X射线图像导航系统完成髓内钉的远端孔锁定手术的难题。系统完成了20余例临床手术，成功率为100%。

脑外科手术机器人系统

北京航空航天大学机器人研究所与解放军总医院合作，开发了基于立体定向技术的脑外科手术机器人系统。系统由图像系统、虚拟手术规划、智能机械臂和患者头部固定装置组成，可完成手术病灶点定位、重建三维轮廓、定向手术等步骤，使得患者头部无须穿戴金属框架来定位，改变了传统的脑外科手术定位模式。同时，该系统提高了手术灶点定位精度，减小了手术留下的创伤面（图10-10）。

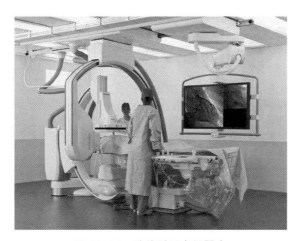

图 10-10　脑外科手术机器人

（图片来源：http://app.news.cecb2b.com/print.php？contentid=992871）

虚拟环境下的微创手术

上海交通大学谢叻教授团队在医疗器械研发方面也进行了多年的研究和探索，在微创手术设备研制及虚拟手术环境的构建上取得了一些成果。基于虚拟现实技术，研制了虚拟手术装置，系统具有五维力反馈功能，可实现与虚拟手术环境的交互。系统具有5个自由度，分别是旋转底座的自转自由度，操作杆的俯仰、自转、直线运动自由度和操作剪的剪切自由度。操作时，通过设置电机的力矩电流，可令操作者感知虚拟手术的力觉信息，增加虚拟手术训练的沉浸感和真实感。

10.6 医疗机器人的分类

10.6.1 神经外科机器人

在神经外科手术中，机器人主要用于对脑部病灶位置精确的空间定位，以及辅助医生夹持和固定手术器械等。目前已投入商业化应用的典型的脑外科机器人有英国 Renishaw 公司的 Neuro Mate、美国 Mazor Robotics 公司的 Renaissance、美国 Pathfinder Technologies 公司的 Pathfinder 和法国 Medtech 公司的 Rosa。

Neuro Mate 除了用于开展活检手术外，还可完成深脑刺激、经颅磁刺激、立体定向脑电图、内窥手术操作。在基于体外标记物红外导航定位手术中方均根误差为 (1.95 ± 0.44) mm。Renaissance 于 2011 年获得 FDA 认证，主要针对脊骨手术，主要功能包括手术导航、辅助规划和定位，其定位精度为 1.5 mm。Pathfinder 用于完成常规的脑外科立体定向手术，医生通过设置靶点位置和穿刺路径，机器人即可完成定位。研究者采用不同的配准方式测试了 Pathfinder 的定位精度，英国诺丁汉大学的研究人员采用三角形标记物，将摄像头固定在机器人上，完成对球形靶点的定位和测试。结果表明，Pathfinder 精度为 2.7 mm。2010 年，英国的研究人员采用非线性辨识技术对摄像头进行了重新标定，使 Pathfinder 末端针尖定位精度达到亚毫米级别。Rosa 是一款功能较全的神经外科机器人，能完成活检、深脑电极放置、立体定向脑电图等操作。Rosa 首次商用化实现了无框架、无标记物、无接触、无医生干预的自动注册方式。已经商用化的神经外科机器人都采用术前医学图像导航的方式对机器人进行引导定位，由于脑组织在手术过程中会因颅内压力变化而发生变形和移位，这就不可避免地引起定位误差，因此，将现有的定位机构与术中导航方式相结合是神经外科机器人研究的主要方向。

10.6.2　骨科机器人

1992 年，机器人技术被运用于骨科手术，目的是完成髋关节置换手术过程中的手术规划和定位。随后，骨科机器人的功能和应用范围得到不断拓展。

Curexo 公司制造的 Robodoc 用于膝关节和髋关节置换手术，Robo Doc 包括手术规划软件和手术助手两部分，分别完成 3D 可视化的术前手术规划、模拟和高精度手术辅助操作。

Mako Surgical 公司开发的 RIO，面向膝关节和髋关节置换手术，2013 年被美国医疗器械制造商 Stryker 收购，结合 Stryker 在关节重构、手术导航和手术器械方面的经验，RIO 将会得到进一步的发展。

i Block 是全自动切削和全膝关节置换的骨科机器人，可以直接固定在腿骨上，保证了手术的精度。与其他骨科机器人不同，它无须术前 CT 和 MRI 扫描。

Sculptor RGA 于 2013 年获得 FDA 认证，用于部分关节植入手术。利用机械臂辅助医生操作切削工具，通过设置安全区保护该区域不被切削，植入物按患者情况个性化定制，借助术前 CT 保证植入物与切削面完全配合。体外试验，股骨方均根误差为 0.8 mm 和 1.6°，胫骨方均根误差为 1.2 mm 和 1.6°；临床病例试验，股骨均方根误差为 1.2 mm 和 2.6°，胫骨均方根误差为 1.3 mm 和 2.4°。

Navio 是一种手持式的膝关节置换机器人，不需要术前 CT 扫描进行手术规划，它借助于红外摄像头实施术中导航。在单髁膝关节置换术测试中，Navio 的全方位方均根角度误差为 1.46°，全方位的方均根平移误差为 0.61 mm。

骨科机器人涉及 3D 图像配准、视觉定位与跟踪、路径规划等关键技术问题，为了获得较高的定位精度，手术过程中常常采用侵入式的方式对病患组织进行固定，这在一定程度上也增加了患者的伤痛，延长了手术恢复时间。因此，在保证定位精度的同时，改进固定和配准方式、进一步减少创伤是当前研究的主要方向。

10.6.3 腹腔镜机器人

腹腔镜机器人被用于完成心脏外科、泌尿外科、胸外科、肝胆胰外科、胃肠外科、妇科等相关的微创腹腔镜手术。与常规开放性手术相比，腹腔镜机器人有效地减少患者创伤、缩短患者康复时间，减轻医生疲劳。由于手术过程中医生不能直接接触患者和手术器械，也不能直接观察手术区域，医生所获取的信息相对减少，这需要医生对手术操作方式和经验进行转变。代表性的腹腔镜机器人有 Intuitive Surgical 公司的 Da Vinci、Freehand 公司的 Free Hand、SPORT 公司的 SPORT、SOFAR S.p.A 公司的 Telelap ALF-X。

Da Vinci 是目前应用最为广泛的医疗机器人系统，在全球范围内完成超过200 万例手术。Da Vinci 的核心技术在于其高清 3D 可视化系统，高度灵活的末端执行器和机械臂，临床感的手术操作体验。最新的 Xi 型系统进一步优化了 Da Vinci 的核心功能，提升了机械臂的灵活性，可覆盖更广的手术部位。Da Vinci Xi 系统和 Intuitive Surgical 公司的萤火虫荧光影像系统兼容，可以为医生提供实时的视觉信息，包括血管检测，胆管和组织灌注等（图 10-11）。

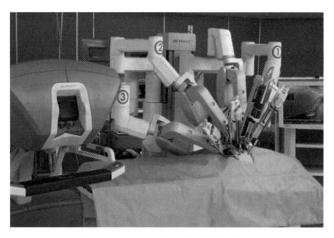

图 10-11　Da Vinci 腹腔镜机器人

（图片来源：https://wenku.baidu.com/view/7503b38c03020740be1e650e52ea551810a6c9fe.html）

Free Hand 具有结构紧凑、体积小巧、安装方便、价格低廉等优点，但其机械臂为被动式设计，主要用于对摄像头进行固定和支撑，为医生实施腹腔手术过程中提供实时高清图像，医生可以根据需要手动调节摄像头位姿。

SPORT 是结构简单的腹腔手术机器人系统，只有一个机械臂。由主端控制台和执行工作站组成。主端控制台包括 3D 高清可视化系统、交互式主端控制器。执行工作站提供了 3D 内窥镜、机械臂、单孔操作器械等。整个系统结构较 Da Vinci 简单，占用手术室空间相对较小，是 Da Vinci 的主要竞争者。

Telelap ALF-x 的手术功能与 Da Vinci 类似，与 Da Vinci 形成竞争。主要特点在于力觉感知和反馈，使医生能够感觉到手术器械施加在手术组织上的力，这将使得手术操作更加安全可靠。系统还可以对医生眼球进行追踪，以自动对焦和调节摄像头视角范围，显示医生眼睛感兴趣的区域。

10.6.4　血管介入机器人

血管介入手术是指医生在数字减影血管造影成像（DSA）系统的导引下，操控导管（一种带有刚性的软管，内有导丝）在人体血管内运动，对病灶进行治疗，达到溶解血栓、扩张狭窄血管等目的。与传统手术相比，无须开刀，具有出血少、创伤小、并发症少、安全可靠、术后恢复快等优点。但同时，该手术也存在明显的缺点：医生需要在射线环境下工作，长期操作对身体伤害很大。由于手术操作复杂、手术时间长，医生疲劳和人手操作不稳定等因素会直接影响手术质量。这些缺点限制了血管介入手术的广泛应用，而机器人技术与血管介入技术有机结合是解决上述问题的重要途径（图 10-12）。

相比较脑外科、骨科、腹腔镜机器人，对血管介入机器人的研究自 20 世纪末才开始。经过十几年的发展，已出现一些商用化的血管介入机器人系统。

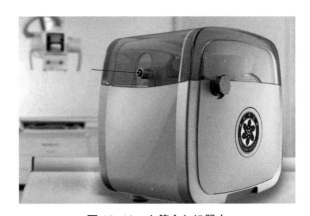

图 10-12   血管介入机器人

(图片来源：https://huaban.com/pins/1643760764/)

Hansen Medical 公司的 Sensei Xi 用于心血管介入手术，医生通过操作力觉反馈设备，控制远程的导管机器人完成对导管的推进，导管末端装有力觉传感器，可以让医生感触到导管对血管壁的作用力，以实现对导管的操控。Stereotaxis 公司的 EPOCH 通过磁力推进一种特殊的柔性导管实施血管介入手术。柔性导管的使用使得血管介入手术更加安全，降低了血管被捅破的危险。

血管介入机器人的核心功能是导管的推进和导航，以及导管推进过程中的力反馈和感知。国内北京航空航天大学和中国科学院自动化研究所就导管推进机构、导管末端力反馈等方面开展相关内容的研究，但目前尚未形成产品。

10.6.5   假肢和外骨骼机器人

随着新型材料和微处理器的发展，假肢和外骨架机器人的体积变得更加轻巧，负载能力不断提升，功能更加丰富（图 10-13）。

Össur 公司的 Rheo 适用于大腿残肢或膝关节离断的截肢患者，使用者体重可达 125 kg，其内部微处理器实时检测腿部运动信号，频率可达 1000 次/s，具有极高的地形适应能力。

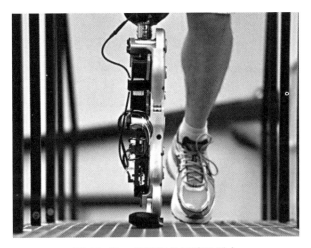

图 10-13　假肢和外骨骼机器人

（图片来源：http://www.hkcna.hk/content/2013/1008/218490.shtml）

Otto Bock 公司的 C-leg 框架由碳纤维材料制造，内置微处理器自动调节膝盖弯曲时的动态特性和稳定性，使用者甚至可以参加体育运动。Touch Bionics 公司的 i-limb 是一台假肢手，具有 24 个快速反应的动作模式，拇指可自动旋转配合其他手指完成复杂动作，手指负载为 320 N，手腕负载达 900 N。

Argo Medical Technologies 公司的 Re Walk 于 2014 年获得 FDA 认证，是一款外骨骼辅助机器人，帮助使用者完成站立、坐、行走、上下楼梯等日常活动，自带电源能维持全天基本运动，适用于身高 1.6~1.9 m，体重小于 100 kg 的使用者。

10.6.6　辅助、康复机器人

在医疗机器人慢慢走向市场化的过程中，其在康复领域的应用迅速取得了进展。从较重残疾人的康复到慢病的康复，现在的机电系统配以可穿戴设备，以及整个闭环的实现，从而完成新的产品的突破。辅助机器人用于帮助行动不便或丧失运动能力的人完成吃饭、洗漱等日常基本活动，其难点在于机构的设计如何能满足日常生活中复杂多变的功能要求，以及如何根据不同患者的身体状况配置不同的功能（图 10-14）。

Rehab Robotics 公司的 Handy1 开发于 1987 年，是最早实现商业化应用的辅助机器人。Handy1 的运动部分由一个 5 自由度的 Cyber310 机械臂和一个夹持器组成，能够辅助使用者完成吃饭、喝水、剃须、刷牙、绘画、游戏等简单的日常活动，可根据使用者不同的需求对其功能进行简单的配置和调整。功能更为全面的是荷兰 EXACT Dynamic 公司的 i ARM，其末端为双手指型的夹持器，整个机器人安装在电动轮椅上，使用者可通过手柄控制机械臂的运动。借助于移动平台，i ARM 的功能得到扩展，使用者能够独立完成更多的日常任务。

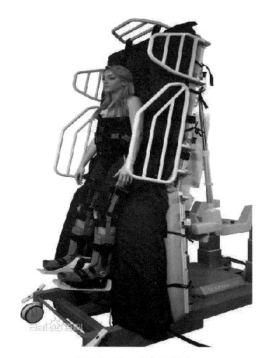

图 10-14 康复机器人

(图片来源：https：//baike.baidu.com/item/%E5%BA%B7%E5%A4%8D%E6%9C%BA%E5%99%A8%E4%BA%BA/4771225？fr=aladdin)

脑卒中、颅脑损伤、脊髓损伤患者往往因遗留不同程度的功能障碍而无法恢复，以神经可塑性原理为基础的重复训练，可以使患者脑运动功能可塑性达到最佳。通过功能性的渐近性治疗，帮助患者重新掌握运动技能。康复机器人能有效地帮助患者实现恢复过程。

Myomo 公司的 Myo Pro 是专为中风、肌萎缩侧索硬化症、肌萎缩侧索硬化症、脑脊髓损伤和其他神经肌肉疾病的患者设计的可穿戴的肌电上肢康复机器人，将使用者肌体信号反馈作为运动信号，不断激励障碍肢体以达到恢复的目的。

Hocoma 公司研制的 Lokomat 用于下肢恢复，由机器人步态矫形器、重量支持系统和一个跑步机组成，根据预先编程设置的个性化生理步态参数引导患者下肢运动，从而达到恢复的目的。

Myo Pro 和 Lokomat 分别采用主动和被动的训练康复方式实现患者受损功能的恢复，这也是康复机器人当前研究的主要思路。由于患者受损情况的差异性，甚至是同一个患者在不同的恢复阶段所需要的训练参数也不一样，因此，结合机器人自动制定个性化的训练方案是康复机器人需要解决的关键问题（图 10-15）。

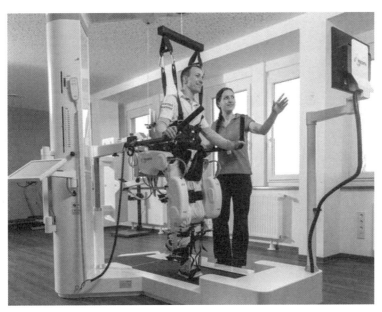

图 10-15　Myo Pro 机器人

（图片来源：http://dih-tech.com/content/details5_610.html）

10.6.7 医院服务机器人

医院服务机器人包括远程医疗机器人、物品运输机器人和药房服务机器人3类。随着物联网及微型传感器设备的成熟，药房数字化程度也在不断提升，为机器人在药房工作的效率和正确率提供了保障，使得药房机器人更容易普及（图10-16）。

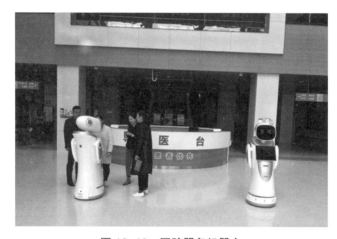

图 10-16 医院服务机器人

（图片来源：https://www.sohu.com/a/335608849_120267872）

2013年，i Robot 公司和 In Touch 公司合作开发的 RP-VITA 远程医疗机器人通过了 FDA 认证。RP-VITA 具有自主导航功能，能根据远程指令自主运动、避障、进出电梯等。目前已有很多商用化物品运输机器人在医院使用，如 Helpmate、Hospi、TUG、Swisslog 等，实现自主路径规划、避障、充电、物品运输等功能。以 Aethon 公司的 TUG 为例，其用激光测距仪实现避障，用无线通信的方式乘坐电梯，用于输送血液、药品、手术耗材工具等。

10.6.8 胶囊机器人

胶囊机器人是一种能进入人体胃肠道进行医学探查和治疗的智能化微型工

具，是体内介入检查与治疗医学技术的新突破。目前商用化的胶囊机器人只局限于诊断和测量，将胶囊机器人用于手术治疗是当前开展的主要研究方向。

HQ 公司研制的 Core Temp 是最早通过 FDA 认证的胶囊机器人。采用无线通信方式进行体温的实时监测和记录，至今已有 20 多年的应用历史。

以色列 Given Imaging 公司研发的 Pill Cam 在 2001 年通过 FDA 认证，其最新系统能以 14 帧 /s 的速度发送高清彩色图像，全球已有超过 25 万患者在使用，是目前使用最为广泛的胶囊机器人。

我国安翰光电技术公司研发的 Navi Cam 于 2013 年获得国家药监局颁发的医疗器械注册证，已在国内十余家医院使用。Navi Cam 由巡航胶囊内窥镜控制系统与定位胶囊内窥镜系统组成，采用磁场技术对胶囊在体内进行全方位的控制。

金山公司开发的胶囊机器人采用 MEMS 技术，医生可对机器人的姿态进行控制，对可疑病灶进行多角度观察，还可以直接采集病变组织样本、释放药物。

10.7　发展热点

10.7.1　复杂环境下的远程手术

随着物联网、云计算、通信技术及传感设备、系统集成技术的发展，远程手术已不再局限于设备齐全、手术环境理想的医院手术室，复杂环境下远程手术的研究已成为医疗机器人的研究热点。这些复杂环境包括海上环境、水下环境、太空环境、战场环境等，这对远程手术过程中机器人的设计提出了新的挑战和要求。海上环境下的振动、晃动要求机器人具有自适应、鲁棒性高的控制系统；水下环境下的狭小空间，太空环境中的失重和超长时延需要机器人体积更加轻巧，自主手术能力更强、更加智能。为应对复杂环境下缺乏专业医护人员的情况，机器人人机交互效率、手术流程及执行效率也需要进一步的研究和改进。

自 2004 年开始，斯坦福大学等在美国国家航空航天局复杂环境任务组

（NASA Extreme Environment Mission Operations，NEEMO）的支持下开展了一系列远程手术试验。第 7 次 NEMMO 项目在美国宝宫瓶实验室开展，是世界唯一一个永久性的海底实验室。手术试验使用 Computer Motion 公司的 AESOP 机器人，由位于 2500 km 外的加拿大医生控制，手术端配备 4 名人员（1 名具有手术经验的外科医生、1 名没有手术经验的内科医生、2 名没有任何医疗经验的潜水员），进行了超声波检查、超声波引导的肿瘤囊液吸取、血管修复、肾结石的移除、胆囊切除等手术。第 9 次 NEEMO 项目选用由斯坦福研究院开发的 M7 机器人，试验人员需要临时组装与配置机器人并进行实时的腹腔模拟手术，在整个手术中由微波卫星建立通信连接，手术时延达到 3 s，以模拟地球与月球之间的通信。机器人手术端由 4 名宇航员辅助远程医生开展手术，进行了重大伤病诊断与骨折外科手术等操作。第 12 次 NEEMO 项目进行的远程手术由 M7 机器人和华盛顿大学等机构开发的 Raven I 执行，M7 机器人在此次试验中首次完成了红外线引导的缝合操作。

　　远程手术的难点问题是时延，但随着 5G 通信技术投入使用，时延问题将得到很好地解决，将为远程手术的发展提供新的动力。但对于复杂情况下的远程手术，NEMMO 和 Trauma Pod 中除了时延影响外，需要整个手术系统具有一定的自主和协同操作能力，以应对专业手术辅助人员不足的情况（图 10–17）。

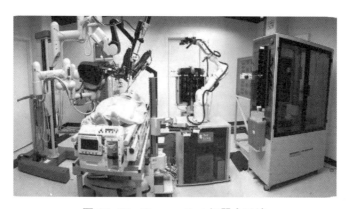

图 10–17　Trauma Pod 机器人系统
（图片来源：https://www.cnblogs.com/kingshow123/p/2030year.html）

10.7.2　统一开源的手术系统

统一开源手术系统的推进有利于远程手术的普及和资源的共享，降低医疗机器人开发门槛，从而促进医疗机器人更快地发展。

自 Raven Ⅰ之后，加州大学圣克鲁兹分校与华盛顿大学开发了 7 套 Raven Ⅱ系统，这 7 套系统基于开放的 Linux 与 ROS 软件平台开发，并具有统一的硬件配置。系统分别装配于美国一些著名的医疗机器人研究机构，如哈佛大学、霍普金斯大学、加州大学伯克利分校，旨在研究统一软硬平台下的机器人远程手术，所有软件的开发采用开源的方式进行。加州大学圣克鲁兹分校开发了 Raven Ⅳ机器人，同样是一个开源系统，包括 4 个机械臂和 2 套摄像头，可由不同地点的 2 名医生合作完成远程手术。

10.7.3　单孔、自然通道腹腔镜手术

经过 20 多年的发展，腹腔镜机器人手术日趋成熟，对于较常规开放性手术，腹腔镜机器人手术创伤小、术后疼痛轻、住院时间短、美容效果好。通常腹腔镜机器人手术通过 3 ~ 5 个 5 ~ 12 mm 的小孔来完成手术。随着机器人技术在临床应用的积累和探索，为了进一步减小手术切口，降低感染可能性，单孔腹腔镜手术（Single-Incision Laparoscopic Surgery，SILS）和自然通道腹腔手术（Natural Orifice Transluminal Endoscopic Surgery，NOTES）成为当前研究热点。

SILS 需要在患者体表打开一个 10 ~ 20 mm 的切口，然后利用这个单一的切口完成所有的手术操作。NOTES 运用内窥镜通过人体的胃、直肠、阴道、膀胱等自然腔道到达腹腔进行手术。由于 SILS 和 NOTES 在入路手段和操作器械手段方面较之前手术方式有很大改变，现有的腹腔镜机器人机构不能满足手术需求，新型机构的研究便成为当前的研究热点。

2014 年 4 月，针对 SILS 的 Da Vinci Sp 获得了 FDA 的许可。手术执行机

构由 1 个 3D 高清摄像头和 3 个手术臂组成，是目前唯一商用化的 SILS 型机器人。另外，比较典型的系统还有哥伦比亚大学开发的 IREP 和帝国理工学院的 i-snake。IREP 可以通过直径为 15 mm 的鞘管进入腹部，通过 21 个驱动关节控制 2 个灵巧臂和 1 台立体视觉模块。每个灵巧臂由一个两段的连续性机器人、一个平行四边形机构和一个腕关节组成。i-snake 的直径只有 12.5 mm，长度可延伸到 40 cm，可以由医生手持或是固定到手术台上，其设计初衷不是要取代 Da Vinci，而是开发一种易于手持、更加小巧智能的手术机器人（图 10-18）。

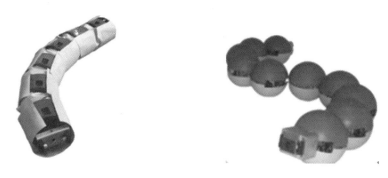

图 10-18　i-snake 机器人

（图片来源：https://www.sohu.com/a/229423348_100159897）

10.7.4　微型机器人

体积更小的微型纳米机器人直径一般为 0.5 ~ 3.0 μm。这些机器人包含微型动力机构，以便完成药物扩散、疾病治疗等主动性动作。现阶段，纳米机器人已经开始应用在药物输送、血糖监测、骨重建、癌症治疗与诊断、血块移除、神经再生等方面。纳米机器人在这些方面的应用可以极大地减少或避免对患者造成疼痛和创伤，其应用无疑会为人类医疗带来一场新的革命，因此具有广阔的发展前景（图 10-19）。

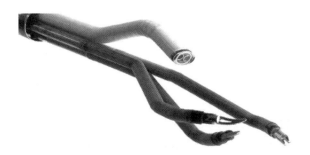

图 10-19　单孔或自然孔机器人

（图片来源：https://www.tyzscl.com/v/vxbyltrw/）

10.7.5　医疗教学机器人

医用教学机器人是理想的教具。美国医护人员目前使用一部名为"诺埃尔"的教学机器人，可以模拟即将生产的孕妇，甚至还可以说话和尖叫。通过模拟真实接生，有助于提高妇产科医护人员的手术配合和临场反应（图 10-20）。

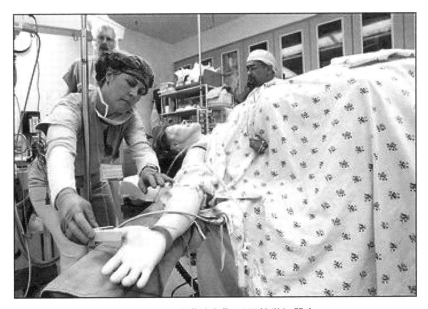

图 10-20　"诺埃尔"医用教学机器人

（图片来源：https://it.sohu.com/20060808/n244675427.shtml）

　　将教学机器人与 VR 技术相结合，利用机器人进行远程手术，同时采集来自手术现场的场景及手术机器人的信号，将手术的场景及手术视野画面通过设置在手术现场的转播服务器实时压缩为 VR 设备可以读取的视频流，通过互联网分发到全国各地的智能手机终端，医生在观看时只需要打开手机的 APP，并将手机放到 VR 眼镜前端，就可以清晰地感受学习手术过程（图 10-21）。

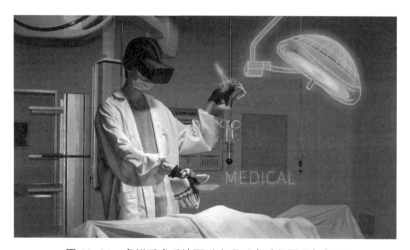

图 10-21　虚拟手术系统可以实现手术过程再现与复用

（图片来源：https://baijiahao.baidu.com/s？id=1615836749716883252&wfr=spider&for=pc）

第十一章

未来在敲门

　　智能医疗融合了计算机视觉、语音识别、自然语言处理、物联网、智能传感与高性能计算，成为新一代人工智能技术的重要应用场景。在感知智能获得重要突破的基础上，认知智能将成为智能医疗未来重点攻克的领域。具有了认知智能的机器才真正具有了人类的智慧，而认知智能的获得需要强大的医学知识图谱的支持。

　　随着新一代信息技术的全线高速发展，全球智能医疗领域正在形成应用软件、硬件与云的深度融合的集成化智能医疗决策支持系统。针对医疗领域的技术创新与模式创新正在不断地向深度和广度延展。

　　自 1996 年开始，我国一直致力于医疗信息化工作，从最初的采用信息化手段建立医疗档案，到现今互联网医疗在公共卫生领域全面发挥作用。20 余年间，信息化在我国医疗领域的建设经历了从医院管理信息系统实现医院日常事务管理的信息化，到临床医疗管理信息系统实现辅助临床医疗决策，再到现在新一代信息技术驱动的智能医疗，正在颠覆传统的医疗决策方式与医疗服务模式，基于多模态医疗大数据分析与深度学习的智能医疗诊断系统，为大规模医学筛查提供了快速且低成本的有效途径。

11.1 智能医疗最新技术方向

突破大数据的限制——类脑 AI

人工智能存在两条技术发展路径：一条是以模型学习驱动的数据智能，另一条是以认知仿生驱动的类脑智能。现阶段人工智能的主流是数据智能，但数据智能需要海量数据和高质量的标注，自主学习、自适应等能力弱，高度依赖于模型构建，计算资源、CPU、GPU 消耗量巨大，逻辑分析和推理能力不足。

类脑智能弥补了数据智能的不足，可以处理小数据、小标注问题，适用于弱监督和无监督环境，且更符合大脑认知能力，自主学习、关联分析能力强，鲁棒性较强。类脑智能可实现低功耗，具备认知推理能力，时序相关性更好，更符合现实世界，可以解决通用场景问题，实现强通用智能。

通过类脑 AI，人工智能将和影像医学一起探索健康的价值，探索不同水平的影像内涵，提升影像诊断的质量和可靠性，从形态诊断向功能诊断延伸，从现状性诊断向预测性判断发展。

更自由的人机交互——脑机接口

脑机接口（Brain-Computer Interface，BCI），有时也称作"大脑端口"（Direct Neural Interface）或者"脑机融合感知"（Brain-Machine Interface），是人脑与计算机或其他设备之间建立的连接通路和控制渠道。通过计算机信号，人脑可以直接表达想法或者控制其他设备，而不需要通过语言或肢体工作，不依赖于外周神经和肌肉——用意念控制设备，解放四肢。

脑机接口让人类可以通过自己的想法（意念）直接操作设备，使得人与机器的交互更加自由、顺畅，其已在医学领域广泛应用，用于恢复、提高及替代集体的功能。植入脑机接口可以恢复人类感官系统丧失的功能，如仿生耳、仿生眼（植入人工视网膜芯片恢复视觉）。未来的脑机接口将在替代人类机体功能方面产生突破，让患者能够用意念操纵计算机光标、机械臂轮椅等设备。

2016 年被称为脑机接口元年，俄亥俄州立大学 Ali Rezai 团队成功地让瘫痪患者使用自己的手玩"吉他英雄"游戏，通过建立"神经旁路"，使用植入在肩部的电子元件控制手部的肌肉发送信号，从而绕过患者的脊柱损伤（图 11-1）。同年，明尼苏达大学的 Bin He 团队第一次成功地应用无创性表面脑电控制机器臂，突破了需要对患者进行开颅手术植入电机阵列的瓶颈。

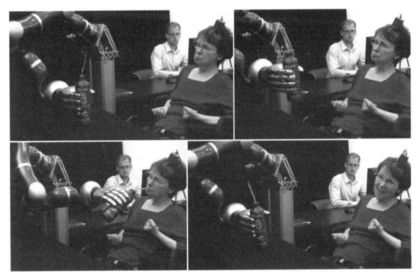

图 11-1　通过植入式脑机接口控制机械手的三维移动

（图片来源：Reach and grasp by people with tetraplegia using a neurally controlled robotic arm）

2016 年，*Nature* 杂志发表了一项七国联合研究。研究小组开发了一种脑机接口，通过再现来自大脑的信号记录刺激腿部的电极，使脊髓损伤的猕猴能在无须借助任何外骨骼的帮助下重新行走。脊髓损伤会导致创伤部位组织的感觉和运动功能部分或完全丧失，对患者的日常生活造成严重的影响。这项研究为脊髓损伤的临床研究开辟了新的道路，并为瘫痪患者提供了生物电治疗方案。

研究人员获取了在跑步机上行走的健康猕猴从大脑发送到腿部肌肉的电信

号路线图，通过将微电极阵列植入瘫痪猕猴大脑中，获取并解码与腿部运动相关的信号，在脊髓切断的猕猴身上再现这些信号。这些信号被发送到位于低位脊柱的电脉冲发生装置，触发猕猴腿部肌肉运动，使瘫痪的猕猴再次行走（图11-2）。目前已经在瑞士洛桑沃州大学中心医院开展临床实验，帮助瘫痪患者行走，已有两位患者在低位脊柱植入了电脉冲发生器。

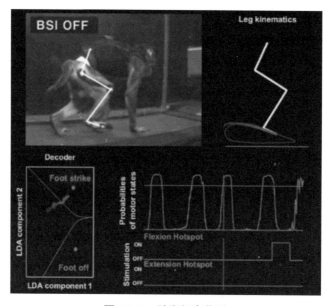

图 11-2　猕猴行走监测

（图片来源：https://www.guokr.com/article/441840/）

2019年，加州大学旧金山分校神经外科华裔教授 Edward Chang 及同事在 *Nature* 杂志发表了一种可以将脑活动转化为语音的解码器。通过解码与人类下颌、喉头、嘴唇和舌头动作相关的脑信号，合成出受试者想要表达的语音，这项研究成果有望令失语患者恢复"说话"能力。然而，要使该系统真正成为一个临床可行的语音合成脑机接口，还存在许多挑战，重构语音的可懂度（intelligibility）仍远低于自然语音。随着深度学习和人工神经网络的出现，通过收集更大的数据集并继续开发基础计算方法，可以进一步改善语音合成脑机接口技术。

　　未来的脑机接口不但能修复残疾人的受损功能，还能增强正常人的功能。例如，深部脑刺激（DBS）技术和RTMS等技术可以用来治疗抑郁症和帕金森病，将来也可能用来改变正常人的一些脑功能和个性，如海马体神经芯片将来可能用来增强正常人的记忆。

超过人类的感知智能——人造皮肤

　　人类触觉可以感知到粗糙、柔软等不同表面之间的细微差异，但机器人的机械手没有触觉，仅能基于视觉处理进行操作。如果使机器人具有类似人的触感，就能使外科手术机器人具有进行自动化手术的能力。

　　新加坡国立大学（NUS）的研究人员利用英特尔神经拟态芯片Loihi开发了一种人造皮肤，能够让机器人以比人类感觉神经系统快1000倍的速度检测触觉，还能够以比眨眼快10倍的速度识别物体的形状、质地和硬度。

　　Loihi是由英特尔实验室设计的神经拟态研究测试芯片，具有13万个人工神经元和1.3亿个突触。使用异步尖峰神经网络（SNN）可实现自适应自修改事件驱动的细粒度并行计算，提升了机器学习和推理的效率。尖峰神经网络可以模拟人脑通过脉冲或尖峰传递信息的工作方式（图11-3）。

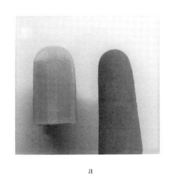
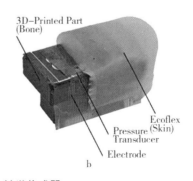

图 11-3　触觉传感器

（图片来源：http://zixun.010lm.com/news/0H91620U62020.html）

首先要教会一个装有人造皮肤的机械手阅读盲文，机械手将触觉数据传递给 Loihi，Loihi 将机械手感觉到的微突转化为语义。Loihi 的识别准确率超过92%。在盲文实验的基础上，研究人员将视觉和触觉数据结合到尖峰神经网络中，进一步提高了机器人的感知能力。结合人造皮肤的触觉和相机的视觉，通过识别重量差异、感知和识别旋转滑移两个实验评估了 Loihi 的能力。神经拟态系统结合传感器将解决机器人的感知能力难题，使护理机器人和机器人自动手术成为可能（图11-4）。

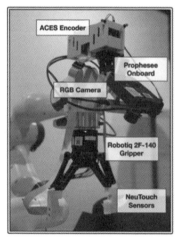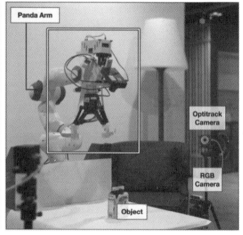

图11-4　装有视觉与触觉传感器的实验机器人

（图片来源：https://baijiahao.baidu.com/s？id=1673520769974128229&wfr=spider&for=pc）

细胞图谱

把人体细胞数字化，用数字矩阵描述每个细胞的特征，以构建一个全面的细胞分类系统，这个系统被命名为细胞图谱或人类细胞地图。

细胞图谱将首次解释人体的组成，为科学家提供新的复杂生物学模型，成为探索细胞命运决定机制的资源宝库，将会帮助鉴定不同疾病的生物标记物和各类特征，为各类疗法提供新的靶点目标。临床医生可以通过参照正常的细胞来鉴别异常的细胞状态和起源，医药公司可以大幅提升药物研发的速度，其意义堪比人类基因组计划。

2004 年，布罗德研究所正式成立，汇聚了来自世界各地的生物学家、临床医师、物理学家、计算机科学家、软件工程师和数学家，为了一个共同的目标而工作——建立全面人类细胞遗传图谱。

2016 年，Facebook 的 CEO 扎克伯格和他的妻子陈丽霞捐赠 6 亿美元成立 Biohub。细胞图谱研究是 Biohub 的首个目标，其细胞图谱项目通过研究健康人类中细胞工作的方式，尝试揭开人类疾病发生的根源，特别是在疾病发生时这些细胞的反应，以及细胞在疾病刺激下的内部机制变化。

2020 年 3 月，浙江大学医学院郭国骥教授团队用自主研发的分析平台，绘制出跨越胚胎和成年两个时期、涵盖八大系统的人类细胞图谱。该研究对 60 种人体组织样品和 7 种细胞培养样品进行了高通量单细胞测序分析，建立了 70 多万个单细胞的转录组数据库，鉴定了人体 100 余种细胞大类和 800 余种细胞亚类，开发了单细胞比对系统，并搭建了人类细胞蓝图网站。通过跨时期、跨组织和跨物种的细胞图谱分析，发现细胞分化经历了从混乱到有序的状态变化过程，揭示了具有普适性的细胞命运决定机制。这一研究成果也被刊登在了 Nature 杂志上。

11.2 "软""硬"兼施——尖端技术攻关

量子计算

量子计算是一种遵循量子力学规律调控量子信息单元进行计算的新型计算模式。普通计算机中的 2 位寄存器在某一时间仅能存储 4 个二进制数中的一个，而量子计算机中的 2 位量子位寄存器可同时存储这 4 种状态的叠加状态。

量子计算机拥有比传统计算机更快的处理速度，将能大大颠覆人工智能的发展及其应用场景。但量子计算机具有量子位不稳定的特点，需要在超低温及真空空间中才能精确、稳定地运行。若能克服只能在低温环境下运作的特性，将有机会提升其资料传输效率，通过量子系统加速机器学习速度。

量子计算加快新药研发。新药研发过程漫长且耗费极高，一款药品是各种化学成分之间的组合交错，需要尝试、评估各种组合，才能知道哪种配方对疾病有功效。量子计算机高速的运算特性，可以大幅缩短药品研发过程，协助人类快速检查药品配方，计算出最适合的成分。结合量子计算及深度学习，计算出化合物所有可能的晶体结构，再通过迭代优化，锁定动力学中最具稳定性、最适合成药的固相、晶型。基于 AI 对药物分子物理、化学性质的预测，在后续研发中优先选择药物性质最有可能成功的候选和固相，以降低研发决策中盲目、随机的因素。

量子互联网保证医疗数据安全。量子互联网由可以处理和储存量子信息的节点与传递量子信息的信道组成。虽然量子互联网与现有互联网的根本目的都是信息的运算、存储和传递，但因为携带信息的基本单元，运算、存储和传送规则的不同，带来的整体网络架构、网络协议、设备单元、中继和终端等也会有根本性的变革。科学家们希望利用量子的叠加性、纠缠性等一系列特性，构建一个几乎无法破解的高速网络。*Science* 发表的 *Quantum internet: a vision for the road ahead* 一文指出，量子互联网的发展可分为 6 个阶段：可信中继的网络、制备测量网络、纠缠分发网络、量子存储网络、容错量子比特网络、量子计算网络（图 11-5）。现今量子互联网处于第二阶段，代表性的技术是基于可信中继的量子密钥分发网络，其能够带来更加安全的网络通信。

物联网和 5G 技术的快速普及，使得创造安全的通道至关重要。携带信息的量子信道存在安全协议，并内置于加密的数据中。每个通道彼此各不相同，从而降低了在传输过程中被拦截的风险。量子互联网将解决医疗数据共享需求与数据安全性和患者隐私保护之间的矛盾，能够有效防止数据伪造，杜绝数据传输时可能发生的黑客事件，从而确保所有医疗信息的完整性和可信性。

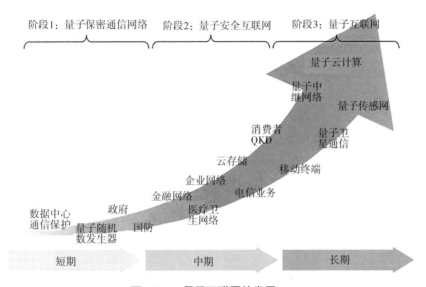

图 11–5　量子互联网的发展

（图片来源：https://dy.163.com/article/FJMJ1J7G0531AT43.html）

医疗芯片——智能医疗的"心脏"

医疗芯片指具有医疗功能或协助实现某些医疗功能的集成电路，属于微电子学与生物医学交叉形成的新兴研究领域。

医疗芯片的出现和发展，为便携式、穿戴式、植入式等现代化的医疗手段创造了条件，为智能医疗的发展提供了基础信息设备保障。

可穿戴医疗芯片提升智能医疗灵敏度。可穿戴式医疗芯片可以检测重要的生理信号，对信号进行处理，实时监测人体健康状况，记录相应数据。可穿戴式医疗芯片的信号获取及处理过程具有共同特点，通过用传感器或电极将源信号转化为电信号，经过放大、滤波等模拟信号处理及模数转换，得到数字信号，并用数字信号处理器做进一步处理，得到实时分析结果。实现可穿戴式医疗芯片的关键技术包括低功耗、全集成、低噪声等。

美国麻省理工学院研发了用于可穿戴式心血管监测的专用芯片（ASIC），收集心电信号及其相关数据，不仅可以在有基线漂移、肌肉运动伪差或信号微弱的情况下提取心率,还可以利用算法估计心电信号的R波,从而计算心率变化。其功耗极低,适用于可穿戴式心血管健康状况长期监测。

韩国高等科技研究所研制了用于精神状态监测的片上系统(System on Chip,SoC),包括一个前端传感器、一个低功耗处理器和一个通信模块,与织物电极一起通过获取头皮脑电信号实现监测功能。芯片通过从头皮脑电信号中分离出纯脑电信号和心率变化率,获得与精神状态相关的信息(图11-6)。

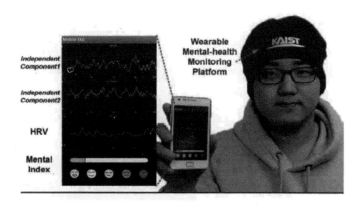

图11-6 精神状态监测可穿戴系统

(图片来源:李严.可穿戴式医疗芯片研究进展[J].科技导报,2017,35(2):33-40.)

随着生物医学的进步和集成电路技术的发展,可穿戴医疗芯片将继续向着低功耗、小体积、低截止频率、高抗干扰能力的方向发展,越来越多的功能单元将集成于一块芯片之上,共同实现生理信号的采集、处理,疾病的预防、救治。

器官芯片模拟人体器官提高个性化医疗效率。人体器官芯片是一种在载玻片大小的芯片上构建的器官生理微系统,包含活体细胞、组织界面、生物流体和机械力等器官微环境关键要素。其可在体外模拟人体不同组织器官的主要结构功能特征和复杂的器官间联系,用以预测人体对药物或外界不同刺激产生的反应,在生命科学和医学研究、新药研发、个性化医疗、毒性预测和生物防御等领域具有广泛应用前景。已经发表的器官芯片包括肠道芯片、肺部芯片、心脏芯片、肝脏芯片等单个器官芯片及集合多种器官芯片组成的人体芯片。科学家已经能使用某个人的细胞制造出一张器官芯片，以此来寻找最适合的药物或者治疗方法。这种精准的诊断和治疗方法将会极大提高个性化智能医疗的治疗效率（图 11-7）。

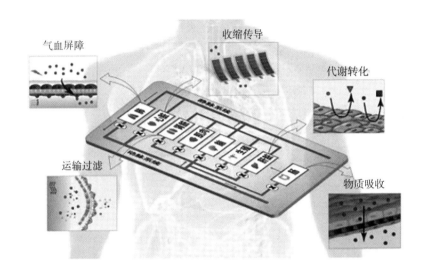

图 11-7　多器官人体芯片

（图片来源：http://www.bulletin.cas.cn/publish_article/2017/12/20171202.htm）

在新冠病毒的感染机制研究和药物研制中，器官芯片也发挥了一定作用。加拿大的研究人员使用鼻子、眼睛、嘴巴和肺部的器官芯片来模拟新冠病毒的入侵方式，发现病毒通过突破人体上皮细胞的屏障进入人体内部，通过观察肺芯片的感染情况，研究免疫系统对新冠病毒的先天早期反应。在针对新冠病毒的抗病毒药物的研制上，中国科学院大学的团队正在利用器官芯片的方式，设计一种高通量的药物筛选平台，构建体外肺泡，以更好地缩短药物研发的流程，加快推进整个特效药的研发进程。

神经形态芯片加速机器学习。机器学习在实现智能医疗的诊断功能方面有着举足轻重的作用，但通常机器学习算法需要将大量用户数据传输到数据中心，依托云计算得出诊断结果。人工智能诊断会受限于电子设备的计算能力，机器学习所需的超强处理能力也很难在便携式的诊断仪器中普及推广。神经形态芯片可以模拟人脑神经网络，实现人脑的部分功能，且能耗比电脑芯片小几个数量级，是未来机器学习超强处理器的理想候选。

自然语言处理——语音识别的基础

生物医学领域的自然语言处理已经成为当前的研究热点之一。自然语言处理技术能够从医疗文本，如电子病例、医学报告、医学文献等中提取有用信息，为辅助诊断的智能医疗系统提供知识基础。医学领域自然语言处理的研究始于20世纪60年代，早期的研究基于有限的电子医疗文本验证了自然语言处理在医疗领域的可行性。到80年代和90年代，大量的医学数据和领域知识库逐渐建立起来。至今，医学自然语言处理系统的应用已经覆盖了医学信息抽取、医学文本分类、医疗信息问答、医学知识挖掘等诸多领域。

知识图谱——认知智能的基础

Google 于 2012 年 5 月 17 日正式提出知识图谱（Knowledge Graph，KG）的概念，其是大数据背景下产生的一种知识表示和管理的方式，被称为语义检索的大脑。作为智能检索的基础和桥梁，KG 改变了现有的信息检索方式，一方面通过推理实现概念检索；另一方面以图形化的方式向用户展示经过分类整理的结构化知识。

作为人工智能的重要支撑，知识图谱被用作让机器能够理解领域概念的知识库，帮助机器准确地理解人类的语义，并做出准确的判断。知识图谱是后大数据时代支撑人工智能的重要技术，是在机器具有感知智能之后，使其真正具有人的决策能力，即认知智能的基础。目前，知识图谱主要用于智能语义搜索、移动个人助理（如 Google Now、Apple Siri 等）及深度问答系统（如 IBM Watson、Wolfram Alpha）。医学知识图谱是使智能医疗可以被人类信赖的基础，目前较为完善的医学知识图谱包括上海曙光医院构建的中医药知识图谱、本体医疗知识库 SNOMED-CT、IBM Watson Health、阿里健康的"医知鹿"医学智库、搜狗的 AI 医学知识图谱 APCG 等。

11.3　结束语

从信息技术与医疗的首度接触，到新一代人工智能与医疗的深度融合，智能医疗一直在寻求以更精准、更便捷、更少伤害及更平等的方式均衡有限的医疗资源，减轻疾病给人类带来的痛苦。在人工智能技术的软硬件不断迭代的过程中，智能化已经在深刻地影响着我们的生活。在智能医疗技术不断普及、模式逐步完善的同时，医生、患者与医疗机构也逐步融入其中。

在正在到来的"一切皆智能"的环境下，作为现代医生，除了要掌握前沿的医学科学知识与技术，还要掌握智能医疗设备、智能医疗诊断系统的操作，并从心理上接受这个"智能医疗助手"；作为现代患者，身处强大的网络时代，面对的是一个网络化医学知识库，而不仅仅是单个医生，互联网使患者有机会了解更多的医疗知识，从而掌握更大的医疗决策主动权。

人工智能技术具有双重属性，即技术属性和社会属性，而其社会属性尤为突出。伴随着人工智能技术在医疗领域的深度应用，由其引起的医疗机构层面及医生与患者层面的数字鸿沟问题也开始显现。不同背景的人，对于新技术的适应时间存在很大差异。在未来的发展过程中，智能医疗将更注重技术另一端的人类，在技术上寻求更深度的突破，以消除由数字化、智能化给老年人、残障人士、儿童等弱势群体带来的享受医疗服务的障碍，使得智能医疗系统为满足人类的健康需求、提升人类的健康水平做出真正的贡献。